Brenda Davis
布蘭達・戴維斯

Vesanto Melina
薇珊托・梅麗娜

純素時代來臨 生活實踐版

Becoming Vegan
The Everyday Guide to Plant-based Nutrition
Express Edition

國際蔬食營養權威，
教你成為自己的營養師，
打造天然自癒力

輔仁大學營養科學系助理教授 邱雪婷
台灣素食營養學會營養師 高韻均
————————— 審訂

謝宜暉
————————— 譯

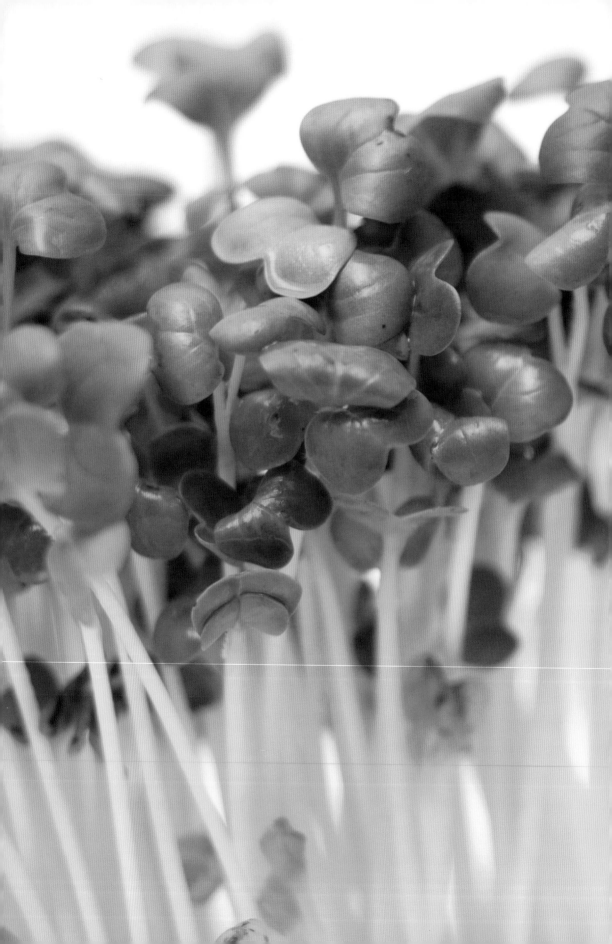

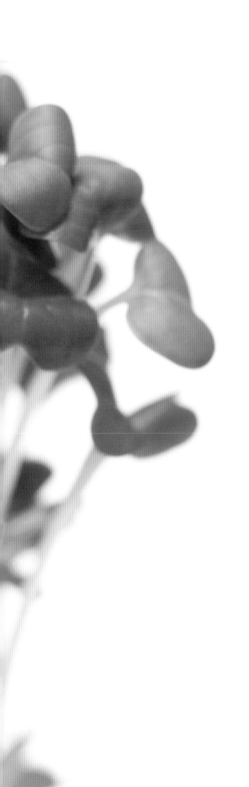

致謝

獻給具有真知灼見，畢生致力於將這個世界打造成更加溫柔友善的地方的前人，以及仍在我們身邊的人們：

- 唐納德・華生（Donald Watson）、弗雷・埃利斯（Dr. Frey Ellis）醫師，以及純素運動的其他創始人。
- 杰與芙莉亞・丁沙（Jay and Freya Dinshah），以及其他在世界各地建立純素組織的人們。
- 鮑伯與辛西亞・霍爾查菲爾（Bob and Cynthia Holzapfel）以及「農場」（The Farm）純素食社區中數百名勇於嘗試的植物性飲食先驅。
- 史懷哲、約翰・羅賓斯（John Robbins）、珍・古德，以及所有指引我們朝著憐憫之道邁進的人。
- 麥克・克萊柏（Michael Klaper）、尼爾・柏納德（Neal Barnard）、麥克・葛雷格（Michael Greger），以及畢生致力於引導其他人追求健康純素生活方式的許多醫師們。
- 維吉妮雅・梅西納（Virginia Messina）、芮德・孟格爾斯（Reed Mangels）、蘇・哈瓦拉（Sue Havala）、傑克・諾里斯（Jack Norris）、喬治・埃斯曼（George Eisman），以及為純素飲食智慧奠定基礎的無數營養學家們。

全人健康與全球健康，
從全植物飲食開始

記得 2009 年，台灣素食營養學會舉辦第二屆年會暨學術研討會時，有幸第一次見到本書的作者之一，布蘭達·戴維斯（Brenda Davis），世界著名的素食營養領域的專家。她分享了如何以素食飲食方式，大大地降低了馬歇爾群島糖尿病的盛行率，除了深入淺出的專業說明外，她分享經驗時的熱情，至今仍歷歷在目。

布蘭達·戴維斯營養師曾任美國營養學會素食營養小組的主席，在 2008 年，就被列入了素食名人錄。2018 年，台灣素食營養學會幾位同仁，一起到美國加州 Loma Linda 大學參加每五年舉辦一次國際素食營養大會 (International Congress on Vegetarian Nutrition, ICVN)，時隔九年，再次在大會演講中聆聽她的分享，歲月似乎沒有在她身上留下痕跡，雖然她那時已經有孫子了，看起來還是一樣年輕，同樣散發著對素食生活型態的熱情。此次 ICVN 的大會主題是：「植物性飲食——為了個人、族群、地球（Plant-food for the health of people, population and the planet）」，應該也是第一次將植物性飲食對大環境健康的影響，納入開幕演講中。

目前全球主要的醫學教育，對於影響個人健康極關重要的營養方面的教學，相對的闕如，更不用提到飲食型態對環境的衝擊。在我本身從事的家庭醫學專業中，健康的定義是生理、心理、社會、靈性四方面健康，要達到全人健康，只治療已發生疾病的病人，大多是事倍功半，從健康的生活型態出發，才是根本之道。而全植物飲食，除了是追求個人健康的重要一步，在氣候變遷影響全球甚劇的現在，也是改善環境健康的一帖良藥。

本書是兩位作者從他們的鉅著《全植物飲食·營養全書》改寫而成。書的開頭，並沒有像一般營養書籍一樣，先提飲食對身體健康的影響，而是先從飲食對慈悲心的養成、對社會及環境的衝擊出發。「不只是飲食」，純素生活型態、對憐憫之心的擴展、對地球的友善，均有其不容忽視的力量。第二章列舉出純素飲食對各種疾病改善及預防的醫學研究實證，例如心血管疾病、癌症、糖尿病、骨質疏鬆症等，

這是一般讀者或許不是很清楚的。
第三章至第七章，介紹了各項重要
的營養素，附上各類食物的營養素
含量，深具參考價值，之後的章節，
則按不同的生理情況，例如過重或
過輕、孕期及兒童、老年長者，以
及運動員等，相當詳細的介紹給讀
者促進健康的全植物飲食。

　　在我行醫的過程裡，一直期待
有相關的書籍，能讓我在分秒必爭
的門診中，可以給予我的病人正確
及豐富的全植物營養及飲食觀念。
感恩漫遊者文化，翻譯了這本書，
讀者們讀完若覺得意猶未盡，或是
從事健康服務的專業人員，希望能
更深入了解相關知識，也可以去參
考閱讀《全植物飲食・營養全書》，
一定不會令你失望的。

台灣素食營養學會理事長

林君男

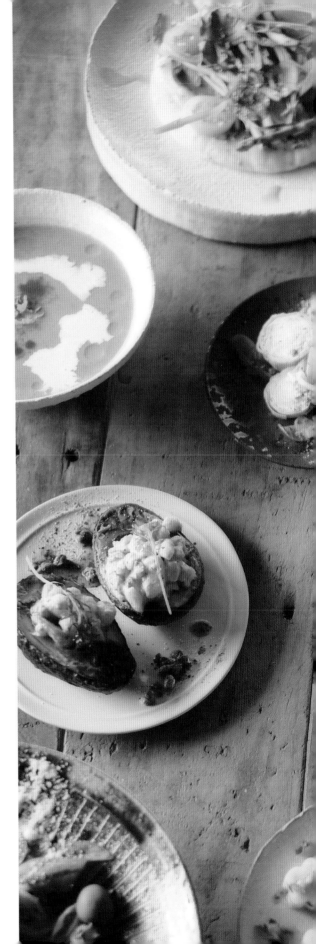

contents
目錄

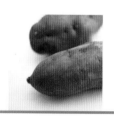 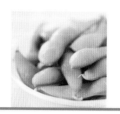

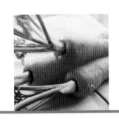
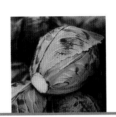

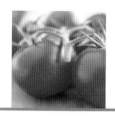
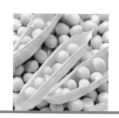

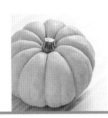

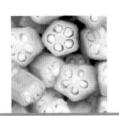

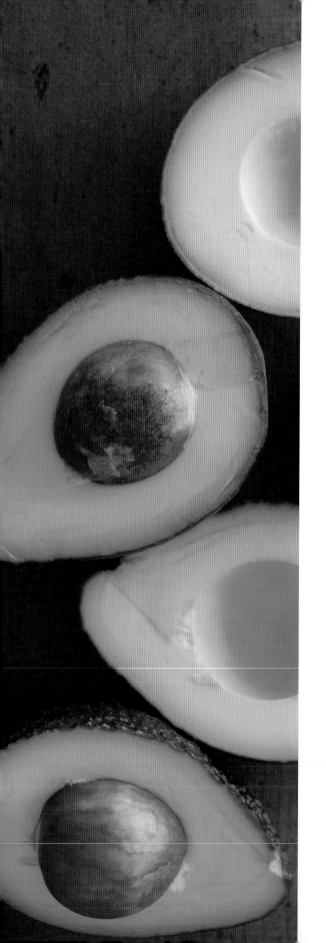

銘謝

我們十分感激圖書出版公司（Book Publishing Company）優秀又敬業的同事們，包括發行人鮑勃·霍爾查菲爾，編輯辛西亞·霍爾查菲爾、卡蘿·羅倫特（Carol Lorente）與潔思敏·史塔爾（Jasmine Star），以及行銷與支援團隊的安娜·波普（Anna Pope）、湯瑪斯·賀普（Thomas Hupp）與麗茲·莫瑞（Liz Murray）。

我們由衷感謝以下這些見解深刻的純素飲食專家，為本書提供了寶貴的回饋意見：麥克·葛雷格、芮德·孟格斯、傑克·諾里斯、維吉妮雅·梅西納、保羅·夏皮羅（Paul Shapiro）、馬克·瑞夫金（Mark Rivkin）、安德莉亞·弗瑞斯克（Andrea Frisque）、海瑟·瓦克斯曼（Heather Waxman）、詹姆斯·奇卡羅（James Chicalo），以及約翰·皮耶爾（John Pierre）。

我們也很感激花時間支持我們，為我們提供靈感與周密建議的同事與朋友們：瑪姬·羅斯威爾（Margie Roswell）、卡洛琳·強斯頓（Carolyn Johnston）、瑪姬·柯克洛夫（Margie Colclough）、達寧·阿吉庫提（Daneen Agecoutey）與安吉莉娜·羅貢（Angelina Rogon）。

我們還要感謝研究助理給我們的支持能量：芮妮・韋伯―培爾察特（Renee Webb-Pelchat）、蒂安娜・伊比森（Deanna Ibbitson）、卡蘿・道格拉斯（Carole Douglas）、凱薩琳・賈斯曼（Katherine Jassman）、漢娜・塔海伊（Hana Tahae），以及科瑞・戴維斯（Cory Davis，布蘭達的愛子）。

非常榮幸能請到以下這些顧問，感謝他們提供寶貴的時間與專業知識：露西安娜・巴洛尼醫師（Dr. Luciana Baroni）、溫斯頓・奎格博士（Dr. Winston Craig）、麥克・克拉博醫師、保羅・阿波畢醫師（Dr. Paul Appleby）、喬・米爾瓦德博士（Dr. Joe Millward）、梅爾文・威廉斯博士（Dr. Melvin H. Williams）、里卡多・瓦伊博士（Dr. Ricardo Uauy）、艾莎・威爾區博士（Dr. Ailsa Welch）、雅哥達・安布羅斯蓋維茲博士（Dr. Jagoda Ambroszkiewicz）、昂督提・那拉辛哈・達斯博士（Dr. Undurti Narasimha Das）、約翰・戴維斯（John Davis），以及芙莉亞・丁沙。我們也要感謝薇珊托的兒子克里斯多福・克勞弗德（Xoph Crawford）提供他對於食物與治療的洞見。感謝年輕的父母們：卡薇歐・克勞弗德（薇珊托的愛女）、史蒂芬・謝爾克（Stefan Shielke）、史蒂芬妮・威斯納（Stephanie Weisner）、伊恩・哈伯爾德（Ian Hubbard）、凱拉・威爾靈（Kayla Vierling），以及艾美與丹尼爾・林登伯格（Aimée and Daniel Lindenberger）。

將無盡的愛與感激獻給我們的另一半——保羅・戴維斯（Paul Davis）與凱姆・多雷（Cam Doré），感謝他們一直以來的奉獻與支持。尤其感謝凱姆在技術難題方面給予卓越且持續的幫助。

感謝凱文・特羅布里奇（Kevin Trowbridge，kevintrowbridge.com）與他的助理凱薩琳・特羅布里奇（Katherine Trowbridge）提供攝影作品。

我們也要感謝那些慷慨分享他們的優秀產品，讓我們用於食譜試做的廠商：曼尼托巴豐收公司（Manitoba Harvest）的凱莉・桑德森（Kelly Saunderson）（大麻籽）、歐米茄營養公司（Omega Nutrition）（優質油品）、自然之道食品（Nature's Path Foods），以及樂沙弗瑞酵母公司（LeSaffre Yeast Corporation）的艾德琳・張（Adeline Cheong）（紅星營養酵母〔素食者支持配方〕〔Red Star Vegetarian Support Formula nutritional yeast〕）。最後，我們也要感謝 ESHA 研究機構精良的營養分析程式「食物處理器」（Food Processor）。

§ 素食者的飲食模式

以下是本書中所提到的幾種素食族群，與其飲食模式的定義：

- **素食者**（vegetarian）：泛指各種類型的素食者。
- **純素食者**（vegan）：以植物性飲食為主，除了哺育必需的人類母乳以外，排除了包括蛋、乳製品、蜂蜜在內的所有動物性食品，亦不使用動物性製品如皮草等相關剝奪動物權利的人。
- **奶蛋素食者**（lacto-ovo-vegetarian）：飲食中包含植物性食物以及蛋和乳製品的人。
- **海鮮素食者**（pesco-vegetarian）：飲食中以奶蛋素食為主，並搭配魚類海鮮的人。
- **彈性素食者**（flexitarian）：大部分飲食以奶蛋素為主，但每週吃不到一次肉類、禽肉或魚類，且每個月食用肉類、禽肉或魚類不止一次的人。
- **半素食者**（semi-vegetarian）：飲食模式和彈性素食者差不多，但不吃紅肉。

§ 關於火麻籽和罌粟籽的特別聲明

火麻籽又稱為大麻籽，和罌粟籽一樣，在台灣均列屬於「毒品危害防制條例」管制項目，火麻及其相關製品（包括火麻籽奶、火麻籽油）與罌粟籽，皆不得供為食品原料使用，請注意相關規定，以免觸法。在台灣建議可購買營養價值相近的亞麻仁籽或奇亞籽來替代。

§ 容積單位

- 小匙（teaspoon）＝茶匙＝ 5 ml
- 大匙（tablespoon）＝湯匙＝ 15 ml
- 杯（cup）＝ 240 ml

第 1 章

擴展憐憫之心

反抗現狀需要龐大的內在力量與勇氣。然而，假如人們不曾起身對抗社會的不公不義，女性就不會擁有投票權，窮人就無法獲得教育機會，奴隸制度也還會是合法的。純素主義的生活方式跟社會正義有什麼關係呢？如果你把動物視為資源，兩者之間就毫無關聯性；但如果你認為動物有靈，那麼兩者可就息息相關了。在我們的時代，社會最大的不公義，可能不是發生在人類身上，而是在非人類的生物身上。成為純素主義者，就是要挺身反對這種不公義。

◇ 純素主義者的覺醒

純素倫理學的種子，由東方的哲學家與精神領袖播下，並且藉由西元前六世紀的希臘哲學家兼數學家畢達哥拉斯（Pythagoras）在西方傳播開來。畢達哥拉斯自己不吃動物的肉，並指示他的追隨者也這麼做。儘管包括柏拉圖（Plato）、普魯塔克（Plutarch）、辛尼卡（Seneca）、奧維德（Ovid）與蘇格拉底（Socrates）在內的許多顯赫思想家都紛紛效仿，但直到 1800 年代中期，素食主義的道德根基才在西方文化中穩固地建立起來。英國是這種思想的中心，而推波助瀾的力量則是來自於某些特定基督教會的道德領袖。雖然素食運動在西方逐漸奠定紮實的根基，但所造成的影響力仍很有限，與東方宗教的教義與實踐力相比，形成了強烈的對比。在東方，佛教、耆那教[1]（Jainism）與印度教強調對動物要有慈悲心，因此素食是他們核心學說的一部分。

「素食」（vegetarian）一詞，是在 1842 年由英國素食協會（British Vegetarian Society）創始人所創造的。這個詞跟蔬菜沒有半點關係，實際上是來自於拉丁文 *vegetus*，意思是「有活力、新鮮、生氣勃勃的」。在迅速發展的英國素食運動中，消費乳製品的道德問題引起了激烈爭論；然而，一直到 1944 年，才有一小群志同道合的人決定自尋出路，推廣一種全新的素食主義分支，後來被稱為無乳製品素食主義。

當代純素主義運動之父唐納德‧華生（Donald Watson）與他的英國夥伴認知到，

肉類食品業與乳製品業有著密不可分的聯繫，因為被飼養來生產蛋與乳品的動物，在最終失去生產力時，還是會被屠宰來食用。他們聲稱這種情況在乳品業中並不亞於肉品業，因此對於出於道德而吃素的人而言，食用乳製品已不再是合理的選擇。他們的目的是要消除對動物的剝削，從而更趨近真正的人道社會。他們在 1944 年一起建立了第一個純素主義協會，當時只有 25 名成員。華生創造了「純素主義者」（vegan，發音為 VEE-gun）一詞，來描述在飲食與生活方式中排除所有動物性產品的素食主義者。在 1950 年代，倫敦的醫師弗雷‧埃利斯（Frey Ellis）加入了他們的行列，大幅強化了對於純素食者健康方面的科學理解。

1948 年，凱薩琳‧尼莫醫師（Dr. Catherine Nimmo）與魯賓‧阿巴拉莫維茲（Rubin Abramowitz），在加州歐申諾（Oceano）成立了美國第一個純素主義協會。這個組織一直運作到 1960 年，然後在那一年，杰‧丁沙（H. Jay Dinshah）建立了一個全國性的組織——美國純素食者協會（American Vegan Society，簡稱 AVS）。這個協會持續鼓勵積極實踐「不傷害」（ahimsa，梵語，意思是非暴力、不殺生），作為純素生活方式的一部分。AVS 把不傷害視為一項全球性的急迫需求，倡議了丁沙所創建的六大中心思想，每一項各對應了「不傷害」的一個英文字母：

Abstinence from animal products（禁用動物性產品）

Harmlessness with reverence for life（尊重生命，不造成任何傷害）

Integrity of thought, word, and deed（一致的思想與言行）

Mastery over oneself（掌握自我，進而自律）

Service to humanity, nature, and creation（為人道、自然與萬物做出貢獻）

Advancement of understanding and truth（真相與理解的深入探究）

1987 年，美國作家約翰‧羅彬斯（John Robbins）發表了開創性的著作《新世紀飲食》（*Diet for a New America*），使得純素主義躍為主流。羅彬斯的書首次犀利揭露了工廠化畜牧（factory farming）對於食用動物、環境與人類健康的影響。如今，純素主義的團體與協會已遍布全球 50 多個國家。

◇ 純素主義不只限於飲食

很多人認為，成為純素主義者只需要避免漢堡與冰淇淋。但並非如此。成為純素主義者是對於生命的崇敬，願意挺身而出，來反對根植於傳統中的殘酷系統——這些系統通常受到我們所深愛、尊重和欽佩的人強烈擁護。成為純素主義者通常是我們與良心之間長期艱苦戰鬥的結果，而在這場戰鬥中，良心最終佔了上風。

成為純素主義者，是要將那些通常被排除在外的因素一起考慮進來，無論是人類或是非人類的動物。認知到我們的選擇對自己與自身之外都會造成影響，以及認識到食用動物與動物性產品，既非必要，又可能造成傷害。成為純素主義者，是要做出能真實反映我們倫理道德原則的選擇。

　　那麼，要如何將尊崇生命與對所有生物懷有慈悲心的哲學，轉化成飲食與生活方式呢？在飲食方面，主要的方法，就是排除肉類、禽類、魚類、乳製品、蛋、吉利丁（明膠）以及其他來自於動物的食品，同時接受所有來自於植物的食品，包括了蔬菜、水果、豆科植物 ²、穀類、堅果與種子。不過，純素的**生活方式**不僅僅如此而已。

　　純素主義者的生活方式，也會在能力所及的範圍內，盡可能杜絕對於動物的剝削。純素主義者會避免所有源自於動物的產品──不只是肉類、蛋與乳製品，還包括某些消費性產品。純素主義者不穿皮草、皮革、羊毛或絲綢製成的衣服，也不使用含有動物成分的個人護理或清潔用品。純素主義者還會避免涉及虐待或濫用動物的產品與活動，包括在動物身上進行的研究，以及利用動物的娛樂活動。

　　純素主義有程度上的差異。**純粹素食者或飲食上的純素主義者**，是指採取純素飲食，但沒有奉行純素方式來過生活的人。純粹素食者可能會使用動物性產品，支持用動物進行研究，穿皮鞋或羊毛衣，也不反對利用動物來進行娛樂活動。他們茹素的動機，通常是出於個人健康的考量，而非道德上的反對。不過，在接觸純素主義哲學後，有些人可能會採取更接近純素主義的生活方式。

　　你可能會好奇，到底要做到什麼程度，才能自稱為純素主義者。基本上，如果你認定自己是純素主義者，並且努力避免動物性產品與剝削動物的活動，那麼即使偶爾失誤，你也算是純素主義者。不會有純素主義警察來仔細盤查你的飲食與生活習慣。成為純素主義者，並不在於個人的純淨度或者道德上的優越感，而是在於做出有意識的選擇，盡可能透過可行的方式避免剝削動物，將慈悲心的範圍擴及到更多的生命上。

　　在現今的世界，實際上不太可能百分之百做到對動物零殘忍（cruelty-free）。動物性產品的痕跡幾乎隨處可見──糖果中的紅色色素、葡萄酒製造過程中的過濾劑，也存在於電話、火柴、砂紙、舞台燈光、攝影底片、汽車、自行車、飛機、電腦等產品中，族繁不及備載。懷抱慈悲心來生活的努力與意義，將遠超過我們想方設法避免動物性產品滲透到市面上的成效。除此之外，在某些情況下，使用非純素產品可以減輕動物的痛苦。回想一下在數位相機發明之前的時代。如果我們因為底

---

2 編注：豆科植物（legumes）包含了所有的豆類、豌豆（豆莢）、扁豆、大豆產品以及花生。

片採用了動物性產品而避免攝影活動，那麼成千上萬原本會被動物剝削照片所憾動的人，將會因為不知情而繼續剝削牠們。純素主義的生活方式，是達成目的（也就是減少動物痛苦）的一種方法，而非目的本身。

◈ 動物的困境，人類的力量

有些人將地球上的一切，都視為可攫取的資源。對他們來說，動物存在的目的，就只是為人類服務。這樣的邏輯，被用來捍衛在時尚、娛樂、實驗、研究與食物方面對動物的剝削。在過程中應該如何對待動物，時常會引起爭議；但是對動物的實際運用，通常不是社會上大多數人爭論的焦點。

關於如何適當對待動物，觀點會因文化而大相逕庭。在美國，小貓與小狗是倍受寵愛的寵物；而在中國，牠們可能會被剝皮，並且煮成晚餐。儘管這種想法會讓美國人感到噁心，但他們卻能毫不猶豫地大啖龍蝦。有些人會反駁，因為貓和狗比龍蝦聰明，所以應該得到更友善的對待；但是我們在對待比狗更聰明的豬時，可能比對待龍蝦的方式還要糟。

食品業是造成絕大多數動物痛苦的產業。在被人有目的殺死的所有動物裡，有95%以上都是被殺來食用。

◈ 人類打造的肉類生產機器

忘掉你童年時最愛的故事書裡所描繪的田園風光吧。現今農場動物的生活，跟那些童話截然不同。

在1900年，有41%的美國人住在農場裡；100年後，這個比例掉到了1.9%。隨著動物性產品的消耗量增加，這麼少的農民，怎麼可能提供足夠的肉類與乳品，來滿足這麼多的人呢？答案可以由一個詞概括：農企業（agribusiness）。在動物性產品方面，農企業的目標，就是要把動物轉變成生產單位，以最少的金錢，來生產最多的肉品、乳品或蛋。要達成這個目標最有效率的方法，就是把動物從田野帶進工廠，並盡一切努力，盡可能縮短屠宰所需要的時間。

這項任務本身已經成為一門科學。歷史最悠久的其中一項技術，就是把動物飼養在狹小的空間裡，給牠們使用荷爾蒙，讓牠們更快速地增重，激發牠們的食欲，將牠們配種以求快速生長，餵牠們抗生素來控制疾病，以及採用廉價飼料。這樣做的結果，就是業界所謂的「集中型動物飼養經營」（concentrated animal feeding operation，簡稱CAFO），更常被稱為工廠化農場（factory farm）。

在北美，每年大約有110億陸生動物被屠宰作為食物。其中，有將近80%的牛，以及幾乎所有的肉雞、蛋雞、火雞與豬，都是飼養在工廠化農場中。這些動物被小心翼翼地隱藏起來，承受著難以言喻的痛苦；然而一般消費者跟這些動物的生活距離遙遠，因此他們很容易忘記，在超市中陳列的肉品，是來自於動物身上的肉。

豬的一生

在自然環境中，豬是以 6 ～ 30 隻為群體來生活的。牠們非常愛乾淨，也很講究，飲食、睡眠、理毛與排泄有個別的場所。豬很愛玩，也很有保護性，並且具有複雜的社會系統。牠們喜歡泡在水裡，而在泥漿中翻滾的行為，是牠們調節溫度所必須的，因為豬缺少汗腺，很容易產生熱緊迫[3]（heat stress）。泥漿還可以保護牠們不受蚊蟲叮咬與曬傷。研究顯示，豬比狗、甚至 3 歲小孩都還要聰明。牠們有驚人的長期記憶，可以學習玩簡單的遊戲，學習速度就跟靈長類動物一樣快。牠們甚至可以成為電玩高手，學會用特別為牠們設計的搖桿來玩遊戲。

豬的自然壽命是 10 ～ 15 年，不過在美國的食用豬只能存活 6 個月左右。育種母豬會活到牠們的繁殖能力減弱，通常是 3 ～ 4 年。在牠們活著的大多數時間裡，都是待在沒有足夠空間可以轉身的木條箱子中。儘管小豬通常是在 15 週左右斷奶，但在集約化飼養中，牠們只接受 2 ～ 4 週的哺乳，就會從母親身邊被帶走去催肥，然後母豬就會再次受孕。

剛斷奶的小豬會在接下來的 6 週中進行「保育」（nurseries），通常就是將鐵絲籠疊放在一起。長得不夠快的小豬，通常會在 3 週大時被「安樂死」。雖然有很多方法可以殺死這些小豬，但最常見的是頭部鈍傷。一般的執行方式，是抓住小豬的後腿，用力將牠們甩出，然後牠們的頭就會撞在水泥地板上而死。

健康的小豬要接受藥物治療，來預防因為吃固體食物所導致的腹瀉，因為牠們還太小，無法正常消化食物。大多數的豬都會遭受各種切割，包括雄性去勢、剪耳號、剪尾與剪針齒[4]，主要是為了減少與壓力有關的行為。這些造成劇痛的程序，都是在沒有施打止痛藥的情況下進行的。

用於肉類生產的豬，會被移到狹窄的圍欄中，直到體重達到 110 ～ 140 公斤的可屠宰體重。豬隻被迫擠在一起，或者單獨關在隔欄，或者群聚在一起，擠到沒有空間可以拱土、探索、築巢，或者進行其他自然的社交行為。地板通常是金屬網格結構，好讓尿液、糞便和嘔吐物直接落入下方的大坑之中。這些設施內的空氣瀰漫

---

3 審訂注：熱緊迫症狀包括體溫升高、呼吸速率增加、增加水分的攝取、進食量減少。

4 編注：小豬的上下顎各有一對細長尖銳的乳牙，即為第三門齒與犬齒，又稱為「針齒」（needle teeth）。為了防止小豬吮乳時咬傷母豬的乳頭，而造成母豬不願意哺乳，所以會進行剪齒。

著灰塵、皮屑、氨氣與其他有害氣體。毫不意外地，呼吸道疾病成為豬隻的流行病。養豬場是培育傳染病的沃土。為了確保動物能夠存活到宰殺之時，通常會在飼料中添加抗生素、荷爾蒙及其他藥物。

這些動物唯一能看到天光的時候，就是從籠子裡被移到載往屠宰場的卡車這段過程中。據估計，每年美國有 100 萬頭豬在運往屠宰場的途中被壓死、凍死，或者因為脫水或生病而死。如果動物受到驚嚇，抗拒被裝載、卸載或在屠宰場的滑道上前進，就會受到高壓電棒的攻擊。有時候，還會被惱怒的管理者用鐵條毆打，或者拳打腳踢。

屠宰豬的第一步，就是用電擊或者二氧化碳來迷昏豬，讓牠失去知覺。接著，會用鍊條或繩子綁在豬的後腳上，將牠倒吊起來。不幸的是，電擊並不一定都有效，因此常有關於動物慘叫與瘋狂踢蹭的報導。接下來上場的是「屠夫」，也就是將豬割喉的人。如果屠夫沒有成功宰殺豬隻，豬還是會繼續沿著生產線抵達燙毛槽，在那裡，豬隻會被活生生燙煮去毛。所有的步驟都是快速完成的，生產線的速度，每小時可以處理超過 1,000 頭豬。

每次消費者在超市購買 500 公克培根或幾片火腿時，都在為這些做法提供徹徹底底的認可，以及實質的經濟獎勵。在美國，光是在 2010 年，估計就有 1 億 1 千萬頭豬被宰殺作為食物。而放眼全球，每年則有 13 億頭豬最終成為盤中飧。

小紅母雞 [5]

雞是群居的動物，通常會成群一起生活。每個雞群都建立了一個完善的「啄序」，在這個順序中，優勢個體在食物與築巢區都享有優先權。每個個體都知道自己在雞群中的地位，也能記住多達 90 隻其他雞的長相與位階。

雞比大多數人認為的要聰明得多。小雞會透過觀察來學習。牠們會算數，具有自我控制能力、時間感與物體恆存概念——這是人類嬰兒直到 6～7 個月大時才會具備的技能。雞還可以預知事件的發生與預測結果。一個研究小組用彩色按鈕為雞建立了獎勵系統。如果雞等個 2、3 秒鐘再來啄按鈕，就會得到少量食物；但如果牠們可以等待 22 秒鐘，就會獲得大量的食物。在學會了規則後，有 90% 以上的時間，雞都會為累積獎品而等待。

在北美，每年宰殺來食用的雞、火雞、鴨、鵝、雉雞、鵪鶉與其他禽類，加起來超過 90 億隻，其中雞佔了絕大多數。而且，北美有 95% 以上為食用而飼養的雞，從出生到死亡都處於完全被監禁的狀態。牠們或者是作為肉品（肉雞），或者是為

---

5 譯注：小紅母雞是個童話故事，旨在說明勤勞的重要，故事裡的小紅母雞既勤勞又聰明。作者在此使用這個故事名稱，應該是要凸顯雞的聰明。

了孵蛋（蛋雞）。（有關「自由放養」的條件，請參閱 P.13 中「『零殘忍』的問題」。）

肉雞

肉雞通常都飼養在開放式地板的巨大金屬棚雞舍中，每個棚裡經常容納了 2 萬隻以上，而每座養雞場則有 15 萬～ 30 萬隻雞。每隻雞平均擁有的空間都少於 0.1 平方公尺。這種過度擁擠的情況，會造成極大的壓力，也會增加受傷與生病的風險。

　　由於雞胸肉很受歡迎，因此會選育出具有更大胸肌的肉雞，而且這些肉雞在宰殺時的體重，幾乎是牠 1950 年代祖先的 2 倍。這種選育性繁殖的結果，造成雞隻的肌肉生長超越了骨骼發育，導致畸形、骨折、肌肉撕裂傷與內臟組織破裂。許多雞實際上會因為自身的體重而跛腳。有些雞因為畸形的關係，無法順利進食或飲水而餓死，有些則會因為心臟病或器官衰竭而亡。

　　肉雞在僅僅 6 ～ 7 週大的時候，就達到了可上市體重。抓捕人會一手抓住 3、4 隻雞的腳，每小時將 1,000 ～ 1,500 隻雞裝進木條箱裡，運往屠宰場。這個過程充滿高度的壓力，通常會對雞造成嚴重的傷害，有時甚至會致命。在屠宰場裡，雞隻會被傾倒在輸送帶上，然後被倒吊在可移動的架子上。在屠宰雞以前，並沒有規定要先擊昏，因為雞沒有受到《人道屠宰法》（Humane Slaughter Act）的約束。取而代之的做法，是將牠們浸在電水浴中使其癱瘓，但不見得會失去知覺。如果牠們沒有失去知覺的話，就會被割喉，好讓牠們在被投入燙毛滾水之前死亡。某些不幸的雞在這個過程中仍然沒有死亡，因此會活活溺死在滾燙的熱水中。

蛋雞

蛋雞被緊緊塞在鐵絲格子籠中，所得到的空間還不及肉雞的一半。每隻雞大約只有 430 平方公分的空間，比 A4 紙張大小的一半略大一些。從正常的觀點來看，一隻母雞需要大約 465 平方公分的空間才能站直，1,148 平方公分的空間才能用喙整理羽毛，1,877 平方公分的空間才能開展翅膀。這種過度擁擠的狀況，讓這些母雞無法進行像是築巢、棲息、覓食、洗沙浴、用喙理毛或探索等自然活動。為了處理因為這類情況所造成的異常行為，會用炙熱的刀片將 1/3 ～ 1/2 的鳥喙切掉，來防止雞隻互啄致死。這種切除是在沒有麻醉之下進行的，會造成嚴重的神經損傷，引起急性甚至長期的慢性疼痛。

　　許多蛋廠還會對他們的家禽進行強制換羽，來誘發下一個產卵週期。在這段時間裡，母雞被完全禁食或限制飲食 10 ～ 14 天，期間所減輕的重量，可高達原體重的 35%。

　　從餵食、飲水到收集雞蛋的整個系統，通常都是全自動的。籠子的地板向前傾

斜，讓雞蛋能滾動到輸送帶上，然後就可以直接傳送到清潔站。蛋雞的產卵期有 1～2 年，之後的產蛋量就會降到低於經濟效益標準以下。這些「產能耗盡」的母雞，是經由基因篩選來提高產蛋效率的，因此牠們身上的肉並不太多。因為生蛋需要大量的鈣，所以牠們的骨頭非常脆弱，在處理過程中很容易骨折。這兩個因素，使得這些母雞對肉品加工商來說幾乎沒有價值。傳統上，產能耗盡的母雞會被用來煮湯，也用於學校的營養午餐，不過由於肉雞的供應量很大，對這些體型較小的雞隻需求量很少，因此會用毒氣殺死牠們後焚化，或者將屍體磨碎然後餵食給其他動物，其中也包括了其他的雞。

　　當然，為了保持蛋業的持續發展，必須要不斷產生新的蛋雞。小雞在 1 天大的時候，就會經由性別來決定牠的命運。在美國，每年總共有 2 億 6 千萬隻出生的小公雞不具有經濟價值，因為牠們既不能產卵，也無法生產足夠的肉，因此牠們會立刻以幾種惡劣的方式被處理掉：活活被絞碎、用毒氣殺死、悶死、電死、甚至被丟進碎木機裡面絞死。

肉牛、乳牛與小牛

時至今日，畜養的牛為人類提供了大約一半的紅肉來源、80% 左右的皮革，以及 95% 的牛奶。儘管牠們被烙印並除去牛角，公牛會被去勢，而且這一切過程都沒有使用止痛藥，但相對於豬和雞，牠們的生活似乎還頗令人稱羨。

肉牛

肉牛是少數能在戶外度過一生的食用動物之一，牠們出生後的 7～9 個月之間都在牧場生活。當牠們成長到 295 公斤左右時，就會被帶到肥育場進行「肥育」。大多數的肥育設施，飼養了超過 1,000 頭牛，而較大的肥育場則能夠容納 3 萬～15 萬隻動物。在肥育場中，牠們會獲得以穀物為基礎的高熱量飲食，目的是要在 3～4 個月中增加約 180 公斤的體重。當然，用違反自然的飲食餵養動物，讓牠能每個月增加約 45 公斤的體重，這對動物的健康一定會造成影響。牛的身體天生被設計成適合吃草料的完美構造，特別是高纖維低澱粉的飲食。以穀物為基礎的飲食，會對牛造成健康上的問題，嚴重的話，還會導致肝膿瘍、瘤胃酸中毒與瘤胃鼓脹。

　　飼料通常都添加了抗生素來促進生長[6]，同時降低因為這些集約化飼養系統所引發的疾病風險。目前，使用在牲口上的抗生素量，估計是美國所有抗生素使用量

---

6 審訂注：「抗生素生長促進劑」（antibiotic growth promoters，簡稱 AGPs）。1940 年代時，製藥廠發現家禽、家畜吃了混有抗生素的飼料後，可以快速增重，還能減少罹病率（集約飼養容易使得動物免疫力下降，故採取預防性投藥的方式，將抗生素混在飼料內改善罹病率）。

的 70%；這助長了抗生素抗藥性細菌的問題。然而，抗生素似乎並沒有發揮功效：一項研究顯示，從美國 5 個城市的 26 家超市所採集到的 136 份肉類與禽肉樣本中，有將近半數在致病的金黃色葡萄球菌檢測上呈現陽性。幾乎所有測試過的葡萄球菌都對至少 1 種抗生素具有抗藥性，而至少有一半對 3 種以上的抗生素具有抗藥性。

肉牛供應商從 1950 年代以來，就一直使用生長激素，讓動物吃得更少，但長得更快。這樣的做法可以降低成本，並且生產出比較瘦的肉質，更符合消費者的喜好。目前，大約有 2/3 的牛以及 90% 左右的肥育牛，都有使用生長激素。而在大型商業肥育場中，幾乎 100% 的動物都使用了生長激素。

牛肉中殘留的生長激素，可能會在人體中成為內分泌干擾物，干擾體內天然荷爾蒙的作用。殘留的激素還可能影響生育能力、青春期發生的年齡，以及提高食肉人士罹患某些癌症的風險。此外，這些激素也會流入飼育場的廢料堆，經常會污染當地的水源。

肉牛生命中的最後一趟旅程，就是前往屠宰場。在那裡，每小時有 300 頭牛被依次送上斜坡道，擊昏後吊掛在空中，然後在割喉之後，順著肢解生產線往下走。

毫無意外地，屠宰場是北美最危險的工作場所之一。曾經，大多數的屠宰場工作者都加入了工會，具有良好的薪資與穩定的工作。過去的生產線速度較緩慢，工作也相對安全。如今，大部分的屠宰場都沒有工會，薪水很低，工作人員主要都是移民。生產線的速度提高，事故率也倍增。由於肉品加工廠會因為高傷害率而被罰款，有人曾發現工廠經理與經營者篡改實際發生的受傷與患病紀錄，謬誤率高達1,000%。

乳牛與小牛肉

有些素食者認為，喝牛奶和吃雞蛋是合理的選擇，因為在獲取牛奶或雞蛋的過程中，動物不需要犧牲生命。雖然在生產這些品項的過程中，動物的確不需要犧牲生命，不過一旦牠們的產值下降，幾乎都會被送進屠宰場。而且目前生產牛奶與雞蛋所採取的集約方式，所導致的痛苦與死亡跟肉類生產不相上下，在雞蛋生產上情況可能更加嚴重。

在 1900 年代早期，乳牛平均每年大約生產 1,360 公斤的牛奶。到了 1950 年，每頭牛每年的產乳量幾乎翻倍，而如今，每頭牛每年的產量竟然高達驚人的 7,710 公斤，在一個世紀間，產乳量幾乎變成了 6 倍。

在 1950 年代，大多數的農場家庭至少都擁有 2 頭乳牛，來確保家裡整年的乳製品供應量。典型的酪農場大約會有 12 頭乳牛，而最大的農場則號稱擁有 50 ～ 100 頭乳牛。時至今日，標準的酪農場擁有超過 100 頭乳牛，而許多大型設施則容

納了 700 ～ 1,000 頭牛，最大型的還能容納幾千隻動物。

　　酪農業在各方面的做法，都是為了盡可能提高產量和利潤。乳牛通常是在13 ～ 16 個月大時，藉由受孕（通常是人工授精）開始牠們的產乳期。接著，就會讓牠們每年受孕一次，以確保穩定的乳產量。在大多數情況下，小牛在出生後一天之內，就會被迫與母親分離。雖然這種分離對母牛與小牛都會造成極大的創傷，但如果讓牠們在一起更久，就會加強母子之間的連結，增加分離時的壓力。

　　小母牛會被飼養來替代「產能耗盡」的母牛，而小公牛，想當然爾對於酪農業毫無用處。除了少數幾隻會用於育種之外，剩下的小公牛中，較幸運的會被送去肉品業，其餘的則會變成小牛肉。在美國，這通常叫做「特殊飼餵小牛肉」，也稱為「白色小牛肉」或「乳飼小牛肉」，這些名稱反映了市場對於淺色肉品的需求。這是餵養小牛缺乏鐵質的牛奶代替品而達成的；而肉質的柔軟，則是藉由將牠們栓在狹小的牛欄中，讓牠們無法移動，也不能發育肌肉所造成的。

　　大多數的小牛都會在 16 ～ 18 週大時被宰殺。這個年紀或許看起來很幼小，不過還有 15% 的美國小牛肉（稱為「初生犢肉」），則是來自於僅僅 2 ～ 3 週大的仔牛。

　　超過 80% 的乳牛主要都被囚禁在室內系統中，有些乳牛則可以進入穀倉周圍的院地裡。養在牧場上的乳牛不到 10%。有些乳牛被拴養在牛欄中，而有些則被允許可以在牛舍裡自由走動。

　　這些飼養方法引發了兩種關鍵性的疾病：跛足與乳腺炎。據估計，有 14 ～ 25% 的乳牛都出現跛腳的症狀，主要是由於長期接觸水泥地面，以及身體活動不足所導致的蹄部病變。這種痛苦的病症，是造成乳牛死亡的主要原因。而極高的產乳量與衛生不良所造成的細菌感染，則會引發乳腺的腫脹與感染，也就是所謂的乳腺炎，這是乳牛最常見的疾病，也是第二大死因。跟跛足與乳腺炎都密切相關的一個因素，就是使用重組牛生長激素（recombinant bovine somatotropin，簡稱 rBst，也稱為 recombinant bovine growth hormone〔簡稱 rBGH〕）；這是一種基改激素，可以增加牛奶的產量。大多數的美國荷斯登（Holstein）乳牛在 4 歲時，就已經產乳 729 天左右了，對酪農業也不再有利用價值，因此會被宰殺。但牠們的自然壽命，原本至少有 20 年。

魚類

直到最近，科學都沒有把魚當成有感情的生物來重視。很少人相信魚具有思考的能力，更少人相信魚具有感覺的能力。不過，自從 1990 年代開始，源源不斷的研究迫使我們重新思考這個立場。現在我們知道，魚能建立群體關係、辨認出其他個

體、傳遞知識與技能、具有長期記憶、能解決問題、會合作獵食、使用工具、建立策略、會經歷恐懼與痛苦，也會避免危險的情況。無庸置疑，魚能感覺到痛苦，不過由於表達的方式不同，因此我們很難衡量魚類與哺乳動物的痛苦程度是否相當。

衛生當局提倡要多吃魚，來降低患病的風險，但人們對於這種生物的開發利用，以及捕撈活動所造成影響的擔憂，卻是與日俱增。商業化漁業分為兩個部分：商業捕撈（或稱為捕撈漁業）與水產養殖（或稱為養殖漁業），每年的分別產值大約各佔了 70 億被宰殺魚類（甲殼類除外）的一半。

捕撈漁業

我們目前的捕撈活動，對於海洋生態系統的影響無法估量。如今，有超過一半的受監控魚群已經被完全開發，意味著我們在捕撈這些物種上已經達到了極限，再捕撈就會威脅到牠們的生存。另外有 1/4 則是遭到過度捕撈、數量耗竭，或者再生緩慢。全球有超過 90% 的掠食性魚類已經被消滅了，然而消費者仍然不斷被鼓勵食用更多的魚。如果照目前的捕撈趨勢繼續下去，到 2048 年，所有的魚群都將崩解，也就是說，瀕臨絕種的魚種不太可能會重返生機。

捕撈漁業使用了大範圍的捕撈技術，其中有許多非常惡劣，像是炸毀珊瑚礁，以及用非常高效率的底拖網、延繩釣、刺網與圍網捕撈等方法。除此之外，捕撈業也慣用毒藥來使魚癱瘓或昏迷，好將魚送去水族館或活魚餐廳，但在過程中卻會殺死珊瑚礁。生態破壞性較小的作業方式也很常用。例如，用魚鉤來抓捕鯊魚，把鰭切下之後，再把牠們活著丟回海裡。在海洋中，這些鯊魚會慢慢窒息，因為在失去鰭之後，牠們無法游動，但牠們必須要讓水不停流過鰓才能呼吸——這一切，都是因為鯊魚鰭（魚翅）是亞洲料理中的美味佳餚，而且索價高昂。

海洋深處是地球上保留最原始的生態系統之一，也是一些尚未命名物種的家園，這些物種可能在被發現之前就已經絕種。據估計，對於這些生態系統的破壞，有 95% 是由於深海底拖網的捕撈所造成的。這種巨大的網子，兩端帶有金屬板，底部則有金屬輪子，像巨型水下挖土機一樣在海底拖行，破壞了海底生態系統。這是伐木業「皆伐」的海底版本。而當漁網被拉出海面時，被網子捕獲的魚與海洋生物會經歷極快速的減壓，造成重要器官破裂。其中最惡劣的，要屬蝦曳網漁船了，每網獲 0.45 公斤蝦，就會在「無意間」殺死高達 9 公斤的海洋生物。這種被稱為「混獲」（bycatch）的內容，包括了海龜、海豚、鯊魚，以及許多其他魚類與非魚類的水生物種，而處理的方式，就是單純地扔出船外。

延繩釣採用 1 條或多條主線，上面綁了多條末端有鉤的短線。主線可以長達 120 公里，上面掛了數百或數千個餌鉤。這些繩子會根據目標物種被置於不同的水

深處。延繩釣所捕獲的魚,可能會被拖在漁船後面幾個小時,甚至達數天之久。延繩釣漁業因為殺死了數百萬的海洋生物而惡名昭彰,其中包括了海鳥類、海豚、鯊魚與海龜。不過,跟底拖網相比,延繩釣對於海洋底層的破壞性相對還是比較小。

刺網法是種使用數十公尺到 1.6 公里以上巨大漁網,來捕撈目標魚類的方法。被捕的魚會試圖從網目游出去,但牠們的鰓會被卡住,因此無法逃脫。其他物種可能會因體型小而足以游出網目,或者體型大到魚鰓不會被卡住。刺網通常長時間處於無人監控的狀態,因此受困的魚會慢慢窒息而死。

圍網是另一種使用大型漁網捕魚的方式,因其結構而得名:一條繩子穿過一串沿著漁網底部延伸的環,可以拉動繩索,將網底封閉起來,就像個巨大的束口袋。圍網捕魚是抓捕聚集在水面附近魚群的首選方法。但圍網捕魚的其中一個主要問題,是海豚經常會被漁網困住。而當魚被拉上甲板時,通常都還活著,因此當牠們被開腸剖肚時,都還是處於有知覺的狀態。

水產養殖

全球即將面臨的野生魚類資源崩毀,促使漁業從捕撈大規模轉向水產養殖。水產養殖,一般稱為養殖漁業,是世界上以動物為基礎的食品業中發展最快速的。在 2008 年,全球食用的魚類中,估計有 46% 都是來自於養殖漁業;而在 1980 年時,這個比例只有 9%。一些養殖場以陸地為基礎,採用了池塘、水池、水缸或者人工水道來養殖。另一些則建立在海岸線附近,在海裡用巨大的網子、圍欄或籠子把養殖的魚圈住。所有的養殖漁業都是集約式經營,跟陸生動物的工廠化農場很類似。

養殖漁業的目標與集約畜牧並無不同,也就是用最少的成本,生產出最多的肉。養殖場的魚一直處於在野生狀態很少會出現的密集程度。因此,魚很容易生病或感染,而通常的處理方式,就是使用抗生素、抗菌劑與其他藥物。

這些集約養殖具有帶來廣泛且嚴重的後果,不過我們僅能推測在個別動物身上的嚴重程度。擁擠、不當的實體環境、受汙染的水與疾病的爆發,都會導致魚產生壓力、恐懼、不適與痛苦。然而最迫切的問題,是所有海洋生物的福祉、對環境的負面影響,以及對於野生魚類的破壞。

養殖場的廢棄物、魚飼料與藥物殘留,都嚴重威脅著紅樹林沼澤區、沿海河口與鮭魚遷徙路線等生態敏感區域。這些未經處理的廢棄物直接流入海洋,會影響海洋生物與水質。水產養殖活動也會助長有害的藻華(algal blooms),這是一種有毒藻類大量繁殖的現象,會導致魚類、甲殼類、海洋哺乳動物、海鳥與食用牠們的動物大量死亡。

用來證明養殖漁業正當性最有力的論點,就是養殖漁業保護了野生魚類。然而

矛盾的是，對於肉食性的海洋動物而言，養殖漁業的所作所為卻可能適得其反，因為養殖的肉食性魚類必須吃 1 ～ 2 公斤的野生魚類，才能夠生產出 0.5 公斤的肉。除此之外，養殖魚可能會逃脫，將疾病、海蝨或其他寄生蟲傳染給野生魚類。當外來物種逃到附近水域時，會透過爭奪食物與棲息地，減損本地魚群的數量。

此外，漁業也逃不出基因工程的魔掌。雖然還沒有獲得市場銷售的許可，但目前已有基因改造的鮭魚、大蝦與鮑魚。舉例來說，大西洋鮭魚已經用帝王鮭的基因進行改造，讓牠們能夠用原本一半的時間，就成長到可市售的尺寸。而就像許多開放式養殖場飼養的魚一樣，基因改造過的魚可能會逃脫進入野外；一旦牠們進行雜交，就會對相關的本地物種構成重大威脅。

◇ 「零殘忍」的問題

人們常常想要知道，食用自由放養動物的肉可能會有什麼問題：這些動物是用有機飼料餵養，而且也受到良好對待。這就要談到道德觀點上的重要區別。

純素主義者在道德上反對剝削動物。純素主義者不認為動物是給我們用的，因此拒絕接受如果動物被好好對待，我們就能夠正當地宰殺並食用牠們的概念。儘管大多數人都同意，以食用為目的所飼養的動物應該被人道對待，但實際上只有很少部分的人願意支付更多金錢，來購買這類動物的肉品、牛奶和蛋。此外，宣稱自己喜歡人道對待動物產品的消費者，在外出用餐或在商店裡找不到這類食物時，常常會做出讓步。

儘管一小部分的消費者會直接跟在地小農購買「人道」產品，但大多數人還是會在超市購物。在超市裡，消費者必須靠著食品標示上的宣傳標語，例如「自由放養」、「非籠養」、「草飼」與「人道飼養」等，來決定該項產品是否以可接受的方式來對待動物。遺憾的是，並沒有獨立的檢查或驗證來確保農家真正符合消費者的期待。這些動物通常仍以數千隻的量來繁殖，被飼養在擁擠的環境裡，出生後不久就被迫從母親身邊帶走。雞通常還是會被修喙，雄性後代仍然會被淘汰。即使在提供了「戶外通道」的設施中，通道也可能只是通往室外圍欄的小開口，許多擠在建築物裡的動物，實際上都無法走到戶外去。

當然，無論用什麼方式飼養，所有的食用動物最終都將面臨同樣的命運。儘管有些是在小農場被屠宰的，但絕大多數都是跟工廠化農場所飼養的動物在同樣的設施中被宰殺。牠們所遭受的痛苦，可能比其他大多數的農場動物都要少，但這個事實並不能把牠們從一開始就被剝削這件事情合理化。

我們只是初步探討了純素主義對於動物權利的爭論。我們鼓勵你更深入去了解

這些問題，請參見 nutrispeak.ca 或 brendadavisrd.com 的參考資源連結。

◇ 地球為我們付出的代價

人類消耗地球資源的速度，遠遠超過了這些資源補充的速度；而我們的食物選擇，可能就是造成資源枯竭的最大原因。假如地球上所有人都採用一般的美式飲食，那麼就會需要 3.74 個地球，才能養活目前 70 億左右的人口。到了 2050 年，地球上的人口估計將會達到 92 億；到那時，即使每個人都藉由使用 95% 的可再生能源，並採用富含植物的飲食，盡可能地減少碳足跡，我們仍然會需要相當於 1.3 個地球的資源來維持世界人口。著名的環保主義者保羅・霍肯（Paul Hawken）指出，就算地球上的每一家公司都採取最高的環保標準與政策，我們仍然無法阻止地球環境的崩壞。

從氧氣與藻類到泥土和樹木，都是我們賴以為生的寶貴資源。而地球生產這些資源的能力是有限的。當我們所使用的量超出了生產的量，但地球跟不上我們消耗的腳步，那麼我們的生活方式就不再能為子孫後代提供永續的發展。全球人口以每天 25 萬人，或者說是每分鐘 166 人的驚人速度成長著。而我們脆弱的星球卻沒有足夠的準備，來應付指數成長的人口。我們所面臨的生態危機，反映了這個巨量數字，又或者反映了純粹的貪婪。

人類基本上試圖要用智慧來征服大自然母親，但我們逐漸意識到，自然法則並非爭搶就有。我們努力不懈重塑自然秩序來配合人類，只會讓我們面臨更大的風險。生命的網絡是靠著複雜的食物網建立的。食物網的最底層支撐著植物，植物又支撐著動物，而植物與動物則不斷地將營養物質回歸到土壤循環利用。人類已經把食物網做了相當程度的改變，導致許多物種與整個生態系統必須要重新適應，否則就會滅亡。然而，最終我們將會付出巨大的代價，導致整個系統崩潰。

儘管有些人認為，我們已經無法回頭，但我們還是必須盡己所能——即使不是為我們自己，也是為了我們的子孫；即使不是為了我們的子孫，也是為了所有未來命運掌握在我們手中的其他物種而努力。我們把最大的希望寄託在大自然的法則之中。多年來，大自然一直都在向我們招手，但我們卻一直忽略了她。如今，她的耐心已經逐漸被消磨掉了。

在考慮人類對環境的影響時，大多數人都會把重點放在石化燃料的使用上，然而另一項活動也具有同等的影響力，也就是飼養家畜。許多專家已經提出建議，如果全球都轉變為純素飲食的話，就可以讓世界免於飢餓與貧困加劇的情況，也可以避免氣候變遷最嚴重的影響。毫無疑問地，集約化畜牧業是空氣、水與土壤汙染最

惡名昭彰的其中一項產業，也是造成森林砍伐、沙漠化與物種滅絕最大的原因之一。轉變為純素飲食，或許是個人對保護地球所踏出最有力量的一步；而在此時此刻，這對於生態而言，可能是當務之急。

全球暖化

時至今日，當人們在考慮飲食上的環保時，通常會將焦點放在吃在地食物上。這個概念是，減少載貨卡車的里程數，就能減少化石燃料的使用。但這些人可能沒有意識到，與食物有關的溫室氣體排放，主要是來自於食物的**生產**，而非**運送**過程。

根據聯合國糧食及農業組織（United Nations Food and Agriculture Organization，簡稱 FAO）的報告《畜牧業的長遠隱憂》（*Livestock's Long Shadow*），家畜就佔了18% 的溫室氣體排放量，比所有運輸方式排放量的總和還要多。無論是在美國國內或國際上，遏止全球暖化的努力大多著重於減少或限制二氧化碳的排放量。當我們砍伐森林為圈養食用動物騰出空間、運作農業機械、引進飼料或者運送動物時，都會釋放二氧化碳。化肥會產生氧化亞氮[7]（nitrous oxide），而糞肥則會釋放甲烷（牛打嗝與脹氣時也會產生一樣的氣體）。人類所產生的溫室氣體排放量中，有 1/5 來自於畜牧業（佔二氧化碳排放量的 9%，甲烷排放量的 37%，以及氧化亞氮排放量的 65%）。與二氧化碳相比，甲烷所造成的全球暖化效應大了 23 倍，而氧化亞氮的全球暖化效應則高了 296 倍。

運輸業在食物相關的溫室氣體排放量中，僅佔了 11%，其中，從生產者運送至零售商店的過程只佔了 1/3（為總體排放量的 4%）。其他 2/3 的運輸相關排放量則來自於生產（動物飼料、蔬菜肥料、加工資源等）。在食物生產類別中，44% 的溫室氣體為二氧化碳、32% 為氧化亞氮、23% 為甲烷，還有 1% 為其他氣體。因此，食物對於氣候變遷的影響，主要是由於二氧化碳以外的溫室氣體。而氧化亞氮與甲烷的排放，跟紅肉與乳品業關係最為密切。

最重要的是，家畜食用的食物，遠遠超過牠們所生產的食物。產出 0.5 公斤牛肉大約需要 7 公斤的飼料，0.5 公斤豬肉需要 3 公斤的飼料，而 0.5 公斤雞肉則需要 2 公斤的飼料。消費者總是被告知要使用替代能源，選擇省油的設備，駕駛低排放量的車輛，可是有多少人曾經聽說過，他們應該要吃素食漢堡來取代漢堡呢？基本上，一般消費者如果每週能夠有一天完全吃純素，會比一週七天完全吃在地食材更有效地減少自己的碳足跡。假如在美國的每一個人都這樣做，效果相當於減少3,150 萬輛汽車上路。

---

7 編注：氧化亞氮俗稱笑氣，早期用於牙科手術的麻醉，在《京都議定書》中被列為減排的溫室氣體之一。

水

基本上，水跟我們的食物供應與生態系統的維護息息相關。全球有超過 10 億人口正面臨著水資源短缺的問題，而水汙染的問題則影響了更多的人。水資源短缺與水汙染除了會威脅人類的糧食供應之外，還會嚴重減少生物多樣性，也會提高傳染病的發生率。

在 2009 年，美國有大約 45% 的淡水資源，由於受到危險的微生物、殺蟲劑與化肥的汙染，被認為不適合飲用或進行娛樂用途。一年之後，世界自然基金會（World Wildlife Fund）的《2010 年地球生命力報告》（*Living Planet Report 2010*）評估發現，全球淡水的地球生命力指數（Living Planet Index，簡稱 LPI，是對於地球生物多樣性的衡量以及人類對於地球資源需求的可靠指標）在 1970 ～ 2007 年間下降了 35%，而熱帶淡水的 LPI 則下降了將近 70%。

畜牧業是對水系統的造成威脅的主因之一。生產 0.5 公斤牛肉所需的水量，是生產 0.5 公斤穀物的 43 倍——每公斤牛肉大約需要 43,000 公升的水，而每公斤穀物大約只需要 1,000 公升的水。根據美國國家環境保護局（US Environmental Protection Agency，簡稱 EPA）的資料，農業是美國水道汙染的「主要原因」。而放眼全球，估計有 70% 的淡水用於農業生產上。

在美國，工廠化農場每年產生約 5 億噸未經處理的廢棄物，差不多是人類所產生的 3 倍。一座有 2,500 隻乳牛的農場所產生的排泄物，大約與一整座 41.1 萬人口的城市所產生的量相當。人類的排泄物必須先經過處理，然後才能排放到我們的水系統中，但對於動物排泄物則沒有這類的要求。

在工廠化農場中，動物的糞便會先儲存在露天的糞坑或巨大的儲存槽中，然後再作為肥料，散布在農地上。然而混凝土建築的糞坑可能會裂開，如果是坐落在沙地或礫石中，糞便就可能外洩，滲入地下水中。儲存槽也可能會溢出，汙染附近的地表水。如果將排泄物用於農地施肥的頻率，高於土壤與農作物能吸收與利用的能力，過量的排泄廢棄物就會釋放有毒氣體到環境中，其中的病原菌、碳化合物、硝酸鹽、磷、抗生素、荷爾蒙、沉澱物、重金屬與氨都會汙染水道。病原菌最終可能會聚集在附近的河流與溪流中，這些水源可能會被用來灌溉蔬菜作物；大多數與蔬菜有關的食源性疾病 [8] 的爆發，都能追溯到附近工廠化農場的汙染。

碳化合物是糞肥中的主要成分，會導致水中的溶氧耗盡。此外，從受汙染的農場或田地流過的水中，含有氮和磷的成分（其中有 1/2 ～ 2/3 都是來自於家禽農場），會導致藻類大量繁殖，耗盡水中的氧氣，讓水中生物窒息，造成水系統中的

---

8 編注：食源性疾病是指經由攝食而進入人體的有毒物質所引發的疾病。致病因子包括「細菌類」、「寄生蟲類」、「病毒類」、「天然毒素類」以及「化學性有害物質」五大類。

一個漢堡的真正成本

一般快餐漢堡的價格，在美國一個大約是新台幣 60 元左右，不過專家認為，如果沒有政府的補助，真正的成本會接近新台幣 6,000 元。（假如我們想給予任何東西補助，最合理的，應該要補助羽衣甘藍。）每過一天，就讓我們更接近北美印第安克里族（Cree）古老諺語的體會：「當所有樹木都被砍伐殆盡，當所有動物都被獵殺，當所有水源都被汙染，當所有空氣呼吸起來都不安全——只有在這時你才會發現，錢不能當飯吃。」

死區[9]（dead zone）。

　　糞肥中所釋放出來的抗生素以及天然或合成激素，也會流入地表水與地下水中。根據美國國家環境保護局的資料，在家畜口服的抗生素中，有高達 80% 最終原封不動地進入了糞便中。這對人類健康構成了重大隱憂，因為對於動物例行使用抗生素，會導致病原菌對抗生素產生抗藥性，降低抗生素在這些病原菌感染者身上的療效。而家畜生產中使用激素對於健康的影響也引起了嚴重關切，因為這些影響與乳癌、攝護腺癌與睪丸癌的罹患率增加有直接的關聯。

土地

到目前為止，畜牧業是地球上土地的最大使用者，佔了全球土地面積的 30%，以及農業用地的 70%。因此，畜牧業對於可用土壤的質與量都有相當大的影響，通常是造成破壞與消耗殆盡。此外，集約農業與單一作物種植耗盡了土壤中的養分並造成侵蝕，而過度使用化肥與農藥也會造成嚴重的汙染。

　　在美國，每年的土壤流失速度，耕地比可永續發展的土地高出了 13 倍，而牧場則是可永續發展土地的 6 倍。據估計，美國有 60% 的牧地過度放牧。在 2006 年營養安全研究所（Nutrition Security Institute）向美國參議院提交的一項報告中指出，如果土壤以目前的速度繼續流失，估計地球上的表土只能再撐 48 年。到了 2054 年，地球上所有可耕種的表土都將消失，屆時我們將沒有能力為預計會居住在地球上的 90 億人口提供食物。土壤形成的速度，大約是每 381 ～ 1,270 年會生成 2.5 公分，因此等待土壤再生無法成為一個可行的選項。

　　飼養牲畜是全球森林砍伐的主要原因之一，尤其是在亞馬遜等熱帶雨林區域。這些被砍伐的林地中，估計有 91% 用於生產牲畜。森林砍伐造成了每年全球 15%

---

9 編注：當水中的溶氧量因為微生物耗氧分解而低於 2 mg/L 時，水中生物就會因為氧氣供應不足而死亡。這樣的水域範圍即稱為「死區」。

的二氧化碳排放量，同時也威脅了數百萬種動植物，估計在全球造成了每年 5 萬種物種消失，換句話說，每天就損失 137 種。許多這些消失的物種，甚至都還沒被發現。如果我們繼續摧毀雨林，最終可能會走到整個生態系統崩解的地步。儘管人類可以花幾個世代的時間從經濟困境、自然災害甚至戰爭中恢復過來，然而物種滅絕卻是永久性的。隨著物種滅絕的速度加快，我們自身仰賴的安全網也跟著消失了。

畜牧生產還可能導致沙漠化，把原本可用的半乾旱土地變成沒有生產力的沙漠。沙漠化大幅摧毀了植物多樣性，並會造成土壤侵蝕。過度放牧剷除了能固定表土的植物，導致不可逆轉的土壤流失、生物多樣性減少，以及外來物種的入侵。

空氣

工廠化農場不論在形象上或實際上都臭氣熏天。雖然長久以來，從業界與法院的觀點來看，這些農場的恐怖惡臭都僅僅被視為不便而已，但有證據顯示，這種影響在暗中的危害遠比表面上看起來還要嚴重。

無論動物排泄物是儲放起來還是散布在田間，它都會分解，而產生出來的有毒臭氣則會釋放到空氣中。工廠化農場的臭味跟許多呼吸道病症與健康狀況有關，包括了情緒波動、憂鬱與嚴重的呼吸道問題。在集中式養豬場的工作人員中，有將近 70% 的人至少表現出一種呼吸道症狀，而有 58% 的人患有慢性支氣管炎。糞坑尤其問題重重，會因為缺氧與有毒氣體而造成密閉空間的危害。農場工人會被叮囑在沒有配戴自給式正壓空氣呼吸器（self-contained breathing apparatus）的情況下，千萬不要進入糞坑。

◈ 友善地球的行動祕訣

成為純素食者，是你在飲食上減輕生態足跡所能跨出最大的一步，但這並非唯一的一步。以下這些祕訣，可以幫助你在友善地球的行動上，做出進一步的微調。

選擇有機食物。有機食物的種植方式，比慣行農法生產的食物更具生態永續性，避免使用合成肥料、農藥與基因改造生物。有機農法可以保護土壤，減少水汙染，並且能幫助儲存二氧化碳，將對於空氣、水與土壤的傷害盡可能降到最低。與慣行農法相比，有機農法已經被證明能減少 49 ～ 66% 的二氧化碳排放量。

選擇當地當季的植物性食物。根據一些估計，北美平均每頓飯從田地到餐盤的旅程，大約為 2,400 公里；所包含的食材，則來自於美國以外的 5 個國家。假如一個典型的家庭每年 100% 都購買當地食材，他們的溫室氣體排放量將會減少 4 ～

5%。也可以考慮自己種來吃，即使只是在陽台種植一些香草或番茄都好。直接跟農夫買，或者在農夫市集購買農產品，還有以當地產品為特色的商店也是不錯的選擇。儘量購買當季的食材，來減少食物保存、儲藏與運輸所需要的能源。購買未加工或盡可能減少加工處理的食物也很重要。

避免過度包裝的產品。所有用來包裝的塑膠、紙張與鋁箔，都會造成環境惡化。此外，過度包裝的食物往往富含糖、鹽與脂肪。在不會過度包裝食物的地方購物：農場、農夫市集、農產品市集、散裝（裸賣）商店與食品合作社。選擇可重複使用或可回收的最佳品項，例如用玻璃容器盛裝的產品。加入社區支持農業（community-supported agriculture，簡稱 CSA）組織，或者登記加入新鮮農產品及其他本地商品的定期配送。

減少食物浪費。腐壞的食物會釋放出甲烷，並且造成溫室氣體排放。此外，用在生產該食物的所有資源都會被浪費掉。在食物壞掉之前就食用完畢，不僅能幫助環境，也能幫助你的荷包。事先計畫好你的餐點，只購買你所需要的食物，並且只烹能得吃完的食物就好。用適當的方式儲存食物，並且時時清點冰箱裡有什麼。用創意來料理剩菜。將容易餿掉或變質的食物冷凍起來，例如堅果、種子與麵包。如果你一定得丟棄食物，與其送去垃圾掩埋場，不如拿去堆肥。

將食物殘渣用來堆肥。堆肥不僅能減少所產生的垃圾量，還可以使你的花園變得肥沃。如果你住在公寓裡或者沒有院子，可以考慮採用蟲堆肥，稱之為蚯糞堆肥。這種方法可以在室內完成，沒有異味，而且所需要的空間也不大。許多城市還會提供廚餘收集系統；請聯繫當地政府相關單位以了解詳情，如果他們沒有提供這種方案，請要求他們建立。

步行、騎自行車，或者使用大眾運輸工具。運輸所造成的溫室氣體排放量，估計為 13.5%。在購買食物或外出飲食的時候，可以試著選擇步行或騎自行車就可抵達的市場與餐廳。除了可以省錢，還能維持身體健康。假如距離太遠或者提的東西太重，可以考慮搭乘大眾運輸、採用共乘方式，或者將購物的行程限為每週 1 次。如果真的需要機動車輛，請考慮使用機車、輕型機車，或者省油型的小汽車。

自備購物袋。塑膠會進入海洋，分解成微小的懸浮顆粒，然後就像海綿一樣，吸附像是多氯聯苯（PCBs）與農藥一類的水媒性致癌物質。它們會滲透進食物鏈中，使魚類中毒，並殺死誤食塑膠的海洋生物。在海洋中，塑膠與其他廢棄物通常會被困在稱為環流的旋轉海流中，形成巨大的海洋垃圾帶。選擇可重複使用的布袋

來代替塑膠袋，並儘量使用玻璃儲存容器與玻璃瓶。

◇ 純素主義成為主流

直到 1980 年代初期，「純素」一詞都會使人聯想到狂熱的極端主義者，基本上只吃根莖類與葉菜類的飲食，而且弱不禁風。假如你在餐廳詢問是否有純素的選擇，通常會被回以茫然的目光。唯一在產品標示上會出現「純素」一詞的地方，就是天然食品商店。假如你碰巧跟醫生或營養師談到你的純素飲食，他們很可能會試著「教育」你，肉類與乳製品被認為是食物中必需的兩大類別，在飲食中排除它們可能會有風險。大學教科書警告準醫生與準營養師，純素飲食絕對是危險的。幸好，這種局面已經改變了。

2010 年，《彭博商業週刊》（*BusinessWeek*）刊登了一篇名為〈具有影響力的純素主義者〉（Power Vegan）的文章。開頭的第一段，完全顛覆了過去人們對於純素主義者的刻板印象：「在過去，達官顯貴要炫耀自己的能力很容易。他們只要重新裝修在聖莫里茲[10]的度假小屋，買台最新型的灣流私人噴射機，一口氣裁撤 5,000 名員工，或者娶一位年紀比自己小很多的亞洲女性。但如今，所有可突顯自己與其他平民與眾不同的招數都已用盡；這也許就是為什麼有越來越多美國最有權有勢的老闆，搖身一變成為純素主義者的原因。賭場大亨史蒂夫·永利（Steve Wynn）、媒體鉅子莫特·祖克曼（Mort Zuckerman）、企業家羅素·西蒙斯（Russell Simmons）與美國前總統比爾·柯林頓（Bill Clinton）如今都藉由宣傳自己食用天貝[11]來彰顯他們的優越感。採取相同做法的，還有福特汽車公司的執行董事長比爾·福特（Bill Ford）、推特（Twitter）的共同創辦人畢茲·史東（Biz Stone）、風險投資家伊藤穰一（Joi Ito）、全食物超市（Whole Foods Market）的首席執行長約翰·麥基（John Mackey），以及拳王泰森（Mike Tyson）。沒錯，就是拳王泰森，那個曾經咬掉別人耳朵的拳擊手，現在可是個純素食者呢。」

不可否認，純素主義者已經引起美國主流的關注。這種潮流的到來，是因為達官顯貴及其他先驅者打破了刻板印象，讓純素食對大眾變得具有吸引力。純素食的健美運動員贏得了世界冠軍，推翻了純素食者瘦弱的形象。優秀的耐力運動員，透過採用植物性食物來補充身體能量，獲得競賽優勢。（詳情請參見第 13 章。）餐廳主廚紛紛致力於創造一道道繽紛多彩又創意十足的純素料理；電影明星、音樂人與模特兒高調炫耀著自己的純素生活心得。醫生與營養師也都為植物性飲食背書，

---

10 譯注：聖莫里茲（St. Moritz），瑞士的富豪滑雪渡假勝地。
11 譯注：天貝是一種以大豆製成的印尼傳統發酵食品。

認為這是預防與治療生活型態所引起的慢性疾病理想的選擇。

　　毫無意外地，市場持續做出了回應。純素食餐廳在各地興起，而傳統餐廳則在菜單上增加了純素食的選擇。各大連鎖超市所陳列的商品，會在標示上使用「純素」的字眼來作為行銷工具。大量帶有明顯純素主義訊息的紀錄片，在票房上大放異彩。純素生活方式，在廣受歡迎的脫口秀節目中成為話題。純素主義的書籍、鞋子、化妝品與特色產品，不斷湧入市場。檢驗純素飲食治療價值的同儕評審閱文章成了頭條。專門為純素主義與支持相關服務的網站，如雨後春筍般出現。

　　在 2011 年，素食者資源組織（Vegetarian Resource Group，簡稱 VRG）委託哈里斯互動市調公司（Harris Interactive）進行了一項民意調查，來估計美國採取素食、純素飲食或者定期吃素食餐點的人數。據估計，有 5% 的美國人採取素食飲食，而其中大約有一半的人是純素飲食。這個數字，幾乎是 2009 年民意調查報告結果的 2 倍（當時只有 1% 的純素食者與 3% 的素食者）。有 17% 左右的美國人，會在半數以內的餐點中避免食用肉類、禽類與魚類，而有 16% 的人則會在半數以上的餐點中避免這些食物。這些數字顯示，大約有 1/3 的美國人會定期吃素。

　　在全美餐飲協會（National Restaurant Association）的「2011 年熱門潮流」（What's Hot in 2011）調查中，接受調查的 1,500 名廚師裡，有超過半數都把純素主菜列為熱門趨勢。在情境行銷（Context Marketing）的一項研究報告中，接受問卷調查的 600 名參與者之中，有 21% 的人認為素食對他們是重要的，或者非常重要；而有 14% 的人表示純素食對他們很重要或者非常重要。有將近 70% 的人表示，他們願意付更高的價格購買以更高道德標準來生產的食品。大多數時間都茹素（現在被稱為彈性素食者〔flexitarian〕）是 2011 年十大消費食品的趨勢之一。

　　美國有將近一半的人口，正在試圖減少食用肉類。人們有興趣選擇食用以可永續、負責任與合乎道德的方式所生產的食物。他們會想要購買當地生產的新鮮有機全食物，以及包裝最少或者用可生物分解材質包裝的食品。因為純素的飲食方式可以減少肥胖以及由飲食誘發的疾病、減少醫療費用，因而受到人們的青睞。不過就在 20、30 年前，「純素主義者」一詞還跟危險的營養缺乏症連結在一起；而時至今日，一提到這個詞，馬上會聯想到有意識的消費者，在個人、道德與生態上有一致的目標。這種公眾思想上的轉變顯而易見，而未來則是充滿希望。

　　然而，挑戰依然存在。一切或許可以歸結於一個帶有嘲諷意味的金科玉律，那就是「制定遊戲規則的人，總是既得利益者」。從動物剝削中獲得巨大利潤的企業都握有大權。這些產業對於政府的政策具有相當分量的影響力，更是農業補助的主要受益者。消費者不斷受到商業廣告的洗腦轟炸，讓皮革、麂皮、絲綢製品看起來是如此誘人、性感又精緻，牛排與龍蝦大餐看起來令人垂涎不已。

幸好，我們有選擇的權利。我們可以讓自己陷入被催眠的無意識消費狀態，或者也可以選擇遵從內心的道德方針，堅持道德中的金科玉律。這麼一來，我們將重新獲得力量，恢復到人類最初道德基礎的黃金法則：「你們願意他人怎樣待你們，你們也要怎樣待他人。」[12]

當人類能擴展「他人」的定義，將我們非人類的同胞也納入其中，那一天就會到來。我們已經邁出了第一步。2012 年 7 月，《讀者文摘》刊登了一篇封面文章，標題是〈為何鯨魚也是人類〉（Why Whales Are People Too）。這篇文章描述了一群科學家的研究，他們在 2012 年 2 月舉辦的美國科學促進會（American Association for the Advancement of Science）年度會議上，發表了「鯨豚類權利宣言」（Declaration of Rights for Cetaceans）。這份宣言基本上以非人類的「個人」身分保護了鯨魚和海豚，保衛牠們的生命權、自由權與幸福權。如果這項宣言具有約束力，就不能屠殺、圈養或者擁有這些動物。這些科學家計畫將這項宣言提交聯合國，來尋求法律上的認可。人們正在推動將這種保護擴大到其他能夠展現出自我意識、創造力、溝通能力與意向性等具有「個人」特質的動物身上。隨著我們對於非人類的動物越來越了解，就會得出這樣的結論：只要是具有感覺的生物，會思考、會感受、會痛苦，就足以喚醒人類的慈悲心。

· · ·

成為純素主義者的好處，不僅跟對動物與地球的慈悲心有關，也是對於我們自己與自身健康的關懷。讓我們一起來了解，純素飲食如何提供我們所需要的一切，來幫助我們降低疾病的風險。

12譯注：西洋文化中的做人基本法則，通常指的是《新約》中馬太福音第 7 章 12 節中耶穌的教誨，即在此引用的這段文字。

第 2 章

純素飲食的好處

你可能已經決定要採用純素飲食，來減輕體重、降低疾病風險，甚至扭轉現有的病症。請放心，你沒走錯路。對於純素飲食具有避免許多慢性疾病好處的證據，每分鐘都在增加當中。雖然你可能會遇到反對者，警告你這樣可能會營養不良，但實際上，與規劃完善的純素飲食相比，標準的美式飲食更有可能會使你營養不良。

儘管我們通常會將「營養不良」跟營養不足或飢餓聯想在一起，但實際上，全世界有更多人面臨的是營養過剩或飲食過量，這也是營養不良的一種類型。在 2010 年，全球營養過剩的人數，有史以來第一次超過了營養不足的人。

純素飲食很少會導致成年人營養不足或營養過剩。研究一致證實，在一般大眾中，營養過剩、過重與肥胖的盛行率，都比純素食社群要高。在美國，估計 68% 的一般人口有營養過剩以及過重或肥胖的相關問題。這增加了罹患第二型糖尿病（type 2 diabetes）、冠狀動脈疾病（coronary artery disease，簡稱 CAD）、中風、高血壓以及其他許多嚴重疾病的風險。

營養不良還有第三種類型，稱為微量營養素缺乏症（micronutrient deficiency），這在各種飲食族群中都很常見。這種情況，是由於優質食物的獲取不足、飲食缺乏多樣性或過度攝取糖與脂肪所導致，因此在純素食者與非純素食者身上都可能發生，也可能會同時發生在營養不足與營養過剩的人身上。在純素食者之中，微量營養素缺乏症（尤其是缺乏維生素 B_{12}）較常發生在過度限制飲食的人身上。

◇ 經科學實證的純素飲食

自 1976 年以來，關於純素飲食的科學證據就不斷刊載於科學期刊，這很大一部分要歸功於基督復臨安息日會（Seventh-day Adventists）。這個新教派的成員採用了健康的生活方式，作為他們信仰的一部分。大多數的教徒不喝酒與咖啡，而且很多人都是素食者或純素食者。有兩項主要的研究提供了豐富的數據：「基督復臨安息日教會教徒健康研究計畫一」（The Adventist Health Study-1，在 1974 ～ 1988 年間追

蹤了 34,198 名教會成員，發表了 10 幾篇研究論文）與「基督復臨安息日教會教徒健康研究計畫二」（The Adventist Health Study-2，簡稱「AHS-2」。始於 2002 年，仍在持續進行中）。在後者的 96,000 名參與者中，有 28% 是素食者，8% 是純素食者。

　　另一項大型群體健康研究，是「歐洲癌症與營養前瞻性研究」（European Prospective Investigation into Cancer and Nutrition，簡稱 EPIC）。這是迄今為止有關人類群體飲食與健康最大規模的研究，包括了大約 52 萬名來自於 10 個歐洲國家的參與者。在 23 個 EPIC 中心裡，歐洲癌症與營養前瞻性研究—牛津分支團隊（EPIC-Oxford）刻意盡可能地招募了許多素食者與純素食者。在錄取的 65,500 人中，大約有 29% 是素食者，4% 是純素食者。而在英國與德國，也進行了其他規模較小但意義重大的研究。

　　這些研究發現，規劃完善的純素飲食提供了足夠的營養。然而，純素食者並不是同質性很高的團體。儘管他們跟一般大眾相比，都傾向於吃更多的蔬菜與更少的加工食品，但有些純素食者會以茶和土司、義大利麵和貝果或者汽水和薯條為食，而且研究並不總是能梳理出這些非常關鍵的飲食細節。最後，獲取飲食資訊的方法，並非萬無一失。通常參與者被要求回憶他們的飲食，或者填寫問卷，但這些方法，僅僅為食物攝取量提供了非常粗略的估計。此外，追蹤參與者的時間可能不夠久，無法在他們的營養狀態變化上獲得足夠的資訊。

　　雖然規劃完善的純素飲食可以提供足夠的營養，但計畫不周的純素飲食卻可能會造成營養不足，就跟計畫不周的雜食性飲食一樣。如果純素飲食的設計不良，最常會缺乏的營養素是維生素 B_{12}、鈣質與維生素 D。對於某些純素食者可能會缺乏的其他營養素，還有蛋白質、必需脂肪酸、維生素 B_2（核黃素）、鋅、硒與碘。儘管其中某些營養素的攝取量可能會低於建議的標準，但在大多數情況下，仍然很接近建議攝取量[1]（Recommended Dietary Allowance，簡稱 RDA），而且純素食者的整體健康狀況也很良好。此外，以純素食者的群體而言，他們往往都比採取其他類型飲食的人要瘦，他們的飲食也一致地提供了較多的膳食纖維、維生素 C、維生素 E、維生素 B_1（硫胺）、天然葉酸（folate）、鐵、銅與鎂。

　　純素食者通常會面臨的營養挑戰，相對較容易克服。事實上，許多受到純素食者歡迎的食物，像是植物奶、植物肉（人造肉）與早餐穀麥片，都經由像是鈣質、維生素 B_{12}、維生素 D、維生素 B_2 與鋅等營養素額外強化過。重點是你不需要動物性產品，就可以擁有營養充足的健康飲食。

---

1 審訂注：RDA 的定義是：滿足特定年齡層及性別的健康人群中 97 ～ 98 % 的人一日所需要的攝取量。

◇ 試驗中的純素食者

在 1990 年代以前，心血管疾病、糖尿病、癌症與肺部疾病之類的慢性疾病，通常都被稱為「富貴病」，因為它們都發生在那些生活寬裕，吃得太多且動得太少的人身上。但這個詞現在已經過時，因為這些疾病的發生率在較貧窮國家上升得最快。

在 2008 年，全球有 63% 的死亡人數，是由於這些情況所造成的。據估計，到了 2020 年，全球死亡人數中，與生活型態有關的慢性疾病，將會接近 3/4。這種轉變已經造成了公共衛生的重大威脅，為世界各地陷入困境的經濟帶來災難性的影響。根據世界衛生組織（WHO）的資料顯示，這種流行病的四個主要原因，是飲食不良、缺乏運動、吸菸與飲酒。簡單來說，全球大多數的死亡，都是自找的。

政府機關、衛生組織與營養主管部門，都敏銳地意識到飲食、生活型態與慢性疾病之間的關聯，以及與植物性飲食有關的健康益處。營養教材一致反映了這項理解。例如，在 2010 年美國的飲食指南建議委員會（Dietary Guidelines Advisory Committee）建議了四個行動要點，來幫助減少罹患慢性疾病的風險。簡而言之，他們建議消費者少吃、多動、多吃植物性食物，並且少吃精製穀物以及添加糖、固體脂肪與鹽的食物。

「2010 年美國人飲食指南」（2010 Dietary Guidelines for Americans）指出，素食飲食與減少肥胖、減少心血管疾病風險、降低血壓以及與降低總死亡率有關。根據這份飲食指南陳述，素食者通常會比非素食者攝取更少的脂肪與熱量，以及更多的膳食纖維、鉀與維生素 C。

但這裡有個關鍵性的問題：儘管健康主管部門認同，在飲食中大部分採用全食物蔬食很有道理，卻很少有人會建議只吃植物性食物。很多積極推動將飲食轉變為更加以植物為主的人，也倡導增加所謂的「健康動物性產品」，像是魚類與低脂乳製品。地球上最健康長壽的人們，吃的是全食物、植物性或絕大部分是植物性的飲食，但其中沒有任何人是完全的純素食者。

從全世界的觀點來看，純素飲食基本上處於試驗狀態。幸運的是，隨著證據不斷呈現，純素飲食的好處不僅獲得了證實，而且還被越來越多人認為是對抗許多慢性疾病的武器中，最有希望的明日之星。

基於目前的證據，純素食者跟其他飲食族群相比，在總脂肪、飽和脂肪、膽固醇、反式脂肪酸和膳食纖維上都更接近所應滿足的飲食目標。規劃完善的純素飲食，除了飽和脂肪含量低、零膽固醇以及膳食纖維含量高之外，還提供了豐富的抗氧化成分與保護性植化素，因此能幫助預防或治療多種慢性疾病，包括了氣喘、癌症、心血管病、白內障、憩室症（diverticular disease）、纖維肌痛症（fibromyalgia）、

膽囊疾病、腸胃疾病、腎臟病、過重與肥胖、類風溼性關節炎（rheumatoid arthritis），以及第二型糖尿病。

讓我們一起來看看其中的一些疾病，並了解純素飲食對於預防或減少罹患某些慢性疾病的風險有多大的幫助。

◇ 心血管疾病

心血管疾病（cardiovascular disease，簡稱 CVD）指的是心臟與循環系統的疾病，包括了冠狀動脈疾病、高血壓、鬱血性心臟衰竭（congestive heart failure）、先天性心血管缺陷，以及腦血管疾病或中風。心血管疾病是全球首要死因，在 2005 年的總死亡人數中，因為心血管疾病死亡的人數就佔了 30%。這個比例在美國更高：2006年，死於心血管疾病的人數，佔了總死亡人數的 34.3%——也就是說，每 3 名死者中，就有 1 名是死於心血管疾病，或者大約每 38 秒就有 1 人因此死亡。

近年來，心血管疾病在中低收入國家有增加的趨勢，這是由於吸菸人口增加、體能活動減少，以及肉類與富含脂肪、油、鈉與糖的高熱量食品攝取量增加的緣故。舉例來說，在中國，從 1980 ～ 2003 年，肉類攝取量躍升了 246%。這種趨勢與膽固醇指數升高有直接的關係，而一項研究發現，高膽固醇會讓心血管疾病的罹患風險增加 77%。

毫無疑問，葷食者比純素食者具有更多造成心血管疾病的危險因子。遺憾的是，很少有研究能夠分離出純素食者的數據，因為這些研究中的純素食參與者人數通常很少。不過，1978 年「基督復臨安息日會教徒死亡研究」（Adventist Mortality Study）的初步研究發現，在 35 歲以上的純素食男性中，因為冠狀動脈疾病所引起的死亡率，只有一般大眾的 14%。在一項 1999 年合併了歐洲與美國研究的分析中指出，跟注重健康的葷食者相比，純素食者因為缺血性心臟病所導致的死亡率低了26%，而素食者與海鮮素食者的死亡率則都低了 34%；純素食者中風的風險比葷食者低了 30%，素食者低了 13%，而海鮮素食者則高了 4%。不過這些發現在統計學上並不具顯著意義。

EPIC 牛津分支團隊在 2013 年發表的一份報告發現，跟葷食者與海鮮素食者相比，素食者與純素食者罹患缺血性心臟病的風險低了 32%。意外的是，海鮮素食者並沒有享受到比葷食者更多的優勢。儘管這項發現的原因尚不明確，但可能與英國海鮮素食者偏愛炸魚且攝取過多有關。

可能會令人驚訝的是，在心臟疾病方面，純素食者的優勢不如證據所顯示的那麼多。這可能是因為純素飲食雖然對於預防某些心血管疾病的危險因子有著正面影

響，但對於另一些心血管疾病的罹患危險因子則是有部分的負面影響。純素食者必須意識到可能增加風險的任何潛在陷阱，並採取措施來避免危險因子；因此，接下來，讓我們一起來看看，純素飲食可能會影響心血管疾病的危險因子。

膽固醇

膽固醇是細胞膜不可或缺的成分，但過量的膽固醇會增加罹患心血管疾病的風險。膽固醇是種脂溶性的大分子，由脂蛋白（lipoprotein）攜帶進入血液中。兩種主要的脂蛋白——低密度脂蛋白（low-density lipoprotein，簡稱 LDL）與高密度脂蛋白（high-density lipoprotein，簡稱 HDL），基本上是膽固醇的載體。儘管低密度脂蛋白膽固醇將膽固醇運送到各種組織，來進行細胞建構，但它也會把多餘的膽固醇傾倒在動脈管壁上，進而導致斑塊的形成，因此被暱稱為「壞膽固醇」。高密度脂蛋白膽固醇則被稱為「好膽固醇」，因為它可以把多餘的膽固醇運送到肝臟予以清除。

低密度脂蛋白膽固醇增高是罹患冠狀動脈疾病的主要危險因子。低密度脂蛋白膽固醇越高，風險就越高。不過，高密度脂蛋白膽固醇越高，風險則越低。儘管純素食者的高密度脂蛋白膽固醇往往會稍微低一點，但低密度與高密度脂蛋白膽固醇之間達到平衡一般而言比較有利，因此會降低罹患心血管疾病的風險。

純素食者除了能降低膽固醇指數之外，在膽固醇代謝方面似乎也有優勢。健康的總膽固醇指數，被認為是不超過 200 mg/dl（5.2 mmol/L）；而對純素食者進行30 多年研究的 24 項結果中顯示，純素食者的總膽固醇指數平均約為 150 mg/dl（3.9 mmol/L），是所有飲食族群中最低的。

在醫學界，150 mg/dl（3.9 mmol/L）的總膽固醇指數，堪稱是個神奇數字。有著如此低總膽固醇指數的人，其罹患心臟疾病的風險也最低。的確，在著名的「佛雷明罕心臟研究」（Framingham Heart Study）的頭 50 年間，只有 5 名總膽固醇指數低於 150 mg/dl 的病人，後來進展為冠狀動脈疾病。

這些研究也顯示，純素食者明顯具有較低的低密度脂蛋白膽固醇指數，平均為85 mg/dl（2.2 mmol/L），對照奶蛋素食者為 105 mg/dl（2.7 mmol/L），非素食者則為 119 mg/dl（3.1 mmol/L）。然而，在高密度脂蛋白膽固醇指數上的差異卻很小：純素食者的平均高密度脂蛋白膽固醇指數為 49 mg/dl（1.27 mmol/L），對照奶蛋素食者為 52 mg/dl（1.34 mmol/L），非素食者則為 54 mg/dl（1.4 mmol/L）。值得注意的是，不論屬於哪種飲食族群，大多數這類研究中的受試者原本就有高度的健康意識，因此即使是非素食者的死亡率，也只有一般大眾的將近一半而已。

飽和脂肪、反式脂肪以及較其次的膽固醇攝取量，都與總膽固醇指數升高有關。有充分證據顯示，用多元不飽和脂肪來取代飽和脂肪，可顯著降低罹患心血管

疾病的風險；而用精製碳水化合物（白麵粉產品、白米以及加糖的飲料與點心）取代飽和脂肪，實際上可能會增加罹患心血管疾病的風險。

　　純素食者不會攝取到膽固醇，他們通常在所有飲食群體中，具有最低的飽和脂肪攝取量，反式脂肪的攝取量也較低。純素食者平均有 6.3% 的熱量是來自於飽和脂肪，相對來說，奶蛋素食者為 10.6%，而非素食者則為 12%。儘管只有很少的研究評估了純素食者的反式脂肪攝取量，但都一致顯示比奶蛋素食者及非素食者還要低。純素食者往往也會選擇未精製的碳水化合物，而且他們的飲食會盡量攝取能降低膽固醇的食物成分，像是可溶性膳食纖維、植物性蛋白質、植物固醇（phytoster-ols，植物中有益的固醇〔sterol〕與甾烷醇〔stanol〕）、多元不飽和脂肪與植化素。以上所有這些成分，都是主要存在或完全只存在於植物性食物中。

　　研究顯示，膽固醇最具破壞性的形式，就是氧化膽固醇，或稱羥膽固醇（oxy-cholesterol）。氧化膽固醇會加速斑塊的形成與動脈的硬化，降低動脈彈性，並增加罹患心血管疾病的風險。不論是從動物性產品或體內產生的膽固醇，在以諸如油炸食品、速食與其他加工食品等不健康的食品作為主食時，膽固醇就很容易在體內氧化。

　　如果你吃了太多膽固醇，卻沒有足夠的抗氧化成分，像是維生素 C 與 E、類胡蘿蔔素（carotenoid）、類黃酮（flavonoid）與多酚類化合物（polyphenolic com-pounds），膽固醇的氧化情形就會增加。顧名思義，抗氧化成分可以阻止氧化反應。由於抗氧化成分主要來自於全食物蔬食，純素食者往往會比典型的葷食者攝取更多。純素飲食或其他植物性飲食都可以改善抗氧化成分的攝取量，減少膽固醇的氧化情形。

　　此外，高度攝取血基質鐵（heme iron，從肉類而來的鐵質，與其相對的是植物中的非血基質鐵）也可能增加低密度脂蛋白膽固醇的氧化與動脈粥狀硬化（athero-sclerosis）。由於純素食者不會攝取血基質鐵，因此可能會進一步保護他們避免心血管疾病的危害。

三酸甘油酯

三酸甘油酯（triglyceride）是一種從攝取食物中所合成的脂肪，存在於血液之中。三酸甘油酯濃度上升（被認為超過 150 mg/dl〔1.7 mmol/L〕）會增加罹患心臟疾病與代謝症候群（一種可能會導致糖尿病的症狀）的風險。

　　如果你吃下的熱量比所需要的還多，特別是攝取過多的脂肪、膽固醇、糖、精製碳水化合物或酒精，你的肝臟就會把多餘的部分轉為三酸甘油酯，並且把它們包裹在一種稱為極低密度脂蛋白（very low-density lipoprotein，簡稱 VLDL）的分子裡。

極低密度脂蛋白會經由血液，將三酸甘油酯輸送到脂肪組織儲存起來。

如果你習慣吃進比身體所需還要多的熱量，你的極低密度脂蛋白將會增加，以處理所有過量的三酸甘油酯。在三酸甘油酯被傾倒進脂肪組織之後，極低密度脂蛋白就會轉變成低密度脂蛋白膽固醇，也就是壞膽固醇，造成一種雙輸的現象。

對於植物性飲食常見的一種批評，就是會增加三酸甘油酯。這種情形可能會發生在食用太多精製碳水化合物（包括糖）或太多脂肪的純素食者身上，不過對於那些著重於高纖維全食物的人，通常都具有較低的三酸甘油酯。根據測量純素食與其他飲食族群三酸甘油酯的 16 項研究，純素食者的三酸甘油酯指數平均為 83.5 mg/dl（0.94 mmol/L），相比之下，奶蛋素食者為 107 mg/dl（1.2 mmol/L），葷食者則為 95.5 mg/dl（1.1 mmol/L）。

高血壓

與其他飲食族群相比，純素食者比較不需要擔心高血壓的問題。這可能是因為純素食者在大多數情況下都相當苗條，而身體質量指數（簡稱 BMI）[2] 是強而有力的血壓預測指標。在飲食族群之間，約有一半的高血壓差異可歸因於 BMI，而其餘的原因，則在於膳食纖維、脂肪、鈉、酒精攝取量，以及像是體能活動等非飲食因素的差異。

發炎反應（炎症）

從早期的動脈粥狀硬化斑塊形成，到已形成的斑塊突然破裂，而導致心臟病發作，心血管疾病與發炎反應的關係已經牢不可破。有一項被廣為使用的實驗室檢驗，稱之為高敏感度 C 反應蛋白（hs-CRP）。這項檢測可以透過測量因發炎反應所產生的 C 反應蛋白濃度，來預測心臟病的罹患風險。一般而言，像是吸菸、不運動、過重與食物選擇不當等生活型態因素，都會造成發炎反應，導致 C 反應蛋白濃度增高。

在五項針對素食者的研究中，有四項顯示出素食者的發炎程度，比葷食者明顯低很多。唯一一項評估純素食者 C 反應蛋白濃度的研究發現，純素食者的發炎程度，明顯比耐力運動員以及採用標準西方飲食的人都要低。在這項研究中，純素食者的飲食為生食（raw diet）。

2　審訂注：BMI 值計算公式為：BMI＝體重（公斤）／身高的平方（公尺）。健康成人之 BMI 值應介於 18.5 ～ 24 之間為理想範圍（此範圍不適用於運動員、健身者、老人、兒童）。

什麼是純素食者的 DHA 與 EPA ？

EPA（二十碳五烯酸）與 DHA（二十二碳六烯酸）都與魚油有很密切的關係，事實上，它們都是由微藻（微小的水中植物）所產生，而不是魚本身。微藻可以培養出 DHA 與 EPA，並且以補充劑的形式販售。（參見 P.72 ～ 76。）

同半胱胺酸

雖然同半胱胺酸（homocysteine）這種胺基酸本來就存在於人體內，但超標的同半胱胺酸會損害血管壁，引發血栓、氧化壓力[3]與發炎反應。同半胱胺酸濃度也被證明可以準確預測心血管疾病與冠狀動脈疾病。據估計，同半胱胺酸濃度每增加 5 mmol/L，罹患心血管疾病的風險就躍升 20 ～ 23%，而因心血管疾病而導致死亡的風險，增加高達了 50%（在第二型糖尿病患者中會高達 60%）。三種維生素 B 群（葉酸、維生素 B_6 與維生素 B_{12}）的濃度過低與同半胱胺酸升高有關。不過研究顯示出，這些維生素 B 群在降低心血管疾病風險上的效果並不一致。

儘管純素食者一般在天然葉酸與維生素 B_6 的攝取狀況通常很不錯，但卻有維生素 B_{12} 不足的傾向，尤其是未額外服用補充劑的人。

一項研究顯示，當血清中 B_{12} 濃度低於 300 pg/ml（222 pmol/L）時，同半胱胺酸的濃度就會上升。專家建議，血清中 B_{12} 濃度低於 400 pg/ml 的患者，應該要進一步檢測維生素 B_{12} 缺乏的狀態，包括了同半胱胺酸與甲基丙二酸血症（methylmalonic acid，簡稱 MMA）的檢測。B_{12} 數值高於 400 pg/ml（300 pmol/L）被認為是安全的，因此這似乎是純素食者的保守目標。

最後，研究人員發現，omega-3 脂肪酸不足與同半胱胺酸升高有顯著的關聯性。DHA 濃度低的人，在使用 DHA 治療後，能成功降低同半胱胺酸的濃度。（關於 DHA 的更多資訊，詳見 P.72 ～ 76。）

凝血功能異常

許多嚴重的心血管問題，都是由血栓形成所引起的。血栓會阻塞血管中的血液流動。當心臟動脈阻塞時，就會造成心臟病發作；而腦動脈阻塞時，則會發生中風。血栓形成的初始階段，是從血小板凝結在一起開始，稱為血小板凝集。血管壁的損傷或斑塊破裂，都會加速血小板凝集。

---

3 編注：氧化壓力（oxidative stress）是指當人體內的自由基與抗氧化物呈現不平衡，尤其是指自由基過剩的情況下，抗氧化物被過度耗損的失衡狀態。

可惜的是，很少研究評估過純素食者的血小板凝集狀況；不過曾經做過的研究顯示，相較於非素食者，素食者與純素食者實際上可能稍微處於不利的地位。這些負面的發現令人訝異，因為有許多與血小板凝集有關的飲食因素，例如飽和脂肪與膽固醇的攝取，在大部分的素食與純素飲食中都很低。除此之外，素食者與純素食者食用了更多已知能減少血小板凝集的膳食化合物，例如來自於蔬菜、水果與香草的植化素。

對於這些研究中所看到的血小板凝集增加現象最可能的解釋，就是素食者與純素食者的 omega-3 脂肪酸狀態不佳。素食者（尤其是純素食者）通常可以從增加 omega-3 脂肪酸的攝取量，以及藉由納入純素 EPA 與 DHA 的直接來源而受益。（關於更多資訊，詳見 P.72。）

新興的危險因子

儘管研究顯示，抗氧化成分提供了一些保護作用，但它對於心血管疾病風險的影響依然尚未明朗。採用純素、生食純素與素食飲食的人，比非素食者具有更好的抗氧化狀態，不過相關的好處可能很有限。我們能肯定的一件事是，從食物中獲取抗氧化成分，似乎要比從補充劑中獲取抗氧化成分更有保護力。

變厚變硬的動脈，以及多肉低纖的飲食，都會增加心血管疾病的風險；因此，研究顯示，純素食者、接近純素食者 [4]（near-vegan）與素食者的動脈，都比非素食者、甚至許多耐力運動員還要健康，也就不足為奇了。

過低的維生素 D 狀態，也可能成為重要的心血管疾病危險因子。這對純素食者來說可能會是個問題，因為他們體內的維生素 D 濃度通常比最佳值要低（儘管這並非成為純素食者的必然結果）。

採取低飽和脂肪、高膳食纖維、高抗氧化成分與高保護性植化素的全食物飲食，以及在飲食中包含維生素 B_{12}、維生素 D 與必需脂肪酸的可靠來源，都可以讓純素食者減少心血管疾病的風險。然而，食用精製及加工食品的純素食者，實際上可能會增加風險。

心血管疾病的純素解方

純素與接近純素的飲食，已經被各種醫學試驗用來改善血脂或脂質濃度以及血壓，也用於治療嚴重的冠狀動脈疾病。即使是奶蛋素飲食，也能將總脂肪量與低密度脂蛋白膽固醇濃度減少 10 ～ 15%；而純素飲食的效果更好，所達成的總膽固醇與低

---

4 編注：「接近純素食者」原則上採素食飲食，但可接受少量食用一些食品包裝上看不出含有動物性原料，或者不會導致動物死亡的動物性副產品，例如蜂蜜。

密度脂蛋白膽固醇濃度降幅為 15 ～ 25%。而富含特定的保護性成分（例如植物固醇）、可溶性或黏性纖維、大豆蛋白以及堅果的純素飲食，則可以把濃度降低得更多：20 ～ 35%。

迪恩・歐尼斯（Dean Ornish）與卡德維爾・埃塞斯廷（Caldwell Esselstyn）兩位研究者已經證實：極低脂的純素或接近純素飲食，可以有效逆轉已發生的冠狀動脈疾病（CAD）。

1983 年，迪恩・歐尼斯醫師使用僅由脂肪獲取 10% 熱量的接近純素飲食，結合運動、戒菸與壓力管理的方式，花了 24 天的時間來治療 23 名冠狀動脈疾病患者。在試驗結束時，患者的心臟肌肉功能以及膽固醇指數都改善了，也能夠運動更久的時間，其中有 91% 的患者心絞痛發作的頻率減少了。

1990 年，歐尼斯醫師發表了他的研究結果：「生活型態心臟試驗」（The Life-style Heart Trial）。在這項研究中，有 28 名參與者採用了他的生活型態介入計畫，而另外 20 名參與者則被分配到對照組，採用標準治療方式。

在生活型態介入組中，有 82% 的參與者冠狀動脈阻塞情形實際上消退或變小了，而對照組則有 53% 獲得類似的改善。發生心絞痛（心臟血液供應不足所產生的胸痛）的頻率，在生活型態介入組中下降了 91%，而在對照組中則躍升了165%。生活型態介入組的低密度脂蛋白膽固醇下降了大約 37% 左右，而對照組則為 6%。在為期 5 年的追蹤訪查中，生活型態介入組的成員動脈阻塞的情形有更進一步的消退，並且在心臟方面的問題，比對照組少了 60%。

卡德維爾・埃塞斯廷醫師也運用了極低脂、接近純素飲食，加上必要時使用降膽固醇藥物，來治療 24 名嚴重的冠狀動脈疾病患者。其中，有 18 名患者長期接受該計畫的治療，而 6 名則回歸標準治療方式。

在為期 5 年的追蹤下，沒有任何一位參與者再度發生心臟方面的問題。18 名參與者中，有 11 人的血管阻塞狀況停止惡化，其中 8 人的阻塞更明顯消退。相較之下，回歸標準治療方式的 6 名患者，在頭 5 年中就經歷了 13 次新的心臟狀況。雖然 1 名生活型態介入組的病患，在 5 年期一過就因為心律不整而死亡，但他的心輸出量[5] 一直比研究門檻低了 20%，因此他能存活 5 年還是非常了不起的。12 年後，生活型態介入組病患的平均總膽固醇指數為 145 mg/dl（3.8 mmol/L）。

儘管目前還沒有關於較高脂肪的純素或接近純素飲食，是否會改變動脈病變和血管阻塞狀況的研究，然而有大量證據顯示，採用較高脂全食物的純素飲食，可顯著降低血脂，並改善心血管疾病指標。純素飲食與改善血脂、血壓、血液黏稠度與

---

5 編注：每分鐘心室輸出的血量。

發炎反應有關,無論是低脂或是較高脂。像是堅果、種子與酪梨等較高脂的純素食物中所含的生物活性成分與營養素,已被證明對於心血管疾病的指標會產生有利的影響。雖然我們不知道,較高脂的純素飲食在改善動脈病變與血管阻塞方面,是否能像低脂純素飲食一樣有效,但我們確實知道,在對抗世界頭號殺手的戰爭中,全食物純素飲食是我們強大的盟友。

◇ 癌症

癌症是所有慢性疾病中最可怕的,目前位居全球第二大死因,而且死亡率仍在持續攀升中。儘管癌症可能比心臟病或第二型糖尿病更難預測,但它並不是盲目的殺手。考慮一下全世界人口之間癌症發生率的顯著差異吧。舉例來說,在北美與北歐,大腸癌、乳癌與攝護腺癌的盛行率,是亞洲鄉村地區的好幾倍。雖然人們很可能會認為,住在鄉村的亞洲人具有可以抵禦這些癌症的基因,但在他們移居到西方的一、兩代之內,患病的風險卻大幅增加。

跟許多人的看法相反,僅有 5 ～ 10% 的癌症跟遺傳有關。其餘 90 ～ 95% 的癌症則都是後天環境造成的,而我們所吃的食物是關鍵,估計佔了所有癌症的 30 ～ 35%。正如表 2-1 所示,飲食的影響會因癌症的類型而異;在採用西方飲食的人口中,與荷爾蒙相關的癌症以及大腸直腸癌就特別盛行。

除了飲食之外,估計約有 25 ～ 30% 的癌症(以及 87% 的肺癌)是由吸菸所引起的,15 ～ 20% 與感染有關,10 ～ 20% 是由肥胖引起的,4 ～ 6% 與飲酒有關。其餘則是與其他各種因素有關,例如輻射、壓力、運動不足與環境汙染物等。

飲食與生活方式

雖然只有一小部分的癌症是由遺傳所導致,但基因表現(gene expression,基因開啟或關閉的過程)受到了多種因素影響。飲食與生活方式的選擇,是造成大多數致癌基因突變的因素。當正常的代謝副產物(例如自由基)損害我們的遺傳物質時,就會發生突變。如果我們暴露在致癌物質之中,或者缺少 DNA 合成與修復時所需的某些成分(例如硒、天然葉酸或輔酶 Q10),我們的細胞可能就無法修復這些損害。

世界癌症研究基金會(World Cancer Research Fund,簡稱 WCRF)和美國癌症研究所(American Institute for Cancer Research,簡稱 AICR)召集了專家小組,要從現有的證據中,找出飲食和生活型態因素與癌症之間關聯性的強弱。這些結果被認為是迄今該領域最具權威性和影響力的報告。他們發現了具說服力的證據,證明飲食與生活方式跟幾種癌症有關:

表 2-1 飲食對癌症死亡率的影響評估

癌症類別	與飲食因素相關的死亡率（%）
攝護腺癌	75
大腸直腸癌	70
乳癌、子宮內膜癌、膽囊癌及胰臟癌	50
胃癌	35
肺癌、喉癌、下咽癌、食道癌、口腔癌及膀胱癌	20
其他	10

資料來源：P. Anand et al., "Cancer is a Preventable Disease that Requires Major Lifestyle Changes," *Pharmaceutical Research*, no. 9 (2008): 2097–116.

- **乳癌**。這些報告發現，降低乳癌風險的最佳生活型態介入措施，就是保持苗條的身材，避免飲酒；對於產婦而言，則是用母奶哺育嬰兒。

- **大腸直腸癌**。食用富含膳食纖維的食物（換句話說，也就是植物性食物）以及進行體能活動，可以減少大腸直腸癌的風險；吃大蒜也能降低風險。補充足夠的鈣質，不論來源是補充劑或乳製品，也都能降低風險。食用紅肉與加工肉品、飲酒（特別是對男性而言）、體重過重或腹部脂肪囤積，都會增加患病的風險。

- **食道癌**。酒精與體脂肪都會增加罹患食道癌的風險。多吃水果、非澱粉類蔬菜與富含維生素 C 的食物，都可能降低風險。

- **肺癌**。富含類胡蘿蔔素的水果和食物（參見 P.122 的「維生素 A」單元）可以降低罹患肺癌的風險，然而 β-胡蘿蔔素的補充劑與體重過重都可能會增加風險。

- **攝護腺癌**。想要降低罹患攝護腺癌風險的男性，或許應該要多吃含有番茄紅素（lycopene）與硒（更多關於硒的資訊，詳見 P.155）的食物，或者服用硒補充劑。高鈣飲食可能會增加罹患攝護腺癌的風險，不過在乳製品方面的證據仍然很有限。

- **胃癌**。高鹽與過鹹的食物可能會增加罹患胃癌的風險，而多吃水果與非澱粉類蔬菜則可能會降低風險。

純素飲食之於癌症的定論

規劃完善的純素飲食能夠提供成效卓著的抗癌保護，特別是跟飲食選擇有密切關係的癌症。儘管才剛剛開始出現相關的證據，但結果鼓舞人心。

2012 年，「基督復臨安息日教會教徒健康研究計畫二」發布了基於近 3,000 例癌症病例的結果。與非素食者相比，純素食者的總體罹癌風險低了 16%，奶蛋素食者則低了 8%。在女性特有的癌症上，純素食者的風險比非素食者低了 34%。作者們得出的結論是，與其他飲食模式相比之下，純素飲食可降低總體癌症與女性特有癌症的風險。

在 EPIC—牛津分支團隊的研究中，素食者與純素食者的罹癌率，是注重健康葷食者的 89%。然而，注重健康的海鮮素食者（主要為素食但也吃魚的人）的罹癌率，只有注重健康葷食者的 83%。

素食者的大腸癌罹患率，在「EPIC—牛津分支團隊」與「基督復臨安息日教會教徒健康研究計畫二」的研究中存在顯著的差異。儘管後者發現，素食者罹患大腸癌的風險比葷食者低了 25%，但 EPIC—牛津分支團隊的研究，實際上卻顯示素食者的風險反而增加了。這個差異的原因仍屬未知；然而，有可能是因為英國素食者的飲食中，具有較多的精製碳水化合物與加工脂肪，以及較少的植物性全食物。不論是什麼原因，改吃素食並不能自動形成對於大腸癌或者任何其他癌症的保護。所以還是老話一句：飲食的品質才是健康的關鍵因素。

生食純素飲食能夠預防癌症嗎？

目前還不清楚哪種植物性飲食能夠提供最大的抗癌保護，不過植物性全食物似乎是抗癌飲食中重要的一部分，而且生菜比煮熟的蔬菜多了幾種優勢。

有 20 多項研究檢驗了生的和煮熟蔬菜與罹癌風險之間的關係。這些研究並沒有針對採行生食純素飲食[6]（raw vegan diet）的人；相反的，他們著重於特定的食物或食物成分可能帶來的好處。儘管大多數的研究顯示，蔬菜攝取得越多，罹癌風險就越低；但與食用烹調過的蔬菜相比，食用生菜在這方面的結果則更為一致。研究更顯示，吃的生菜越多，獲得的好處就越多。

研究人員提出了以下幾個原因，來解釋生菜為何提供了較佳的抗癌保護：

• 幾種保護性成分，像是維生素 C 與植化素都是水溶性，對熱也很敏感，因此可能會在烹煮過程中被破壞或流失。

---

6 編注：以新鮮未烹煮、有機、潔淨的植物性食物為主，並以最天然的方式生食。同時也不食用動物性食物，以及經人工干擾（如農藥、化學肥料、化學添加物、輻射等）或污染的食物。

- 有些酵素負責將某些植化素轉化為活性形式，而烹調會造成這些酵素失去作用，因此就失去了原本強大的抗癌效果（請參見 P.164「酵素」的部分）。
- 烹調改變了食物的物理結構及生理效應。舉例來說，烹調可能會破壞非水溶性纖維，降低身體排出致癌物質的能力。
- 高溫烹調會形成損害 DNA 的化合物。

　　眾所周知，生食有利於改變腸道菌群，減少可能增加罹癌風險的毒素。此外，一些生食製備技術可以增強食物中的保護性成分。舉例來說，榨汁去除了可能抑制營養素和植化素吸收的植物細胞壁以及植酸（phytate）化合物。催芽則能增加種子、穀物、豆類與堅果中的營養素和植化素。

　　另一方面，烹調可殺死許多潛在的有害生物，提高某些營養素（例如類胡蘿蔔素）的生物利用率（bioavailability），摧毀干擾營養素吸收的化合物，並改善某些食物（例如豆科植物）的消化率。為了盡可能減少烹調中所產生的有害氧化產物，請使用含水量高的烹調方法，例如清蒸、燉煮或汆燙。

用純素食治療癌症

純素飲食有助於治療癌症的證據並不多，不過在 2005 年發表的一篇美國研究中，一項由純素飲食、運動、壓力管力與團體治療所組成的介入性治療，明顯減低了攝護腺癌的惡化。

　　在這項生活型態計畫實施一年之後，生活型態介入組的攝護腺特異抗原（prostate-specific antigen，簡稱 PSA，一種在攝護腺癌發生時會增加的蛋白質）指數下降了 4%，而對照組則上升了 6%。此外，純素食生活型態組的攝護腺癌細胞生長受抑制的程度，比對照組高了將近 8 倍。接下來還需要進一步的研究，來看看這種介入性治療是否會對其他類型的癌症患者產生類似的好處。

　　像是攝護腺特異抗原之類的癌症代謝指標，雖然不如心臟病或糖尿病的指標那樣明確，但確實提供了有價值的訊息。純素食者在這些指標的測試結果上，往往會比素食者、非素食者甚至耐力運動員更具優勢。在幾項研究中，顯示出純素食者（特別是生食純素飲食者）有較少的腫瘤促進物、較少的 DNA 損傷或較佳的損害防護力，已知會促進癌症的毒素也比較少。幾項研究已經證實，以生食為主的純素飲食，對於腸道菌以及其他可能有助於降低癌症風險的因素都有正面的影響。

　　此外，素食與純素飲食中所發生的一些代謝變化，還可能提供額外的抗癌保護：

- **降低雌激素濃度。**一生中對於雌激素的接觸越少，罹患乳癌的風險就越低。

- **減少壞菌。**有些腸道菌會將膽酸（bile acid）轉化為致癌性更高的形式，這種腸道菌在純素食者與素食者體內明顯較少。另外，素食者與純素食者的大腸pH 值也較低，能減少製造這種負面轉化過程的酵素活性。

- **較健康的腸道。**體積較大、較重以及較柔軟的糞便，以及更頻繁的排便，都意味著能縮短潛在致癌物質傷害腸道內壁的時間。此外，還能夠減少糞便中引發突變的物質（破壞 DNA 的物質）破壞 DNA 的機會，進而降低罹患大腸癌的風險。

- **更多的抗氧化成分，更少的氧化反應。**增加抗氧化成分的攝取，以及其所導致較低程度的氧化反應，能夠防止 DNA 損傷，也可能降低罹癌的風險。

關於大豆抗癌的爭論

大豆是豆科植物中比較獨特的一種，因為它們富含俗稱異黃酮（isoflavone）的植物性雌激素。這種化合物會跟人體的雌激素受體位點結合，不過與人體雌激素相比，植物性雌激素的活性通常弱了很多，也比較容易被受體選擇結合。此外，它們所結合的雌激素受體類型，決定了異黃酮會產生微弱的類雌激素作用，還是抗雌激素作用[7]。請參見 P.66。

多年來，醫生都警告雌激素受體陽性的乳癌患者，要避免食用大豆製品，因為擔心植物性雌激素會產生像人體雌激素一樣的作用，造成癌細胞的增長。然而，近期的研究顯示，在生殖細胞（例如乳房與子宮組織）中，異黃酮的作用比較像是抗雌激素，而在成骨細胞中，則比較像弱雌激素；在這兩種情況下，都會產生有益的效果。

- 在兒童期及青春期攝取大豆製品，終生都能降低罹患乳癌的風險。
- 在亞洲女性中，食用越多大豆製品，罹患乳癌的機率越低，不過這樣的關聯性並未在西方女性身上發現。這可能是因為亞洲人似乎能將異黃酮代謝成更多稱之為 S 型雌馬酚（S-equol）的化合物，以提供額外的保護；然而，對於該主題的研究很有限。有趣的是，一項研究報告指出，素食者體內產生 S 型雌馬酚的可能性，是非素食者的 4.25 倍。

---

7 審訂注：植物性雌激素在與受體結合時具有兩種選擇：一是類雌激素效果，另一是抗雌激素效果。當植物雌激素的結構和雌激素有點類似但又不完全一樣時，以鑰匙來形容，植物性雌激素便是一把可以插進鑰匙孔，但不一定開得了門的鑰匙；在某些門（某些器官）可能開得了（發揮得了作用），這種情況就是類雌激素效果。反之，開不了門的狀況就等於空佔了位置，卻讓真正有效的雌激素無法與受體結合，因而發揮不了作用，所以就具有抗雌激素效果。

- 大多數研究顯示，攝取大豆異黃酮並不會影響乳癌復發與死亡的風險。一項針對中國和美國女性的合併分析發現，大豆異黃酮攝取量最高（10 mg 以上）的女性，因乳癌而死亡的可能性降低了 17%，乳癌復發的可能性則降低了 25%。大豆食品的抗癌保護效果，似乎都與異黃酮的含量有關。

　　大量的證據顯示，大豆可以預防乳癌、防止乳癌復發，以及減少因乳癌導致的死亡；不過也有一些研究指出，大豆對於這些風險沒有正面或負面的影響。最有力的證據，出現在適量攝取（每天約 2 份）傳統大豆製品（例如豆腐和豆漿）的族群身上。順帶一提的是，大豆攝取量也與降低罹患攝護腺癌的風險，以及減少攝護腺癌細胞生長有關。

純素食者的抗癌祕訣

根據目前所知的證據，純素食者在罹癌風險方面處於優勢地位。不過，你還可以採取一些行動，來盡可能增加純素飲食的好處：

- 多吃植物性全食物。盡可能選擇有機食物。試著用飲食而非補充劑，來滿足大部分（如果不是全部）的營養需求。
- 在每天的飲食中，至少包含 9 份蔬菜和水果。攝取大量深綠色葉菜，並以彩虹上的所有顏色來選擇農產品。
- 從各種植物性食物中攝取膳食纖維，以每日至少 35 g 為目標（詳見 P.91）。
- 不要吃含有反式脂肪酸的食品。
- 限制加工食品的攝取，特別是含有精製碳水化合物以及高能量密度的食品。（能量密度指的是每單位重量食物所含的熱量值。）高能量密度的加工食品與體重增加有關，會增加罹癌的風險。罪魁禍首就是含糖飲料、果汁、速食，以及添加了脂肪與糖的加工食品。
- 選擇純淨的水作為飲料。其他健康的飲品，還包括了新鮮蔬菜汁[8]以及富含抗氧化成分的茶飲，例如綠茶。
- 從堅果、種子與酪梨等食物來獲得大部分的脂肪，以確保獲取足夠的必需脂肪酸（詳見第 4 章）。
- 每天都食用生菜。多吃催芽食物。
- 在烹調食物時，試著主要以加水蒸煮的方式來調理，例如清蒸。
- 使用可以增強免疫力的香草與辛香料來調味，例如薑黃、薑、大蒜、羅勒、

8　審訂注：與蔬果汁不同，指以純蔬菜製作無額外添加水果的飲品。

奧勒岡、迷迭香與香菜籽。

- 保持苗條。試著將體重保持在身高與體型正常範圍的低端。過多的體脂肪會造成胰島素阻抗（insulin resistance）與發炎反應，進而引發食道癌、大腸癌、直腸癌、胰臟癌、（更年期後的）乳癌、腎臟癌、膽囊癌與肝癌。
- 多運動。每天至少進行 1 小時的中度運動（相當於快走 1 小時），或者進行 30 分鐘的劇烈運動。運動可以預防大腸癌、子宮內膜癌，以及更年期後的乳癌。缺乏運動跟肺癌與胰臟癌有關。
- 限制飲酒量。酒精會增加罹患幾種癌症的風險，而且沒有明顯的安全攝取量。男性每天 2 杯，女性每天 1 杯，被認為是絕對的上限。
- 將鹽的每日攝取量控制在 2,300 mg 以下，並限制煙燻、醃漬與鹽漬的食品攝取。

◈ 第二型糖尿病

糖尿病已經成為二十一世紀的瘟疫，無論貧窮或富裕的國家都無法倖免於難。在美國，糖尿病的發病率在過去 50 年裡增加了 9 倍以上，從 1950 年代後期的 0.9%，上升到 2010 年的 8.3%。

根據美國疾病管制與預防中心（Centers for Disease Control and Prevention，簡稱 CDC）的數據，在 2010 年，美國每 10 名成年人中，就有 1 人患有糖尿病。若按照目前趨勢繼續下去，估計到了 2050 年，美國將有多達 1/3 的成年人罹患糖尿病。據統計，糖尿病是美國的第七大死因，然而這項數字卻掩蓋了大多數糖尿病患者並非死於糖尿病，而是死於心臟病、腎功能衰竭與其他與糖尿病相關併發症的事實。

什麼是糖尿病？

葡萄糖（glucose）是人體主要的能量來源，為了使葡萄糖進入細胞，一種稱為胰島素（insulin）的「守門員」必須對它放行。糖尿病是一種代謝疾病，會減少人體將葡萄糖轉移到細胞以製造能量的能力。無法製造胰島素、製造的胰島素不足，或者對於自體分泌的胰島素發生抗性，有以上情況都屬糖尿病。這代表胰島素無法發揮作用，因此血液中的葡萄糖濃度（即血糖）就會上升。當血糖隨著時間升高，身體組織充斥著血糖，健康就會朝可預期的方向逐漸走下坡。

糖尿病主要有兩種類型。第一型糖尿病過去稱為幼發型糖尿病，會突然發生，最常影響的是兒童與青少年。病癥為胰臟無法分泌胰島素，通常被認為是種自體免疫疾病。第二型糖尿病因為患者很少在 50 歲以下，曾經被稱為成年型糖尿病。第

二型糖尿病的患者身體會繼續分泌胰島素，但是細胞對於這種激素已經產生抗性。胰島素阻抗會導致血糖上升，因此身體便會分泌更多的胰島素。最終，胰腺會被耗損殆盡，而胰島素的分泌就下降了。時至今日，第二型糖尿病在年輕人、青少年甚至兒童身上都會發生。未經治療或控制不佳的第二型糖尿病，是導致失明、早發性心臟病與中風、腎臟衰竭、神經損傷與截肢的主要原因。

本質上，第二型糖尿病是飲食與生活型態的產物，是種隱匿性的疾病，常常會潛伏多年而未被發現。在全球，第二型糖尿病佔了所有糖尿病病例的 90% 以上，而這種疾病罹患率的上升趨勢，差不多跟過重與肥胖的上升趨勢並駕齊驅。假如你過重的話，罹患這種疾病的風險，就會是正常體重者的 2 倍。而假如你的體型屬於肥胖，風險更會變成 3 倍。

雖然多餘的體脂肪在這種疾病中扮演了深具影響力的角色，但脂肪的分布方式可能更加重要。體重集中在腹部與上半身形成的蘋果型身材，所增加的患病風險，遠大於體重堆積在腿部與臀部的梨型身材。聚集在重要器官周圍與內部的脂肪（稱為內臟脂肪），比累積在皮膚表面附近的脂肪（稱為皮下脂肪）更具破壞性。

糖尿病的定義，是空腹血糖濃度至少為 126 mg/dl（7 mmol/L），不過濃度較低時就可能就會開始出現問題了。當空腹血糖濃度達到 100 mg/dl（6 mmol/L）時，這種情況稱為糖尿病前期（prediabetes），或者葡萄糖耐受不良（impaired glucose tolerance，簡稱 IGT）。

通常，糖尿病前期會作為代謝症候群的一部分出現；代謝症候群是一組風險因素的集合，特徵是血糖升高、腹部脂肪堆積、血壓與三酸甘油酯升高，以及高密度脂蛋白膽固醇指數低。這些狀況通常都會升級發展為第二型糖尿病。

得不得病靠運氣？

有些人認為，第二型糖尿病多半是由於先天不良的基因，而非不良生活習慣所造成的。雖然某些人確實帶有容易患病的基因，但基因只是一把上了膛的槍，飲食和生活型態才是扣動扳機的關鍵。

西方飲食──紅肉、加工肉品、高脂乳製品、含有反式脂肪的食品、油炸食品、非酒精性飲料與精製碳水化合物（例如白麵粉與糖），幾乎都會增加患病的風險。相反的，食用富含膳食纖維的蔬菜、水果、全穀類與豆科植物，幾乎都會降低風險。身材苗條、經常進行體能活動且飲食主要是由植物性全食物組成的人，像是非洲與亞洲鄉村地區的窮人，是世界上罹患第二型糖尿病機率最低的人群。不過，人們一旦採用西方飲食模式、久坐不動及體重過重，糖尿病的罹患率就會上升。

研究顯示，純素食者罹患糖尿病的機率低於 3%，而非素食者則約為 8%。2011

年一項追蹤 4 萬名美國人的研究顯示，即使在修正了諸如 BMI 及體能活動等變因之後，純素食者罹患糖尿病的可能性，仍然比非素食者低了 62%。

純素食者的糖尿病代謝指標

純素食者的糖尿病代謝指標較少。他們通常更苗條，具有較低的血糖濃度，胰島素的製造更有效率，也具有較低濃度的肌細胞內脂質（肌肉細胞內部的脂肪，會干擾胰島素的作用）。

研究也顯示，跟非素食餐相比，在食用純素食餐之後，血糖濃度快速升高的可能性要小很多。最後，一項關於生食純素食者的研究指出，跟耐力運動員或採用標準西方飲食的人相比，生食純素飲食者在空腹血糖、空腹胰島素、胰島素阻抗與發炎反應上，都有減少的現象。

治療糖尿病

幾項生活型態計畫證明，純素飲食除了能減少罹患糖尿病的風險之外，還是能成功治療甚至逆轉這種疾病很有價值的工具。雖然成功的純素食計畫在所含的澱粉、脂肪與生食份量上有所不同，但全都是建立在植物性全食物的基礎上。最有效的飲食，始終都富含膳食纖維、植化素與抗氧化成分，具有低飽和脂肪，並且不含反式脂肪酸與膽固醇。

儘管有許多飲食計畫著重於極低脂純素飲食，但證據顯示，高脂的植物性食物，特別是堅果與種子，對於糖尿病患者可能會有好處。在「護理師健康研究」（Nurses' Health Study）中，每週吃 5 份以上堅果的人，跟從來不吃或幾乎不吃堅果的人相比，罹患糖尿病的相對風險降低了 27%。

研究還證明純素飲食可以顯著減少神經損傷、空腹血糖濃度與胰島素需求。一個研究小組指出，透過採用低脂純素飲食，糖尿病患者就能夠在不限制熱量或份量的情況下減重。在這些研究中，採用純素飲食的糖尿病患者，比遵循美國糖尿病協會指導原則飲食的糖尿病患者，病情有更顯著的改善。

注意事項

沒有獲取足夠的維生素 D、維生素 B_{12} 與 omega-3 脂肪酸，可能會加速糖尿病的惡化。最近的證據顯示，很多糖尿病與糖尿病前期患者沒有獲得足夠的維生素 D。維生素 B_{12} 被發現能有效治療糖尿病周邊神經病變，可能比標準醫療還要有效。Omega-3 脂肪酸過低會增加糖尿病患者罹患憂鬱症的風險，而初步證據顯示，植物來源的 omega-3 可降低罹患糖尿病的風險。

關於糖尿病該記住的重點

目前，在預防與治療第二型糖尿病上，全食物純素飲食似乎比傳統治療有更好的效果。規劃完善的純素飲食，甚至可以幫助某些人逆轉病情。然而，想要盡可能發揮這項潛力，飲食必須要以植物性全食物為基礎（蔬菜、水果、豆科植物、堅果、種子與全穀類），而且必須要確保所有營養素都有足夠的攝取量，特別是維生素 D、維生素 B$_{12}$，以及 omega-3 脂肪酸。

◇ 骨質疏鬆症

對於大多數的消費者來說，流行的廣告口號「喝牛奶了嗎？」（Got Milk?）已經和「獲得骨質了嗎？」（Got Bones?）劃上等號。乳品業的方針相當簡單明瞭：骨質疏鬆症是一種缺鈣的疾病，而乳製品則是鈣質的最佳來源。然而，如果去檢驗全球鈣質攝取量的差異，這項論點很快就會被打破。

高度攝取乳製品並不總是能降低骨質疏鬆症的發生率。事實證明，攝取最多鈣質（同時也是食用最多乳製品）的人，發生骨質疏鬆症的機率，反而比一些鈣質攝取量低得多的人還要高。

儘管有些人認為，乳製品會導致骨質疏鬆症，但也沒有證據能證明這一點。有很多研究分析了乳製品攝取量不同的群體。但其他飲食和生活方式類似的人當中，攝取乳製品比沒吃乳製品的人具有更高的骨密度。所以，這些不一致的研究結果究竟代表什麼？

簡單來說，骨質疏鬆症不是一種缺乏乳製品的疾病，甚至也不是一種缺乏鈣質所引起的疾病。骨質疏鬆症是一種許多因素交互作用而引發的疾病。儘管鈣質對骨骼健康很重要，但透過其他飲食與生活方式的選擇，也能大幅減少鈣質的影響力。沒有人會質疑牛奶是鈣質的豐富來源；每杯（250 ml）牛奶能提供約 300 mg 的鈣質。然而，這並不代表牛奶對人類的重要性勝過於鹿奶；順帶一提，鹿奶所含鈣質還是牛奶的 2 倍。

在舊石器時代，雖然人類無法從其他哺乳動物獲得動物奶，但每天平均的鈣質攝取量估計還是有 2,000 mg 以上，主要是來自於野生的綠色葉菜，還有一些是來自於其他植物或礦物灰分，但完全沒有乳製品的來源。

什麼是骨質疏鬆症？

骨骼是強韌且具有一定彈性的活體組織，透過拆解舊骨與建立新骨的方式，不斷進

行改建。一直到 30 歲左右，這種平衡都有利於造骨細胞，而且骨密度會持續上升，直到達成骨量的巔峰。在 30 歲左右之後，身體還能在一段時間內維持這兩個過程的平衡，但最終拆除團隊會開始贏過建築團隊，因此骨密度就會開始降低。

對於某些人而言，尤其是那些在早年沒有達到良好巔峰骨量的人，會出現骨質健康狀態下降的情況，稱之為骨質缺乏症（osteopenia）。如果骨頭破壞與生成之間的不平衡狀況進一步加劇，則可能導致更嚴重的骨質疏鬆症，特徵是脆弱、多孔且易脆的骨骼。用醫學術語來說，當現有骨骼的 30～40% 發生脫鈣時，骨質疏鬆症就發生了。很多人沒有意識到自己骨骼中的礦物質正在流失，直到相對較輕微的跌傷、撞傷、擁抱，甚至是咳嗽就造成骨折時，才驚覺到其嚴重性。

大約有 80% 的骨質疏鬆症是發生在女性身上。男性也有風險，不過他們的骨量往往更多，而且對男性骨密度產生負面影響的荷爾蒙，其變化發生的時間比女性晚了將近 10 年。據估計，有 1/4 的北美女性會罹患骨質疏鬆症。更年期後的婦女風險最大，因為骨骼是依賴雌激素的組織，而在更年期後，雌激素的濃度會急遽下降。預防骨質疏鬆症的關鍵，是在 30 歲之前要盡可能多累積骨量，並且選擇之後能夠盡可能減少流失的飲食與生活方式。

純素食者的骨骼

當本書其中一位作者布蘭達在 40 歲出頭的時候，醫生為她進行了完整的骨密度測試，因為他認為布蘭達很可能患有骨質疏鬆症。他詳細敘述了所有對她不利的條件：她是位苗條的白人女性，她在 10 幾歲時有 2 年的停經史，還有她的母親在 50 多歲時被診斷出患有骨質疏鬆症。而且布蘭達 10 多年來都沒有攝取乳製品，這個事實讓他認定，布蘭達處於骨質疏鬆的高風險之中。

事實證明，醫生對於布蘭達的檢驗結果感到非常吃驚。結果顯示，她的骨密度遠比她這個年齡所預期的要高很多。事實上，她的骨骼甚至比 30 歲達到巔峰骨量的時候還要強壯。她的醫生說：「我不知道你正在做什麼，不過無論那是什麼，請持續下去。你的骨骼有如鋼鐵般強韌。」

這個故事並不是要告訴我們純素飲食能保證強健的骨骼，而是純素飲食不會犧牲掉骨骼健康。如果你的飲食規劃完善，就有可能不靠一滴牛奶，仍然保持極為良好的骨骼健康。另一方面，規劃不當的純素飲食對於骨骼健康不但沒有好處，還可能增加你的風險。

關於純素食者骨骼健康的研究，迄今為止還很有限，而且數據也不是特別樂觀。儘管有六項研究發現，與其他飲食組別相比，純素食者的骨骼健康完全沒有或幾乎沒有顯著的差異，但另外有八份研究報告指出，純素主義者的平均骨密度，比

奶蛋素食者或非素食者低了 10～20%。一項研究顯示，純素食者的骨折發生率會增加；而另一項研究則顯示，發生骨折的風險會變高。

沒有任何研究顯示，純素食者的骨骼健康比奶蛋素食者或非素食者有顯著的優勢。然而，必須注意的是，老年人的骨骼健康反映了終生的飲食、日曬與運動習慣。這些研究的參與者所採用的純素飲食，通常都很少包含鈣質或維生素 D 強化的食品[9]。時至今日，鈣質與維生素 D 強化的純素食產品（例如植物奶）更容易取得，而且大多數的純素食者也經常食用。預料這將會改善未來的研究結果。

骨骼的益友與損友

有兩種因素會增加罹患骨質疏鬆症的風險。一種是我們無法改變的因素：遺傳、家族病史、高齡、女性、白種人或亞裔血統。此外，我們也很難改變女性低雌激素濃度，以及男性低睪固酮的情況。另一種則是我們可以改變的事情：吸菸、大量飲酒、缺乏體能活動、日曬不足以及規劃不當的飲食。所有這些選擇，都會對我們所製造與維持的骨骼在質與量上產生深遠的影響。體能活動（尤其是負重運動）會向骨骼傳遞訊息，來加強造骨作用，有助於增加兒童與青少年時期的骨密度，並且會隨著年齡增長繼續維持下去。

食物選擇與骨骼健康之間的關聯性則更為複雜，而目前的研究結果也並不一致。我們已經知道，提供了充足的鈣、鎂、錳、銅、硼、鐵、鋅、氟化物、維生素 D、維生素 K 與維生素 C 的飲食，對於骨骼健康有著正面的貢獻；而蔬菜、水果與大豆則能抑制骨頭分解。磷是骨骼重要的結構性礦物質，然而高磷低鈣的飲食，可能會動搖骨本。雖然一般認為蛋白質也有保護骨骼的作用，是骨骼的重要成分，不過蛋白質攝取量過高反而會有害處，尤其是在鈣質攝取不足的情況下。

其他已知會對骨骼健康產生不利影響的飲食因素，還包括了以下幾項：

- **酒精**。長期飲酒過量會降低鈣質與維生素 D 的吸收，還可能損害肝臟，削弱身體活化維生素 D 的能力。酒精還會減少雌激素的產生，進而減損女性的造骨能力。

- **咖啡因**。咖啡因似乎會降低鈣質的吸收；然而，如果稍微增加鈣質的攝取量，就可以徹底緩和這種影響。例如，在咖啡中添加牛奶，就可以補償因為咖啡

---

9 審訂注：此處所指的是外國超市購買得到的營養強化植物奶，如豆漿、燕麥奶、榛果奶、杏仁奶等堅果奶；或是部分果汁（如柳橙汁）會額外強化鈣質、維生素 D。而在台灣如果要確認購買的植物奶是否有額外添加鈣質、維生素 D，可查閱營養成分。另外，目前除了購買進口的植物奶，台灣也有本土品牌推出鈣質強化的豆漿。

因成分而減少的鈣質吸收量。鈣質強化豆漿也可能具有同樣的效果。

• **鈉**。高鈉攝取量會增加尿液與汗液中排出的鈣質。

• **維生素 A**。雖然動物性食品與一些補充劑中所具有既成的維生素 A（又名視黃醇〔retinol〕），是骨骼生長的必需物質，然而，攝取量太高會增加骨質的分解，並干擾維生素 D 增進鈣質吸收的作用。而能夠轉化為維生素 A 的類胡蘿蔔素（例如 β 胡蘿蔔素）則沒有這方面的影響。

有很多飲食因素對於骨骼健康有益，而純素飲食中就提供了不少。純素食者通常不會攝取視黃醇，對鈉、酒精與咖啡因的攝取量通常也較低（雖然情況不總是如此）。另一方面，純素食者的鈣質、維生素 D 與蛋白質攝取量往往都較低，這些都是對骨骼健康很關鍵的營養素，因此在規劃菜單時，必須多多留意這些營養素。

關於鈣質的難題

鈣質對骨骼健康的重要性無庸置疑。鈣是骨骼中主要的結構性礦物質，對於建構與維護骨組織不可或缺。然而，鈣質在心臟與神經系統功能的運作上也扮演了很重要的角色。如果飲食中攝取的鈣不足以維持血鈣濃度，人體就會迅速從骨骼中提取鈣質，以避免災難的發生。

鈣質與骨骼健康之間，存在著一種有點模稜兩可又難以預測的關係。儘管證據通常支持了鈣攝取量與骨骼健康之間的正相關，但一些每日鈣攝取量低於 400 mg 的族群，他們的骨質疏鬆症發生率卻低於每天攝取超過 1,000 mg 的族群。這是因為鈣質的**平衡**比攝取量更為重要。

鈣平衡[10] 是由攝取、吸收與排泄之間的複雜交互作用所決定的。當你保留了足夠的鈣時，就不需要依靠身體的儲備，這表示你處於鈣平衡的狀態。因此，如果你吃的食物會減損鈣的吸收，並增加鈣的排泄，就需要攝取更多的鈣來彌補損失。另一方面，如果你的飲食能夠讓大部分的鈣被吸收，並盡可能減少排泄量，就會大大降低你的鈣需求量。

純素食者需要多少鈣質呢？這取決於飲食規劃有多完善，以及其他像是體能活動之類的生活型態因素。有充分證據顯示，每天的鈣攝取量少於 525 mg 會增加風險。在更確切的研究結果發布之前，最好確保達到建議的鈣攝取量（未滿 50 歲的成人每日建議攝取量為 1,000 mg，而 51 歲以上則為 1,200 mg）。儘管食物（包含鈣質強化食品）是最好的選擇，不過如果你無法從飲食中獲取足夠的鈣質，最好還

---

10 編注：鈣的吸收和排泄的淨值。

是服用補充劑。（更多關於鈣質的資訊，詳見 P.145。）

維生素 D 流失

維生素 D 在骨骼健康上也扮演了重要的角色。當血鈣濃度開始下降時，身體會將維生素 D 轉化為活性形式，以增加鈣質的吸收，並減少鈣質流失。考慮到鈣的吸收與排泄對於整體鈣平衡的貢獻後，就不難理解為何維生素 D 與鈣一樣，都與骨骼的健康息息相關。

純素食者所面臨的問題是，他們所攝取的維生素 D 往往會比非素食者少。原因很簡單。從歷史上來看，人類主要不是由食物，而是由曬太陽來獲取維生素 D。因為除了脂肪含量高的魚類，很少有食物可以作為維生素 D 的可靠來源。

但隨著人類往遠離赤道的區域遷移，穿上了衣服，藉由待在室內來避免天災人禍，並且開始居住在霧霾瀰漫的城市裡之後，缺乏維生素 D 就變成了普遍現象。衛生當局回應這個問題的解決方法，便是將維生素 D 加進日常的必需品之中：牛奶。如今，添加維生素 D 的植物奶也隨處可見，不過很少人能從牛奶或植物奶就獲得足夠的維生素 D。

近期的研究結果顯示，許多專家認為，我們應該要考慮每天獲取 25 μg（1,000 IU）以上的維生素 D。鑑於很多純素食者都有低維生素 D 的狀態，因此每天至少攝取這個份量的維生素 D 就特別重要，尤其是在無法獲得足夠日曬的情況下。（更多關於維生素 D 的資訊，詳見 P.117。）

關於蛋白質的悖論

多年來，純素食者普遍認為，避免動物性蛋白質能預防骨質疏鬆症。這項論點已得到事實的支持，因為在動物性蛋白質消耗量大的已開發國家，即使人民的鈣質攝取量很高，骨質疏鬆症的發生率往往更高。

這個理論認為，動物性蛋白質的高攝取量，會導致骨質流失以及骨質疏鬆症。標準的解釋大概是這樣的：動物性蛋白質富含胺基酸，會提高血液的酸度。為了中和這些酸，身體會從龐大的鈣儲備中提取一些鈣，特別是骨骼中的鈣[11]。一旦鈣質執行工作，就會隨著尿液被排出。在已知這種食用動物性蛋白質與鈣質流失之間的關聯性後，人們會認為純素食者可以預防骨質疏鬆症，而且跟葷食者相比，飲食中所需要的鈣含量更低。

儘管這個理論聽起來很合乎邏輯，但並未得到科學研究的支持。事實證明，蛋

---

11 編注：鈣屬於鹼性物質。

白質與骨骼健康之間的關係，比想像中要複雜得多。此外，如果動物性蛋白質的假設是正確的，純素食者在骨骼健康上的數據，理論上應該會呈現更好的優勢。

蛋白質參與了各種代謝活動，其中有一些對骨骼健康有益，另一些則是有害。攝取高蛋白會造成鈣質從尿液中流失。然而，當蛋白質不是從蛋白質補充劑攝取，而是作為全食物飲食的一部分被攝取時，損失的情形就不會那麼嚴重。產酸飲食[12]還可能抑制造骨活動，並刺激骨骼分解。儘管這些活動可能有害，不過蛋白質的確有討人喜歡的一面。研究顯示，蛋白質會增加鈣質的吸收，並增進骨骼的建構。

綜合考慮過這些因素後，看起來蛋白質通常會對骨骼提供適度的保護，尤其是在吃了足夠的鈣質以及大量蔬果之後。對於純素食者而言，獲取足夠的蛋白質似乎是維持骨骼健康的重要部分。

在一項研究中，素食者食用蛋白質含量最高的植物性食物，像是豆科植物、植物肉（人造肉）與堅果等，能讓腕關節骨折的風險降到最低。而每週食用這些食物少於 3 份的人，則具有最高的風險。（更多關於蛋白質的資訊，詳見第 3 章。）

關於骨質疏鬆症該記住的重點

純素食者的確需要關心長期的骨骼健康。儘管規劃完善的純素飲食能夠幫助預防骨質疏鬆症，規劃不良的純素飲食卻會損害骨骼健康。年輕時務必要特別努力打造健康的骨骼。終生的骨骼完整性，取決於年輕時骨骼發育的程度，以及在達到巔峰密度後骨頭分解的速度。聽媽媽的話，坐直身體。懶散的姿勢會造成永久性的畸形，有時被稱為駝背。

雖然在提到骨質疏鬆症時，我們往往會聚焦在女性身上，但男性也同樣具有風險。在北美，與骨質疏鬆症相關的骨折，在人們一生中，影響了大約 1/3 的女性，以及 1/5 的男性。骨質疏鬆症一個常見的徵兆，就是輕微跌倒所造成的骨折。如果你具有健康的骨骼，從站立的高度跌倒，不應該會造成這樣的傷害。

為了幫助你打造並維持強健的骨骼，請遵循第 14 章〈純素食物指南〉的建議，來確保鈣質、維生素 D、蛋白質、維生素 K、鉀以及其他造骨營養素的充足攝取量。詳細閱讀 P.147 ～ 148 的「使骨骼更強健的堅實對策」，並且將這些建議納入你的日常生活中。

12審訂注：關於產酸飲食與產鹼飲食，即食物的礦物質在體內代謝後會產生酸性以及鹼性離子，共同參與身體的酸鹼平衡作用。若該食物中的灰分含有較多的陽離子（鉀、鈣、鎂、鈉等），代謝後就會呈現鹼性；若該食物中的灰分含有較多的陰離子（磷、硫、氯等），代謝後會呈現酸性。即使食物代謝後會產出酸性或鹼性的產物，但食物也無法大幅度的影響身體的酸鹼值，因為身體有十分嚴謹的緩衝系統，能讓酸鹼值維持在 pH7.35 ～ 7.45 之間。

◈ 其他疾病

純素飲食已被證明可以降低罹患白內障、憩室症、膽結石、腎臟病與類風溼性關節炎的風險，或者提供有效的治療。純素飲食可能會增加或減少罹患失智症的風險，要視幾種因素而定。以下是一些關於純素飲食對疾病影響的研究發現。

白內障

在所有飲食族群中，純素食者可能是白內障發生率最低的族群。在一項為期 15 年的大型研究中，葷食者的白內障發病率最高，純素食者最低，而且罹患這種疾病的機率低了 40%。這項研究並沒有證明吃肉會導致白內障，不過確實暗示了一種關聯性，值得更進一步的研究。

失智症

如果你一直有留意大眾媒體，可能會傾向於相信豆腐會造成失智症，或者成為純素食者會在年老時導致大腦萎縮。然而，關於純素食者罹患失智症及其他腦部疾病的證據不僅有限，而且常常互相矛盾。

一項美國研究顯示，葷食者罹患失智症的可能性，是具有類似條件的素食者與純素食者的 2 倍多；但一項英國研究卻指出，素食者與純素食者的罹患風險卻增加了。研究人員相信，這其中的差異，可以用參與者的 B_{12} 狀態來解釋。發生失智症的風險，在維生素 B_{12} 狀態不良的純素食者身上似乎比較高，而 B_{12} 狀態良好的純素食者則較低。

採行植物性飲食的人，也具有較低的膽固醇、較少肥胖的情況，以及較低的高血壓發生率，這些都可能有助於保護大腦。此外，植物性飲食通常富含植化素與抗氧化成分，這些也都對大腦有益。營養完善的純素食者，如果能保持經常運動、有充分的休息、時常腦力激盪，並且避免吸菸與飲酒過量，就能減少認知能力下降的風險。

憩室症

憩室症在西方世界很流行，但在飲食富含未加工高纖食物的地區卻很少見。相當大量的證據支持了以下理論：憩室症本質上是缺乏膳食纖維所導致的結果。我們知道，純素食者攝取的膳食纖維，通常是非素食者的 2 倍。

根據 EPIC—牛津分支團隊一項包含超過 4 萬 7 千名參與者的最新報告，純素食者罹患憩室症的風險，比葷食者低了 72%。高纖的純素飲食被認為是主要的原

因，但無肉也可能提供了保護作用。這是因為吃肉對腸道菌群有負面的影響，會降低腸壁完整性，提高罹患憩室症的風險。

膽結石

到目前為止，還沒有研究檢測過純素食者膽結石的形成率。不過已有充分的證據顯示，素食者比非素食者具有更低的風險，而提供這種保護的因素，在純素食者中可能更顯著。

肥胖與過重跟罹病風險的增加密切相關，而食用足夠的膳食纖維、蔬菜、水果、植物性蛋白質與不飽和脂肪，都跟降低膽結石的風險有關。食用大量的飽和脂肪、反式脂肪酸、膽固醇與精製碳水化合物，可能會增加膽結石的機會。純素食者具有最低的過重與肥胖風險、最低的飽和脂肪與膽固醇攝取量，以及最高的膳食纖維、植物性蛋白質與蔬果攝取量。因此，可以合理地假設，純素食者膽結石的發生率甚至會比奶蛋素食者還要低。

腎臟病

儘管過量攝取動物性或植物性蛋白質都會導致腎臟損傷並加速腎臟病，但植物性飲食對於腎功能衰退的影響程度，不會像富含肉類蛋白質的飲食那樣嚴重。現今的專家認為，純素飲食或許很適合取代治療輕度慢性腎衰竭患者的傳統低蛋白飲食。（額外的好處：據患者說，純素飲食更經濟實惠，也更美味。）

類風溼性關節炎

純素飲食似乎為某些類風溼性關節炎（一種慢性發炎疾病）的患者提供了明顯的好處。有限的證據顯示，生食或生機飲食（living-food diet）可能會特別有效。

純素飲食通常富含蔬菜、水果以及其他植物性全食物，這些都是具保護性的抗發炎與抗氧化成分的關鍵來源。純素飲食不含動物性產品（例如紅肉和加工肉品等），通常包含的加工食品也很少，這些都是促進發炎反應的食物。根據研究，純素飲食中對於類風溼性關節炎有益的植化素含量，是非素食的 10 倍。此外，純素飲食還可以減少某些有害的腸道細菌，這些細菌會製造出跟發炎相關的有害副產物。

一些專家認為，純素飲食會帶來好處，是因為去除了會讓人敏感或過敏的食物。常見會誘發食物過敏或食物敏感（food sensitivities）的因素，像是乳製品與蛋，都不屬於純素飲食的一部分，而某些純素食與生食飲食通常也會排除小麥與其他含麩質的穀物。

◈ 不斷演進的概念

僅僅在幾十年前，純素飲食還被視為是危險透頂的飲食方式。隨著證據的累積，純素飲食終於被認可為只要規劃完善，就具有足夠的營養。如今，純素飲食因為具有預防甚至逆轉慢性疾病的能力而備受讚譽。

　　儘管這種態度上的轉變很明顯（尤其是在慢性疾病方面），但很多人對於純素飲食的營養是否夠充足仍存有疑慮。他們對植物性蛋白質的品質，以及植物所提供的維生素與礦物質含量，依然保持著懷疑的態度。

● ● ●

　　在以下幾章中，我們將會解答這些問題，並且提供能幫助你建構飲食的資訊，來供給身體達成最佳健康狀態所需要的一切。就讓我們從蛋白質開始吧！

第 3 章

植物性蛋白質的力量

假如你已經是純素食者，那麼你可能不只一次被問過，你的蛋白質從哪裡來。而假如你打算成為純素食者，或許你也會想問同樣的問題。令人寬慰的是，植物性食物可以提供質與量俱佳的蛋白質，滿足我們人體的所有需求。

大多數人會把蛋白質跟肉類、海鮮、蛋與乳酪劃上等號，因此他們認為，純素飲食必定缺乏蛋白質。這可能是由於北美與許多已開發國家的飲食中，有多達 2/3 的蛋白質來自於動物性產品，只有 32% 來自於植物性食物。

然而，放眼全世界，這些數字卻大相逕庭：植物提供了全球人類飲食中 65% 的蛋白質，其中約有 47% 來自於穀類，8% 來自於豆科植物、堅果與種子，1% 來自於水果，而剩下的 9% 則來自於蔬菜。

如今，有很多純素食者（包括了一些有影響力的發言者與作家）都認為，任何純素飲食自動就擁有充足的蛋白質攝取量。他們的理由是，畢竟所有的植物都含有蛋白質。然而，這個道理並不完全正確。沒錯，所有的蔬菜、豆科植物、種子、堅果與穀類都含有蛋白質，即使是水果也含有少量蛋白質。不過如果大部分都只吃水果（一些生食純素飲食者會這麼做），或者沒有攝取足夠熱量（出於減重或其他原因），或者吃了太多垃圾食品，又或者所吃的豆科植物（豆類、豌豆[1]、扁豆或花生）不足，那麼純素飲食就可能會缺乏蛋白質。

◇ 蛋白質是什麼？

蛋白質就跟碳水化合物與脂肪一樣，屬於巨量營養素（macronutrients）的一種，是人體的能量來源；其中，碳水化合物是身體首選的能量來源。儘管蛋白質可以用來產生能量，但它對於其他多種關鍵功能更是重要。蛋白質是肌肉與骨骼的成分，是人體結構與運動功能的基礎。我們也需要蛋白質來進行保護作用（如抗體）、完成反應（如酵素）、協調身體功能（如激素），以及作為載體（搬運氧分子與電子）。除此之外，我們還需要蛋白質來進行日常的細胞維護與汰換。

---

1 審訂注：更多關於豆類的詳細分類，可參閱此網站：http://2016pulses.blogspot.com/p/blog-page_5.html。

◈ 我們需要多少蛋白質？

蛋白質的建議攝取量（即每人每日所需量），是以每日每公斤體重所需蛋白質公克數來表示，也就是 g/kg/d。素食者與非素食者的建議攝取量均為 0.8 g/kg/d [2]，不過一些研究建議，純素食者應該至少要以 0.9 g/kg/d 為目標，而每公斤體重 1 g 則是個合理且簡單的目標。

表 3-1 列出了各種體重的成年純素食者基於 0.9 g/kg/d 所需蛋白質的公克數。值得注意的地方是，多餘的體脂肪幾乎不需要蛋白質。因此，如果你有過重的情形，蛋白質的攝取量應該要以理想或健康的體重為基準。

影響蛋白質需求的因素

蛋白質所需要的份量，取決於年齡與身體因素。舉例來說，嬰兒與兒童正值建構肌肉與骨骼的年齡，因此每公斤體重的蛋白質需求量就會很高。出生後的頭一年，嬰兒每公斤體重所需要的蛋白質，幾乎是成人的 2 倍。

更明確地說，這並非代表他們需要 2 倍的蛋白質，而是每公斤體重所需要的蛋白質是 2 倍。由於他們的身體還很小，因此實際所需的蛋白質也不多；通常 6 ～ 12 個月大的嬰兒每天的需要量大約為 11 g，而 4 ～ 8 歲的兒童每天則需要 19 g 左右。每公斤體重所需要的蛋白質份量會逐漸減少，直到成年為止。（在孕期、哺乳期、

表 3-1 成年純素食者的蛋白質建議攝取量

體重（lb）	體重（kg）	建議蛋白質攝取量（g）
120	54	49
135	61	55
150	68	61
165	75	68
180	82	74
195	88.5	80

資料來源詳列於：布蘭達・戴維斯與薇珊托・梅麗娜的《全植物飲食・營養全書》（漫遊者文化，2020）。

---

2 審訂注：台灣衛福部「國人膳食營養素參考攝取量」第八版（民國 109 年）蛋白質增修版：19 ～ 70 歲成人建議攝取量為每公斤體重 x1.1 g。

嬰兒期與兒童期，滿足或超過蛋白質需求量的菜單，請參見第 11 章。）

60 歲以後，身體運用蛋白質的能力會變得比較差。純素食的年長者需要 1 ～ 1.1 g/kg/d 的蛋白質[3]，而如果沒有稍作規劃，要獲取足夠的蛋白質可能會是一項挑戰。（更多相關資訊，詳見第 12 章。）

適量運動的純素食者，通常不需要超過 0.9 g/kg/d 的蛋白質。他們可能會比久坐的人需要更多的碳水化合物，因為碳水化合物是體能活躍人士的理想能量來源，但不需要更多蛋白質。另一方面，耐力型與力量型運動員可能會需要更多蛋白質，尤其是在訓練初期。純素食耐力型運動員的建議攝取量為 1.3 ～ 1.5 g/kg/d，尤其是在訓練與恢復期間，而力量型運動員的建議攝取量則為 1.3 ～ 1.9 g/kg/d，尤其是在訓練初期與增肌期間。（更多運動相關的營養資訊，請參見第 13 章；而如果想要獲得不同熱量等級的富含蛋白質菜單，請參見第 14 章。）

◇ 蛋白質的品質

決定蛋白質品質的因素有二：消化率與胺基酸含量。消化率是衡量人體吸收了多少蛋白質的數值，這個過程受到食物中纖維含量的影響。植物含有纖維，而人體無法消化其中某些形式的纖維。這些纖維會直接通過腸道，並且帶走少量的蛋白質；動物性產品則不含纖維。精製的植物性食品只含有原始食物中一小部分的纖維，因此在消化率上，跟動物性蛋白質的排名差不多。

製備食物的方法，也會影響蛋白質的消化率。例如，豆科植物、種子與穀物在浸泡或催芽後，就會增加消化率。在這些食物的細胞吸收水分之後，一部分的蛋白質會碎裂，讓人體更容易吸收。浸泡還可能會活化啟動消化過程的植物酶。而像是植酸（phytate）等會抑制消化的化合物，也會在浸泡過程中分解，進而提高消化率。更進一步的好處是，豆類透過催芽 6 天，已被證實可以去除 70 ～ 100% 的寡醣（oligosaccharide），這種化合物有時候會造成脹氣。值得注意的是，比扁豆與綠豆大的豆類，在催芽後一定要煮熟才能吃。催芽可以稍微增加可能短缺的胺基酸，進一步改善蛋白質的品質。

食物可以根據蛋白質的消化率來評比。如果我們吸收了 96% 的氮（代表蛋白質），有 4% 經由腸道排出，則這種食物的蛋白質消化率就是 96%。整體而言，美式飲食與中式飲食中的蛋白質消化率都是 96%。巴西與東印度的穀類與豆類飲食的消化率則為 78%。

---

3 審訂注：台灣衛福部「國人膳食營養素參考攝取量」第八版（民國 109 年）蛋白質增修版：71 歲以上為每公斤體重 x1.2 g。

表 3-2 各種食物中蛋白質的消化率

植物性食物	消化率（%）
精製白麵粉或白麵包	96
大豆分離蛋白	95
花生醬	95
豆腐	93
全麥麵粉或麵包	92
傳統燕麥片	86
扁豆	84
黑豆、腰豆、斑豆與鷹嘴豆	72-89
動物性食物	**消化率（%）**
蛋	97
奶、乳酪	95
牛肉、魚類	94

資料來源詳列於：布蘭達．戴維斯與薇珊托．梅麗娜的《全植物飲食．營養全書》（漫遊者文化，2020）。

　　大略看過表3-2後，你可能會假設應該要選擇白麵包來製作你的花生醬三明治，而非全麥麵包；或者應該選擇高度加工的大豆分離蛋白，而不是豆腐或者煮熟的豆類，因為前者都有高消化率的蛋白質。然而選擇的方式並非這麼簡單。雖然食品在加工之後，會因為去除了纖維與其他物質，而增加蛋白質的消化率，但同時也會剝奪了食物中寶貴的維生素、礦物質與植化素。事實上，在一些情況下，食用一些精製食品可能是明智的選擇，能幫助幼兒、年長者或者高熱量需求者，來減少食物的體積。

　　決定蛋白質品質的第二項因素，是胺基酸的含量。胺基酸是蛋白質的基本成分，由碳、氫、氧與氮所組成。每個蛋白質分子都是種複雜的結構，由特定順序與排列方式的胺基酸（通常有數百個）所組成。

　　在 20 種胺基酸中，已知有 9 種是必需胺基酸：苯丙胺酸（phenylalanine）、纈胺酸（valine）、蘇胺酸（threonine）、色胺酸（tryptophan）、異白胺酸（isoleucine）、甲硫胺酸（methionine）、白胺酸（leucine）、離胺酸（lysine）與組胺酸（histidine）。它們之所以會被稱為必需胺基酸，是因為我們必須從食物中才能獲取它們；其他

11 種胺基酸則可以用它們來建構。幸好,每一種必需胺基酸都存在於植物性食物與動物性產品之中。

◈ 純素食者必須注意的胺基酸

儘管所有的必需胺基酸都可以從植物性食物中取得,但重要的是,純素食者必需要食用各種不同種類的植物性食物,才能夠確保每種必需胺基酸都達到足夠的攝取量(別跟蛋白質補充劑混淆,容後再述)。此外,其中的 2 種胺基酸——離胺酸與色胺酸特別值得關注,還有另一種成為流行補充劑的胺基酸,就是肉鹼(carnitine)。

離胺酸

在全世界的許多飲食中,特別是在以離胺酸含量低的玉米、小麥、米飯與大多數其他穀物為主的飲食,離胺酸這種必需胺基酸的供應相對缺乏。離胺酸是生長所必需,而熱量、蛋白質與離胺酸的攝取量過低,是飲食選擇受限地區的部分人口身材矮小的明確原因。

　　成人的離胺酸建議攝取量為 38 mg/kg/d。一天 3 份的豆科植物,通常可以提供 1/2 的蛋白質建議攝取量,以及 2/3 的離胺酸建議攝取量。由於 1/2 杯(125 ml)煮熟的豆科植物相當於 1 份的量,因此舉例來說,在午餐沙拉中放入 1/2 杯(125 ml)豆類,加上在晚餐的湯品裡放入 1 杯(250 ml)扁豆,就可以達到這樣的建議攝取量。或者,你也可以用加了豌豆或大豆蛋白粉或豆漿的果昔來展開新的一天,用花生或花生醬三明治當點心,然後選擇豆類或豆腐作為晚餐菜色。每天都將豆類、豌豆與扁豆作為主食,在確保純素飲食具備充足的營養上,會有很大的幫助。但是,在餅乾或芹菜棒上沾的那一點點鷹嘴豆泥醬[4],則不足以滿足這個需求。

　　採取生食純素飲食的人,在豆類的攝取上往往都很少。如果你屬於這類的飲食族群,可以從新鮮的綠豌豆或發芽的扁豆、豌豆與綠豆中獲取離胺酸。額外的好處是,催芽還會增加離胺酸的含量。

色胺酸

在幼兒期突飛猛進的成長後,我們就需要把注意力轉移到另一種必需胺基酸——色胺酸。色胺酸對於身體的維護很重要。同樣地,豆類(特別是大豆)與花生都富含色胺酸。而小麥、燕麥、小米與蕎麥也都有中等的含量。生食純素飲食者則可以多

---

4 編注:鷹嘴豆泥醬(hummus)是在搗成泥的鷹嘴豆中,添加中東芝麻醬、橄欖油、檸檬汁、鹽等材料調味的一種中東傳統食物。

攝取菠菜、豌豆、芝麻與其他種子和堅果。

肉鹼

肉鹼並非必需胺基酸；我們的身體可以從其他必需胺基酸中合成出肉鹼——在這種情形下，所指的胺基酸是離胺酸或甲硫胺酸，兩者都存在於純素飲食中。肉鹼藉由將脂肪酸帶入細胞的能量製造中心（粒線體），以及清除廢物的方式，來幫助身體將脂肪轉化成能量。它被推廣為減重與增進運動表現的補充劑，不過研究尚未找到它能達到所宣稱效果的證據。

事實上，肉鹼已知跟心臟病與攝護腺癌有關，因此純素食者對於肉鹼較少的攝取量，可能對健康有很大的好處。身體通常會製造出足夠的肉鹼，來滿足大多數人的需求，不過早產的嬰兒與飲食中蛋白質含量不足的人則除外。

肉鹼在牛肉中最多，而其他動物性產品含量則比較少。有些植物性食物也含有非常少量的肉鹼。1/2 杯（125 ml）牛奶提供了 4 mg 的肉鹼，1/2 杯（125 ml）的蘆筍只有 0.2 mg，而 1 份花生醬三明治則含有 0.3 mg 的肉鹼。

儘管純素食者很明顯地不會食用牛肉，但往往仍具有正常的血漿肉鹼濃度，這是由於他們的身體會從豆科植物中的離胺酸，以及穀類與蔬菜中的甲硫胺酸製造出肉鹼。肉鹼的合成必須仰賴維生素 C、菸鹼酸（niacin）、維生素 B_6 與鐵，而這些營養素在均衡的純素飲食中都很豐富。

有一小部分的人（不論採用任何飲食方式，純素與否）已經發現，服用肉鹼補充劑有助於減輕偏頭痛、低血糖（hypoglycemia）或肌肉無力的症狀。在美國，可以自行購買乙醯左旋肉鹼（acetyl-L-carnitine）的純素食膠囊補充劑；然而，在加拿大則必須有處方才能購買。儘管研究有限，不過一般認為每天不超過 500 mg 的量是安全的。每天服用較高的份量（例如 4 g）可能會有副作用，包括噁心、腹瀉與腥臭的體味，還可能顯著增加罹患慢性疾病的風險。如果有懷孕、甲狀腺問題或者癲癇病史，請千萬不要服用肉鹼補充劑。

◇ 蛋白質互補的原則

多年來，植物性蛋白質一直背負著不公正的負面評價。它被認為是「不完整的」，因此純素食者被告知每一餐都要小心搭配食物組合，來確保攝取到「完整的」蛋白質。這個想法源自於一種信念，就是許多植物性食物缺乏某些胺基酸，或者含量非常少。

純素食者會被建議要把某些植物性食物放在一起食用，以獲得完整的必需胺基

　　為了保持飲食的均衡，應該以熱量中 10 ～ 20% 來自於蛋白質、50 ～ 75% 來自於碳水化合物，以及 15 ～ 30% 來自於脂肪為目標。

酸。我們現在知道，所有的胺基酸都存在於每一樣植物性全食物裡，而且每天食用各種不同健康的純素食物，通常都能夠提供所有需要的胺基酸。

　　不過，這個理論的確存有一絲真理。不同的食物及食物類別，的確含有不同份量的胺基酸。大多數的豆科植物與種子都提供了豐富的離胺酸，不過在某種程度上卻缺乏甲硫胺酸；而穀類往往是甲硫胺酸的優質來源，但離胺酸的含量很低。因此，**在 24 小時的週期內**食用包含了豆科植物、種子、穀類與蔬菜的綜合飲食，很容易就能充分提供我們所需要的每種胺基酸。

　　綜觀全球，豆科植物與全穀類提供了最佳的胺基酸組合。在東南亞，飲食以米飯與豆腐為主。而在美國南部，最受歡迎的組合則是米豆與玉米麵包，或者無所不在的花生醬三明治。衣索匹亞人喜歡扁豆與苔麩[5]。蘇格蘭人長期以來都很享受白豆湯與燕麥餅。在埃及，菜單是以蠶豆與小米為主。法國人與法裔加拿大人喜歡切半豌豆仁湯配上新鮮出爐的麵包，而波士頓則是以烤豆子與黑麵包聞名。拉丁美洲人喜歡色彩豐富的餐點，他們會把黑豆加在藜麥或米飯裡，或者放在玉米或小麥製成的墨西哥薄餅上搭配食用。

◇ 純素飲食理想的營養素熱量占比

當人體將脂肪、蛋白質與碳水化合物轉化成熱量時，每公克的脂肪會產生 9 大卡（kcal）熱量，而每公克的蛋白質或碳水化合物則會產生 4 大卡熱量。表 3-3 列出了食物中的蛋白質含量，以及來自於蛋白質、脂肪與碳水化合物的熱量百分比。

　　每一種植物性全食物都提供了少量或中等份量的蛋白質。非澱粉類蔬菜與豆科植物的蛋白質所提供的熱量，大部分蛋白質熱量佔比較高的範圍，通常都在 15 ～ 37%。豆腐在某種程度上富有高蛋白，而植物肉（人造肉）含量則更高。大部分堅果、種子與穀類的蛋白質所提供的熱量，通常都在 9 ～ 17% 的範圍之間。而其餘

---

5 編注：苔麩（teff），又稱「衣索比亞畫眉草」，是種穀粒極小的糧食作物，營養價值非常高，富含胺基酸、蛋白質、各種微量元素、植物纖維等，鈣含量比牛奶還高，鐵含量是小麥的 2 倍。衣索比亞是全球唯一食用苔麩的國家。

占比較低的非澱粉類蔬菜，則是 8 ～ 12% 的熱量來自於蛋白質，而水果則只有 2 ～ 10%。

蛋白質。在整體飲食中，應該要試著從蛋白質獲取 10 ～ 20% 的熱量。大多數人會從蛋白質獲得 10 ～ 15% 的熱量，而純素飲食通常會落在這個範圍內。對於那些沒有攝取很多熱量的人（例如年長者或試圖減重的人），則應該以達成 10 ～ 20% 的上限為目標。當人們攝取的熱量不足時（例如減重飲食刻意為之），來自於蛋白質的總熱量百分比應該要在 15 ～ 20% 左右，否則所減去的就不只是體重，肌肉量也會隨之減少。

碳水化合物。碳水化合物應該要提供 50 ～ 75% 的熱量。生食純素飲食所提供的碳水化合物可能會稍微少一點，不過仍然有益健康。（更多關於碳水化合物的資訊，詳見第 5 章。）

脂肪。脂肪應該要提供 15 ～ 30% 的熱量，不過採用特殊治療性飲食來逆轉慢性疾病（例如心血管疾病）的人，可以從僅有 10% 熱量來自於脂肪的飲食獲益。正如你從表 3-3 所看到的，生菜與其他綠色葉菜中的脂肪提供了 8 ～ 13% 的熱量（不加一滴沙拉醬）。一些富含堅果、種子與酪梨的生食純素飲食，來自於脂肪的熱量較高，不過仍被認為是健康的飲食。（更多關於脂肪的資訊，詳見第 4 章。）

表 3-3 特定食物的熱量、蛋白質含量，以及蛋白質、碳水化合物與脂肪的熱量占比

食物	熱量（kcal）	蛋白質（g）	來自蛋白質的熱量（%）	來自碳水化合物的熱量（%）	來自脂肪的熱量（%）
豆科植物					
煮熟的紅豆，1/2 杯（115 g）	147	9	23	76	1
煮熟的黑豆，1/2 杯（86 g）★	114	8	26	70	4
煮熟的米豆，1/2 杯（86 g）	105	7	26	70	4
煮熟的鷹嘴豆，1/2 杯（82 g）	134	7	21	65	14
煮熟的蔓越莓豆，1/2 杯（88 g）	120	8	27	70	3
煮熟的毛豆，1/2 杯（75 g）	100	10	41	37	22
熟的炸鷹嘴豆泥餅（falafel），51 g	170	7	16	37	47
煮熟的大北豆，1/2 杯（88 g）	104	7	28	69	3
煮熟的腰豆，1/2 杯（88 g）	112	7	27	70	3

★ 審訂注：營養分析用的黑豆，與台灣的黑豆不同，是一種含澱粉的黑豆品種。台灣常見的黑豆屬於大豆類，其蛋白質含量相當於黃豆（大豆）。

食物	熱量（kcal）	蛋白質（g）	來自蛋白質的熱量（%）	來自碳水化合物的熱量（%）	來自脂肪的熱量（%）
煮熟的棕色或綠色扁豆，1/2 杯（99 g）	115	9	30	67	3
生的扁豆芽，1 杯（77 g）	82	7	28	68	4
煮熟的皇帝豆，1/2 杯（91 g）	115	7	25	72	3
煮熟的綠豆，1/2 杯（94 g）	94	7	28	68	4
生的綠豆芽，1 杯（104 g）	31	3	32	64	4
煮熟的海軍豆（白腰豆），1/2 杯（91 g）	127	7	23	73	4
花生醬，2 大匙（32 g）	192	8	16	12	72
生的花生，1/4 杯（36 g）	207	9	17	11	72
新鮮豌豆，1 杯（145 g）	117	8	26	70	4
煮熟的切半豌豆仁，1/2 杯（98 g）	116	8	27	70	3
生的豌豆苗，1 杯（120 g）	154	11	23	73	4
煮熟的斑豆，1/2 杯（86 g）	122	8	25	71	4
煮熟的大豆，1/2 杯（86 g）	157	15	36	21	43
原味豆漿，1 杯（227-245 g）*	80-140	6-11	21-33	33-53	20-35
生的天貝，1/4 杯（42 g）*	80	8	35	18	47
生的傳統豆腐，1/4 杯（63 g）*	91	10	40	11	49
純素漢堡排，70-90 g*	70-95	10-14	45-61	27-55	0-24
純素火腿片，30 g*	33	7	85	14	1
純素絞肉，30 g*	31-32	5	53-71	27-47	0-7
純素熱狗，42-70 g*	45-163	7-14	26-92	5-13	0-67
煮熟的白豆，1/2 杯（90 g）	124-127	8-9	25-27	70-71	2-4
堅果與種子					
火麻籽奶**，1 杯（244 g）*	130	4	13	65	22
火麻籽**，1/4 杯（40 g）*	227	13	27	28	55
杏仁醬，2 大匙（32 g）	203	5	9	13	78
原味杏仁奶，1 杯（227 g）*	60	1	7	55	38
杏仁，1/4 杯（36 g）	207-213	7-8	13	13	74
大顆的巴西堅果，1 顆	31	0.7	8	6	86
巴西堅果，1/4 杯（35 g）	230	5	8	7	85
腰果醬，2 大匙（32 g）	188	6	11	18	71
腰果，1/4 杯（34 g）	188	6	12	21	67
奇亞籽，1/4 杯（40 g）	196	6	12	34	54

** 編注：火麻籽又名大麻籽，在台灣列屬於「毒品危害防制條例」管制項目，火麻及其相關製品（包括火麻籽奶、火麻籽油）皆不得供為食品原料使用，請注意相關規定，以免觸法。在台灣建議可購買營養價值相近的亞麻仁籽或奇亞籽來替代。

食物	熱量 （kcal）	蛋白質 （g）	來自蛋白 質的熱量 （%）	來自碳水 化合物 的熱量 （%）	來自脂肪 的熱量 （%）
磨碎的亞麻仁籽，1/4 杯（32 g）	144	7	14	23	63
榛果，1/4 杯（34 g）	212	5	9	10	81
胡桃，1/4 杯（27 g）	187	2	5	7	88
松子，1/4 杯（34 g）	227-229	5-10	8-16	7-9	75-85
開心果，1/4 杯（32 g）	178	7	14	19	67
罌粟籽***，1/4 杯（34 g）	179	6	13	17	70
南瓜籽，1/4 杯（32 g）	180	10	17	12	71
白芝麻仁，1/4 杯（38 g）	237	8	12	7	81
完整的白芝麻粒，1/4 杯（36 g）	206	6	12	15	73
中東芝麻醬****，2 大匙（30 g）	178	5	11	14	75
葵花籽醬，2 大匙（32 g）	185	6	13	18	69
葵花籽仁，1/4 杯（36 g）	210	7	13	13	74
切碎的黑核桃，1/4 杯（31 g）	190	8	15	7	78
切碎的核桃，1/4 杯（29 g）	194	5	9	8	83
穀類					
乾莧籽，1/4 杯（49 g）	182	7	15	70	15
乾燥的大麥仁，1/4 杯（46 g）	163	6	14	80	6
乾燥的帶殼大麥，1/4 杯（41 g）	125	3	9	87	4
白麵包，30 g*	80	3	14	75	11
全麥麵包，30 g*	69-70	3-4	15-21	67-71	12-14
乾燥的脫殼蕎麥，1/4 杯（42 g）	150	5	13	81	6
生的蕎麥芽，1 杯（33 g）	65	2	14	80	6
粗玉米粉，1/4 杯（30 g）	110	2	9	82	9
墨西哥玉米薄餅，6 吋（30 g）*	70	1	6	81	13
煮熟的卡姆小麥（kamut），1/2 杯（86 g）	126	6	17	78	5
煮熟的小米，1/2 杯（87 g）	104	3	12	80	8
乾燥的脫殼燕麥，1/4 杯（41-45 g）	153-187	5-6	13-14	71-73	14-15
煮熟的燕麥粥，1/2 杯（117 g）	83	3	14	67	19
煮熟的藜麥，1/2 杯（92 g）	111	4	15	71	14
煮熟的糙米，1/2 杯（98 g）	109	2	8	85	7

*** 審訂注：罌粟籽在台灣列屬「毒品危害防制條例」管制項目，建議可購買營養價值相近的亞麻仁籽或奇亞籽來替代。

**** 審訂注：中東芝麻醬（tahini）是一種無糖無鹽的淺焙白芝麻醬，風味比中式白芝麻醬溫和清淡許多，可以在進口食材網路通路購得。如果臨時要使用卻買不到，也可以用中式白芝麻醬替代，營養價值相似，但風味差異會較大。

食物	熱量（kcal）	蛋白質（g）	來自蛋白質的熱量（%）	來自碳水化合物的熱量（%）	來自脂肪的熱量（%）
煮熟的白米，1/2 杯（102 g）	133	2	8	91	1
原味米漿，1 杯（245-248 g）*	66	0.6	3	84	13
乾燥的脫殼黑麥粒，1/4 杯（42 g）	142	6	16	78	6
煮熟的義大利麵，1/2 杯（70 g）	117	4	15	80	5
煮熟的全麥義大利麵，1/2 杯（70 g）	87	4	16	80	4
乾燥的斯佩爾特小麥（spelt），1/4 杯（44 g）	147	6	16	78	6
乾燥的紅色／白色小麥粒，1/4 杯（48 g）	158-164	5-7	12-18	78-83	4-5
生的小麥草，1 杯（108 g）	214	8	15	80	5
墨西哥全麥薄餅，30 g*	59	2	13	83	4
乾燥的野米，1/4 杯（40 g）	143	6	16	81	3
蔬菜（除特別標明，否則都是生的）					
煮熟的蘆筍，切片，1/2 杯（90 g）	20	2	34	59	7
加州酪梨，1 顆（136 g）	227	3	4	19	77
佛羅里達酪梨，1 顆（304 g）	365	7	7	24	69
新鮮羅勒，切碎，1/2 杯（21 g）	10	1	44	37	19
四季豆／敏豆，1/2 杯（55 g）	17	1	20	77	3
甜菜葉，切碎，1 杯（38 g）	8	0.8	33	63	4
甜菜根汁，1/2 杯（118 g）	41	1	12	88	0
煮熟的甜菜根，切片，1/2 杯（68 g）	29	1	14	83	3
青江菜，切片，1 杯（70 g）	10	1	36	53	11
煮熟的綠花椰菜，切塊，1/2 杯（78 g）	26	2	23	68	9
抱子甘藍，1/2 杯（78 g）	28	2	24	66	10
高麗菜，切碎，1 杯（89 g）	22	1	18	79	3
大白菜，切碎，1 杯（76 g）	15	1	30	67	0
紫高麗菜，切碎，1 杯（89 g）	28	1	16	80	4
煮熟的胡蘿蔔，切塊，1/2 杯（78 g）	42	1	9	88	3
胡蘿蔔，1 根，70 g）	30	0.7	8	87	5
胡蘿蔔汁，1/2 杯（118 g）	48	1	9	88	3
煮熟的白花椰菜，切塊，1/2 杯（62 g）	14	1	26	59	15
西洋芹，切丁，1 杯（101 g）	16	0.7	17	74	9
西洋芹梗，1 根（64 g）	10	0.4	17	74	9
西洋芹塊根，切丁，1 杯（156 g）	66	2	13	81	6
青辣椒，1/2 杯（75 g）	32	2	17	79	4
紅辣椒，1/2 杯（75 g）	30	1	17	75	8
寬葉羽衣甘藍，切碎，1 杯（36 g）	11	0.9	27	63	10
白色／黃色玉米粒，1/2 杯（77 g）	66	2	13	76	11

食物	熱量（kcal）	蛋白質（g）	來自蛋白質的熱量（%）	來自碳水化合物的熱量（%）	來自脂肪的熱量（%）
黃瓜，帶皮切片，1 杯（104 g）	14	0.8	18	74	8
蒲公英葉，切碎，1 杯（55 g）	25	1	20	68	12
煮熟的茄子，切大丁，1/2 杯（50 g）	14	0.4	11	83	6
苦苣，切碎，1 杯（50 g）	8	0.6	25	66	9
大蒜瓣，1 瓣，3 g	3	0.2	16	81	3
大蒜瓣，1/2 杯（68 g）	101	4	16	81	3
菊芋（Jerusalem artichokes），切片，1/2 杯（75 g）	55	1	10	90	0
羽衣甘藍，切碎，1 杯（67 g）	34	2	22	67	11
羽衣甘藍汁，1 杯（229 g）**	64	6	39	50	11
新鮮昆布，切碎，1/2 杯（40 g）	17	0.7	14	76	10
韭蔥，切段，1 杯（89 g）	54	1	9	87	4
貝比萵苣／波士頓萵苣／奶油萵苣，切碎，1 杯（54 g）	7	0.7	33	55	12
結球萵苣，切碎，1 杯（55 g）	10	0.6	22	71	8
散葉萵苣，切碎，1 杯（36 g）	5	0.5	30	62	8
紅葉萵苣，切碎，1 杯（28 g）	4	0.4	33	55	12
蘿蔓萵苣，切碎，1 杯（47 g）	8	0.6	24	63	13
蘑菇，整顆，1 杯（96 g）	23	3	37	60	3
乾香菇，1/4 杯（36 g）	121	9	31	62	7
芥菜，切碎，1 杯（56 g）	15	2	34	60	6
煮熟的秋葵，切片，1/2 杯（80 g）	18	2	27	66	7
大型橄欖，10 顆（44 g）	51	0.4	4	7	89
青蔥，1 根（5 g）	5	0.3	19	77	4
青蔥，切碎，1 杯（100 g）	32	2	19	77	4
紫／白／黃洋蔥，切碎，1/2 杯（80 g）	32	0.9	10	88	2
香芹，切碎，1 杯（64 g）	23	2	27	57	16
煮熟的防風草根，切片，1/2 杯（78 g）	63	1	6	91	3
荷蘭豆／食用豌豆莢，1 杯（63 g）	26	2	26	70	4
青椒，切塊，1 杯（149 g）	30	1	14	79	7
青椒，1 個（119 g）	24	1	14	79	7
紅椒，切塊，1 杯（149 g）	46	1	13	78	9
烤馬鈴薯，1 個，170 g）	189	4	8	91	1
煮熟的馬鈴薯，切大丁，1/2 杯（75 g）	52	1	10	89	1
白蘿蔔乾，1/2 杯（58 g）	157	5	11	87	2
白蘿蔔，1 根（340 g）	61	2	12	83	5
櫻桃蘿蔔，1 個（4.5 g）	0.8	0	16	79	5

食物	熱量 (kcal)	蛋白質 (g)	來自蛋白 質的熱量 (%)	來自碳水 化合物 的熱量 (%)	來自脂肪 的熱量 (%)
櫻桃蘿蔔,切片,1/2 杯(58 g)	9	0.4	16	79	5
蘿蔔嬰,1 杯(38 g)	16	1	29	28	43
煮熟的瑞典蕪菁,切塊,1/2 杯(85 g)	33	1	12	83	5
菠菜,切碎,1 杯(30 g)	7	0.9	39	49	12
乾燥的螺旋藻,1 大匙(7 g)	22	4	58	24	18
烤橡實南瓜,切大丁,1/2 杯(102 g)	57	1	7	91	2
烤奶油南瓜,白胡桃南瓜),切大丁, 1/2 杯(102 g)	41	1	8	90	2
烤彎頸南瓜,切大丁,1/2 杯(90 g)	18	0.9	15	73	12
烤哈伯南瓜(Hubbard),切大丁, 1/2 杯(120 g)	60	3	17	74	9
烤夏南瓜,切大丁,1/2 杯(90 g)	18	0.8	15	73	12
煮熟的地瓜,搗成泥,1/2 杯(164 g)	125	2	7	91	2
小番茄,1 顆(17 g)	3	0.2	17	74	9
紅番茄,切塊,1 杯(180 g)	32	2	17	74	9
紅番茄,1 個,123 g)	22	1	17	74	9
羅馬番茄,1 個,61 g)	11	0.6	17	74	9
日曬番茄乾,1/2 杯(27 g)	70	4	18	73	9
煮熟的蕪菁,搗成泥,1/2 杯(115 g)	25	0.8	12	85	3
蕪菁葉,切碎,1 杯(55 g)	18	0.8	16	77	7
西洋菜,切碎,1 杯(34 g)	4	0.8	60	34	6
荸薺,切片,1/4 杯(31 g)	30	0.4	5	94	1
烤山藥,切大丁,1/2 杯(100 g)	90	2	9	90	1
迷你櫛瓜,1 根(10 g)	2	0.3	40	47	13
櫛瓜,切大丁,1 杯(124 g)	20	2	25	67	8
水果					
蘋果,切塊,1/2 杯(62 g)	32	0.2	2	95	3
蘋果,1 個(182 g)	95	0.5	2	95	3
蘋果乾,1/4 杯(40 g)	110	1	4	96	0
杏桃,1 個(35 g)	17	0.5	10	83	7
杏桃乾,1/4 杯(32 g)	77	1	5	93	2
杏桃,切片,1/2 杯(82 g)	40	1	10	83	7
香蕉乾,1/4 杯(25 g)	86	1	4	92	4
香蕉,1 根(119 g)	105	1	4	93	3
香蕉,切片,1/2 杯(79 g)	71	0.9	4	93	3
黑莓,1/2 杯(72 g)	31	1	11	80	9
藍莓,1/2 杯(74 g)	45	0.6	5	90	5

食物	熱量（kcal）	蛋白質（g）	來自蛋白質的熱量（%）	來自碳水化合物的熱量（%）	來自脂肪的熱量（%）
藍莓乾，1/4 杯（40 g）	140	1	3	97	0
哈密瓜，切丁，1/2 杯（82 g）	28	0.7	9	87	4
祕魯番荔枝，切塊，1/2 杯（78 g）	73	1	5	92	3
椰子乾，切絲，1/4 杯（23 g）	122	1	4	13	83
新鮮椰奶，1/2 杯（127 g）	292	3	4	9	87
野生酸蘋果，切片，1/2 杯（55 g）	42	0.2	2	95	3
新鮮醋栗，1/2 杯（56 g）	31-35	0.8	8-9	87-88	3-5
桑特無籽小葡萄乾，1/4 杯（36 g）	103	1	5	94	1
椰棗，切碎，1/4 杯（37 g）	104	0.9	3	96	1
榴槤，切塊，1/2 杯（122 g）	179	2	4	66	30
新鮮無花果，1 個（50 g）	37	0.4	4	93	3
無花果乾，1/4 杯（50 g）	129	2	4	92	4
歐洲醋栗，1/2 杯（75 g）	33	0.7	7	82	11
葡萄柚，1 個（246 g）	103	2	7	90	3
葡萄柚汁，1/2 杯（130 g）	51	0.7	5	93	2
葡萄柚瓣，1/2 杯（115 g）	37	0.7	7	90	3
瓶裝葡萄汁，1/2 杯（126 g）	77	0.7	4	95	1
葡萄，1/2 杯（80 g）	55	0.5	3	93	4
芭樂，切丁，1/2 杯（82 g）	56	2	13	76	11
香瓜，切丁，1/2 杯（85 g）	31	0.5	5	92	3
奇異果，切丁，1/2 杯（90 g）	57	2	7	86	7
奇異果，1 個（69 g）	42	0.8	4	86	10
羅甘莓★★★★★（loganberry），1/2 杯（72 g）	31	1	11	80	9
芒果乾，1/4 杯（30 g）	106	0	0	100	0
芒果，1 個（207 g）	135	1	3	94	3
芒果，切片，1/2 杯（82 g）	54	0.4	3	94	3
柳橙，1 個（131 g）	62	1	7	91	2
柳橙汁，1/2 杯（124 g）	56	0.9	6	90	4
柳橙瓣，1/2 杯（90 g）	45	0.9	7	91	2
木瓜，切大丁，1/2 杯（70 g）	27	0.4	6	91	3
桃子乾，1 個（13 g）	37	0.7	7	93	0
桃子，1 個（150 g）	58	1	6	88	6
桃子，切片，1/2 杯（77 g）	30	0.7	8	87	5
西洋梨，1 個（178 g）	103	0.7	2	96	2
西洋梨，切片，1/2 杯（70 g）	41	0.3	2	96	2

★★★★★ 編注：羅甘莓是覆盆子和黑莓的雜交品種，漿果果實為長橢圓形，類似桑椹，體積約有覆盆子的 2 倍大，成熟時呈深酒紅色，具有一種討喜的酸味，經常用來製作甜點和果醬。以蛋白質含量來看時，可用黑莓或桑椹來替換。

食物	熱量（kcal）	蛋白質（g）	來自蛋白質的熱量（%）	來自碳水化合物的熱量（%）	來自脂肪的熱量（%）
剖半的西洋梨乾（35 g）	92	0.7	3	95	2
鳳梨，切丁，1/2 杯（82 g）	41	0.4	4	94	2
李子，1 個（75 g）	35	0.5	5	86	9
李子，切片，1/2 杯（82 g）	45	0.7	5	86	9
加州蜜棗乾，1/4 杯（44 g）	104	1	4	95	1
包裝葡萄乾，1/4 杯（41 g）	123	1	4	95	1
覆盆子，1/2 杯（62 g）	30	0.6	7	84	9
草莓，1/2 杯（74 g）	24	0.5	7	86	7
草莓乾，1/4 杯（20 g）	75	0.5	3	97	0
西瓜，切丁，1/2 杯（76 g）	23	0.5	7	89	4
油品及甜味劑					
亞麻仁油，1 大匙（14 g）	122	0	0	0	100
橄欖油，1 大匙（14 g）	119	0	0	0	100
細砂糖，1 大匙（12 g）	48	0	0	100	0
楓糖漿，1 大匙（20 g）	52	0	0	99	1
動物性產品					
牛絞肉，脂肪量 15%，30 g	60	5	36	0	64
中度熟成切達乳酪，30 g*	111	7	24	4	72
大型雞蛋，1 個（50 g）	72	6	33	3	64
2% 減脂牛奶，1 杯（244 g）	121	8	27	39	35
帶皮雞胸肉，30 g	48	6	50	0	50
養殖或野生的大西洋鮭魚，30 g	40-51	6	45-58	0	42-55

資料來源：美國農業部農業研究局（US Department of Agriculture, Agricultural Research Service），《美國農業部國家營養成分標準參考資料庫》（USDA National Nutrient Database for Standard Reference），第 25 版（2012），ndb.nal.usda.gov。ESHA 研究公司（ESHA Research），「食物處理」軟體，10.12.0 版。

* 請檢查標示，以獲得該產品專門的資訊。

** 由 Cantest 實驗室所做的實驗室分析，作者重新排序。

審訂注：不同品種的食材營養價值相近，一般飲食可互相替換。台灣較難購得的蔓越莓豆、大北豆、紅腰豆、白腰豆、粉紅斑豆，均可用花豆替換；不同品種的南瓜也可用台灣方便購得的南瓜品種替換；羽衣甘藍可用芥藍菜替換。紅腰豆除了可用花豆替代，若是買罐頭紅腰豆，可先用熱水燙過瀝乾即可，乾燥或罐頭型式不太影響其蛋白質含量。台灣只買得到乾椰棗，表格中的新鮮椰棗 1/4 杯（37 g）所含有的營養成分，換成乾椰棗的話，大約攝取 50 g 即可。

肉類、蛋與乳酪是顯著的蛋白質來源，其中有 24 ～ 36% 的熱量是來自於蛋白質。然而，這些動物性產品的脂肪與膽固醇含量也很高。肉類、蛋與乳酪主要可被視為脂肪而非蛋白質的來源，因為其中 60 ～ 75% 的熱量都是來自於脂肪。正如表 3-3 所示，許多植物性食物從蛋白質提供了 25 ～ 35% 的熱量，而植物肉（人造肉）的比例更高，而且不含膽固醇，脂肪通常也少很多。

◈ 大豆的好科學與壞科學

大豆是以最優質的蛋白質，以及對於某些慢性疾病的保護作用而聞名。與此同時，關於大豆的爭議，可能也比其他任何食物都要多。爭議的根源，存在於好科學與壞科學之中，或許也由於大豆對於動物性產品的產業構成威脅的緣故。請參閱 P.37「關於大豆抗癌的爭論」。

研究已經確定，大豆中稱為異黃酮的成分具有一定的保護作用，包括了能減少熱潮紅，或許還能減少皺紋。異黃酮會跟女性的雌激素受體結合，如果女性在一生中能維持每天攝取 1 ～ 2 份的大豆，將有助預防乳癌發生；而大豆的保護作用，似乎跟兒童或者青春時期食用大豆有關。對於曾經罹患乳癌的女性而言，大豆及其異黃酮會減少乳癌復發與致死的風險。

大豆對於男性的健康也有好處。據估計，規律攝取大豆製品的男性，在罹患攝護腺癌的風險上降低了 26%。此外，重要的證據顯示，每天食用 1 ～ 2 份大豆食品，可降低低密度脂蛋白膽固醇（壞膽固醇）的指數。

然而，甲狀腺疾病患者應該要限制大豆的攝取量，因為大豆可能會影響缺乏碘的人與甲狀腺機能低下患者的甲狀腺。解決的方法，包括了為甲狀腺機能低下患者調整甲狀腺荷爾蒙的劑量，以及攝取足夠的碘來避免碘缺乏症。（更多關於碘的資訊，詳見 P.151。）對這些人而言，合理的做法是限制大豆的攝取量，直到甲狀腺問題獲得解決為止。

重要的是，儘管大豆不是純素飲食不可缺少的部分，但對於成人及兒童來說（尤其是兒童），在飲食中納入一些大豆食品，是達成蛋白質建議攝取量非常棒又容易的方法。毛豆（未完全成熟的大豆全豆）是大豆天然未加工的形式，通常更容易消化。豆腐與豆漿則是多樣化的大豆製品，公認營養又健康，數百年來在整個亞洲的使用經驗可以為證。天貝也有著類似的地位，而且所經歷的發酵過程提升了消化率，也增加了礦物質的利用率。大豆分離蛋白經過了高度精製，不過仍然以方便的形式提供了密集來源的高品質蛋白質，像是素肉或蛋白粉。

與其在大豆的這些形式中評判出最佳的一種，不如將它們視為適合不同用途、

場合或飲食習慣的多元選擇。務必要選擇有機的大豆食品。

◇ 關於蛋白質的最後叮嚀

　　用植物性飲食很容易獲得足夠的蛋白質，特別是當你學會用簡單美味的方法，將豆類、豌豆、扁豆與大豆製品包含在飲食裡之後。額外的好處是，這些高蛋白的食材也含有鐵、鋅、離胺酸、色胺酸，以及其他許多營養素。它們還有助於穩定血糖濃度。基於這些理由，本書強調了豆科植物的使用，而本書的姊妹作──薇珊托‧梅麗娜與約瑟夫‧佛瑞斯特（Joseph Forest）所合著的《純素煮義》（Cooking Vegan，圖書出版公司〔Book Publishing Company〕，2012），則提供了美味且富含蛋白質的沾醬、抹醬、湯品、主菜與甜點食譜。除了豆科植物之外，還有很多蔬菜、種子、堅果與穀類，也都含有大量的蛋白質。

● ● ●

　　許多高蛋白質植物性食物的優點，在於它們的脂肪含量往往比較低，而且這些脂肪通常都是人體所需要的類型。在下一章中，我們將了解到脂肪並不總是遭人嫌棄。有好脂肪也有壞脂肪，我們要懂得分辨其中的差異。

第 4 章

脂肪學問大

多年來，不含動物性脂肪與膽固醇，一直都是純素飲食脫穎而出的致勝王牌，吸引了飲食相關的慢性病患者，或者想要預防這些疾病的人。然而，時至今日，脂肪是否如同我們被灌輸的觀念所說的是妖魔鬼怪，又或者精製碳水化合物才是導致眾多疾病的推手，引起了一些爭議。而假如脂肪是罪魁禍首，是否所有的脂肪都是壞的呢？在本章裡，我們將會從一些基本定義開始，來一一解開疑惑。

◇ 對脂肪的初步認識

脂肪是三種巨量營養素的其中一種。脂肪就跟蛋白質與碳水化合物一樣，提供身體所需的能量。每公克的脂肪提供了 9 大卡熱量，是蛋白質或碳水化合物所提供能量的 2 倍多。然而，熱量歸熱量，脂肪比較沒有飽足感，這或許解釋了高脂肪飲食與變胖相關的部分原因。

脂肪除了提供能量之外，也是細胞膜的基本成分，用來製造有助於控制身體許多系統的激素及類激素物質。在消化過程中，脂肪能幫助植化素與一些維生素的吸收。此外，脂肪還提供了物理填充與隔離作用，能夠保護人體免受極端溫度的影響。脂肪也能作為重要器官的避震器，讓我們能參與高衝擊的體能活動。而脂肪對於皮膚、頭髮與骨骼的健康也很重要。

好脂肪與壞脂肪

儘管脂肪對於生命很重要，但並非全部的脂肪都一樣：有些脂肪是好的，有些是壞的，而其餘的則是糟糕透頂。

好脂肪就是那些存在於植物性全食物中的脂肪，跟蛋白質、未精製碳水化合物、膳食纖維、植化素、植物固醇、抗氧化成分，以及多種維生素與礦物質巧妙地包裝在一起。所有的植物性食物都包含了一些脂肪，不過脂肪最密集的來源是堅果、種子、酪梨、椰子與橄欖。植物性食物中的脂肪大多都是不飽和脂肪，但椰子油與棕櫚油除外，這兩種油主要都是飽和脂肪。儘管飽和脂肪跟某些疾病風險的增加有關，

不過在作為全植物食材的一部分來攝取時，幾乎沒有證據顯示出會產生不良的影響。

最好能夠從全食物獲取脂肪，因為加工會讓脂肪暴露在氧氣與光線中，通常還有高熱與刺激性化學物質，這些全都會對脂肪造成損害。此外，精製過程也去除了與全食物有關的大部分保護性成分。不過如果保存得當，未精製過的純機榨油（expeller-pressed oil）可以作為健康的脂肪來源。

壞脂肪之所以被稱為「壞」脂肪，是因為它們跟膽固醇增加、胰島素阻抗，以及大腸直腸癌與肺癌的罹患率增加有密切的關聯。壞脂肪主要存在於肉類與乳製品中，大多都是飽和脂肪。

糟糕透頂的脂肪，是那些會在體內造成嚴重破壞，並與許多疾病有關的脂肪。反式脂肪酸與遭到高溫破壞的脂肪都屬於這一類型。反式脂肪酸會提高膽固醇濃度、引起發炎反應、增加胰島素阻抗，並且會跟必需脂肪酸競爭進入細胞。高溫加熱的脂肪會致癌。糟糕透頂的脂肪，大多存在於油炸速食與加工食品裡。在加工食品中，這類訊息會被標註在包裝上的營養標示中。最好能夠完全避免這種脂肪。

當然，「好」、「壞」與「糟糕透頂」這些說法，既不科學，也不精確。因此，在以下章節中，我們將會定義一些有關脂肪的關鍵術語。

脂肪酸

脂肪酸有時也被稱為脂質（lipid），是脂肪與油品的基本成分。所有的食物都含有三種類型的脂肪酸：單元不飽和脂肪酸、多元不飽和脂肪酸，以及飽和脂肪酸，含量各異。這些名稱，指的是連接到脂肪酸碳原子上的氫原子數量。氫原子越多，脂肪酸的飽和度就越高。

單元不飽和脂肪酸（MUFA）。在單元不飽和脂肪酸中，碳鏈上只有 1 個位點含雙鍵（因此被稱為「單元」）。富含單元不飽和脂肪酸的油品（例如橄欖油）在室溫下通常呈現液態，但在冷藏後就會變得混濁濃稠。單元不飽和脂肪酸最豐富的飲食來源，包括了橄欖、橄欖油、芥花油、酪梨、堅果、堅果油與堅果醬，不過核桃、白胡桃與松子除外。單元不飽和脂肪酸已被證明對健康沒有影響，或者有些微的益處，在膽固醇濃度上也具有一些益處。用單元不飽和脂肪酸來取代飽和脂肪酸、反式脂肪酸或者精製碳水化合物，可以降低總膽固醇與低密度脂蛋白膽固醇（壞膽固醇），並稍微增加高密度脂蛋白膽固醇（好膽固醇）。

多元不飽和脂肪酸（PUFA）。在多元不飽和脂肪酸中，碳鏈上有超過 1 個以上的位點含雙鍵。富含多元不飽和脂肪酸的油品，在冷藏時仍然呈現液態。多元不飽和脂肪酸通常對健康有益，並且存在於在許多植物性食物中，尤其是植物油、種

子、堅果、穀類與豆科植物裡。在飲食中用多元不飽和脂肪酸來取代飽和脂肪酸、反式脂肪酸或精製碳水化合物，能夠降低總膽固醇與低密度脂蛋白膽固醇指數，並可能稍微增加高密度脂蛋白膽固醇。

飽和脂肪酸。在飽和脂肪酸中，碳鏈完全被氫原子塞滿（沒有任何雙鍵），或者說呈現氫原子的「飽和」狀態。飽和脂肪酸在室溫下通常是固態，如同奶油與其他動物性脂肪所呈現出來的樣貌。大部分脂肪量高的植物性食物，飽和脂肪酸的含量都比動物性脂肪少很多，不過熱帶植物提煉油是例外。椰子的脂肪有將近 90% 是飽和脂肪，棕櫚仁油含有約 85% 的飽和脂肪，而棕櫚油則含有約 50%。飽和脂肪的高攝取量，與冠狀動脈疾病及胰島素阻抗的風險增加有關。儘管由於 2010 年矛盾的發現引起了目前的爭議，不過自 1990 年代中期以來的大多數科學研究都顯示，飽和脂肪的攝取量跟糖尿病與心血管疾病的高風險相關。然而，就如先前所提到的，當飽和脂肪是透過完整型態的全食物植物性食材一起攝取而獲得時，幾乎沒有證據顯示會造成不良的影響。

膽固醇。膽固醇是種被稱為固醇的脂肪類型。每個細胞結構都需要膽固醇，不過人體會自行製造所需的全部膽固醇，因此不需要食用含有膽固醇的食物。只有動物性食品含有膽固醇。膽固醇攝取量過高，可能會增加罹患慢性疾病的風險，特別是心血管方面的疾病。

植物固醇。植物固醇[1]（phytosterol）是種健康的脂肪，有助於阻止腸道吸收膽固醇。所有的植物性全食物都含有少量的植物固醇。最密集的來源，包括了植物油、種子、堅果、酪梨、小麥胚芽、豆科植物與芽菜。

反式脂肪酸。你絕對聽說過反式脂肪酸或者反式脂肪。這些是部分氫化過程中所形成的脂肪；部分氫化是一種將液態油轉變成固態脂肪工業過程，透過添加氫的方式，讓脂肪幾乎達到「飽和」狀態，但並非完全飽和。（反式脂肪酸也會在一些動物性產品中自然形成，但只有很少的量。）儘管最初部分氫化的植物油是被用來當作豬油與奶油更健康的替代品，但後來發現，它對人體的傷害更大，大幅增加了心血管疾病的風險。雖然在動物性產品中自然形成的部分氫化脂肪，似乎對心血管系統沒有那麼大的傷害，但比起人造反式脂肪，其所增加的胰島素阻抗可能更大。此外，天然的反式脂肪酸會降低高密度脂蛋白膽固醇的濃度，並且明顯增加脂質過氧化作用，導致細胞損傷。北美正致力於將人造反式脂肪從食品供應鏈中去除。

---

1 審訂注：植物固醇與膽固醇結構類似，在體內會與膽固醇競爭受體。植物固醇本身並不具備膽固醇功能，反而會干擾腸道吸收食物來源中的膽固醇，有利於減少膳食來源膽固醇的吸收。

◈ 必需脂肪酸的種類與功能

多元不飽和脂肪酸有兩個不同的家族：omega-3 脂肪酸與 omega-6 脂肪酸。這些脂肪酸是許多調節免疫反應與發炎反應的化合物合成時所必需的，是細胞膜結構的重要成分，也是神經系統功能與視力所需。

這兩個家族，分別都包含了一種必需脂肪酸（essential fatty acid，簡稱 EFA）。之所以被稱為「必需」，是因為人體無法自行製造，而且是生命所必需的成分。這兩種必需脂肪酸，分別是 α-次亞麻油酸（alpha-linolenic acid，簡稱 ALA）與亞麻油酸（linoleic acid，簡稱 LA）。

α-次亞麻油酸是 omega-3 脂肪酸家族的基礎或母體，而亞麻油酸則是 omega-6 脂肪酸家族的母體。這些必需脂肪酸可以被轉換成更大的長鏈脂肪酸：α-次亞麻油酸可轉換為二十碳五烯酸（eicosapentaenoic acid，簡稱 EPA）和二十二碳六烯酸（docosahexaenoic acid，簡稱 DHA）；亞麻油酸則可以轉換為 γ-次亞麻油酸（gamma-linolenic acid，簡稱 GLA）和花生四烯酸（arachidonic acid，簡稱 AA）。

這些長鏈脂肪酸都用於製造類激素化合物，而這些化合物對於人體許多功能都有明顯的好處，包括了凝血反應、血壓控制、免疫反應、細胞分裂、疼痛控制、發炎反應，以及許多疾病的預防。由於動物性產品是這些重要長鏈脂肪酸的主要飲食來源，因此純素食者必須仰賴轉換的方式來製造。雖然純素食者通常能產生大量的 omega-6 脂肪酸，不過 omega-3 脂肪酸的轉換可能會比較不穩定。純素食者可以採用以下幾種做法，盡可能地增進轉換功能，來確保必需脂肪酸處於良好狀態。

獲取足夠 omega-3 的方法

EPA 在減少慢性發炎反應上扮演了重要的角色，也可能可以預防某些心理疾病。此外，人體能將 EPA 轉換成 DHA，而 DHA 是大腦和眼睛的發育及維持功能的必要物質。平均而言，純素食者血液中的 EPA 與 DHA 濃度大約是葷食者的一半。根據一項研究顯示，純素食女性母奶中所含有的 DHA，大約只有葷食女性母奶中的 38% 而已。有一些證據顯示，如果孕婦與哺乳期女性具有的 DHA 濃度較低，可能會導致嬰兒與幼兒的視覺敏銳度、發育與認知能力比較差。但是迄今針對純素食兒童生長發育的研究顯示，當母親獲得充足的維生素 B_{12} 與足夠的熱量時，這些兒童並沒有發現任何視力或心理發展上的缺陷。

採用營養充足的飲食。你可以遵循第 14 章的飲食指南，來確保自己獲得足夠的蛋白質、維生素與礦物質，盡可能提升自己將 α-次亞麻油酸轉換成更具生物活性 EPA 與 DHA 的能力。要避免反式脂肪酸以及過度攝取酒精與咖啡因，因為這些

必需脂肪酸來源與選擇建議

獲取足夠的必需脂肪酸，是將 α–次亞麻油酸轉換為 EPA 與 DHA 過程最佳化的重要步驟。其中 omega-6 與 omega-3 的比例範圍大約是 2：1 到 4：1。對大多數人而言，這代表了要多吃一點 omega-3 脂肪酸，而在某些情況下，則要減少 omega-6 的攝取。然而，正如你即將看到的，很多食物（例如大豆、小麥胚芽與核桃）同時含有兩種成分。要獲得更精確的資訊，請參見表 4-3（P.83）。順帶一提的是，一般雞蛋含有少量的 DHA，而食用富含 omega-3 飼料的雞，所生的雞蛋含量則要高得多。

下列的 omega-3 與 omega-6 來源，能幫助你做出更好的選擇。

Omega-3 脂肪酸來源
α–次亞麻油酸（ALA）
芥花油
奇亞籽、奇亞籽油
亞麻仁籽、亞麻仁油
陸生的綠色葉菜及海藻類
大豆、大豆油
核桃、核桃油
小麥胚芽、小麥胚芽油

二十碳五烯酸（EPA）與
二十二碳六烯酸（DHA）
母奶
蛋
魚和海鮮，尤其是油脂含量高的深海魚類
微藻類（不包括藍綠藻）
海藻類（EPA 含量較少）

Omega-6 脂肪酸來源
亞麻油酸（LA）
玉米粒、玉米油
葡萄籽油
火麻籽、火麻籽油
松子
南瓜籽、南瓜籽油
紅花籽油
芝麻、芝麻油
大豆、大豆油
葵花籽、葵花油
核桃、核桃油
小麥胚芽、小麥胚芽油

γ–次亞麻油酸（GLA）
黑醋栗籽油
琉璃苣油
月見草油
火麻籽油
螺旋藻

都會降低 α-次亞麻油酸轉換成 EPA、DHA 的能力。

在飲食中包含 α–次亞麻油酸的優質來源。最豐富的來源，包括了奇亞籽、磨碎的亞麻仁籽、火麻籽[2]與核桃。選擇富含 omega-3 的油品，例如冷壓亞麻仁籽油或火麻籽油，或者含大量 omega-3 脂肪酸的健康調和油，將其拌入未烹調的食物與沙

---

2 審訂注：火麻籽又稱大麻籽，在台灣列屬於「毒品危害防制條例」管制項目，火麻及其相關製品（包括火麻籽奶、火麻籽油）皆不得供為食品原料使用，請注意相關規定，以免觸法。在台灣建議可購買營養價值相近的亞麻仁籽或奇亞籽來替代。

表 4-1 特定植物性食物中的必需脂肪酸成分

食物	份量	α－次亞麻油酸（脂肪酸占比 %）	亞麻油酸（脂肪酸占比 %）	omega-6 與 omega-3 的比例	α－次亞麻油酸（g）
奇亞籽	2 大匙／30 ml（20 g）	58	20	0.34：1	4.0
亞麻仁油	1 大匙／15 ml（14 g）	54	14	0.26：1	7.3
磨碎的亞麻仁籽	2 大匙／30 ml（14 g）	54	14	0.26：1	3.2
生的菠菜	1 杯／250 ml（50-60 g）	58	11	0.19：1	0.04
火麻籽油	1 大匙／15 ml（14 g）	18	57	3：1	2.5
火麻籽	2 大匙／30 ml（20 g）	18	57	3：1	1.7
核桃	1/4 杯／60 ml（28 g）	14	58	4：1	2.6

資料來源：美國農業部農業研究局，《美國農業部國家營養成分標準參考資料庫》，第 25 版（2012），ndb.nal.usda.gov。湯瑪斯・桑德斯（Thomas Sanders）與費歐娜・路易斯（Fiona Lewis），「論優質油品（冷壓火麻籽油）的營養成分」（Review of Nutritional Attributes of Good Oil (Cold Pressed Hemp Seed Oil)），倫敦國王學院營養科學系（2008），https://www.icandosomething.com/uol/docs/Kings_Report.pdf。

表 4-2 Omega-3 脂肪酸的足夠攝取量★（AI）以及純素食者的建議攝取量

★ 審訂注：當研究數據不足，無法訂出 RDA，因而無法求出建議攝取量時，則以能滿足健康人群中每一個人為原則，以實驗或觀察（流行病學的）數據估算出的攝取量，稱之為足夠攝取量（Adequate Intakes，簡稱 AI）。

年齡層	α－次亞麻油酸每日足夠攝取量	未包含 EPA/DHA 來源的 α－次亞麻油酸每日建議攝取量	包含 EPA/DHA 來源的 α－次亞麻油酸每日建議攝取量
新生兒 0～12 個月	0.5 g	無適用數據 ＊	母乳的 omega-3 脂肪酸就已足夠。若使用配方奶，則應選擇含 DHA 的奶粉。
1～3 歲兒童	0.7 g	1.4 g	母乳或 0.7 g ALA + 70 mg DHA
4～8 歲兒童	0.9 g	1.8 g	0.9 g ALA + 90 mg DHA/EPA
9～13 歲男孩	1.2 g	2.4 g	1.2 g ALA + 120 mg DHA/EPA
9～13 歲女孩	1.0 g	2.0 g	1.0 g ALA + 100 mg DHA/EPA
14 歲以上男性	1.6 g	3.2 g	1.6 g ALA + 160 mg DHA/EPA
14 歲以上女性	1.1 g	2.2 g	1.1 g ALA + 110 mg DHA/EPA
孕期女性	1.4 g	2.8 g	1.4 g ALA + 200-300 mg DHA（或含 ≧ 200 mg DHA 的 DHA/EPA）
哺乳期女性	1.3 g	2.6 g	1.3 g ALA + 200-300 mg DHA（或含 ≧ 200 mg DHA 的 DHA/EPA）

資料來源：美國國家科學研究委員會（National Research Council），《能量、碳水化合物、膳食纖維、脂肪、脂肪酸、膽固醇、蛋白質與胺基酸（巨量營養素）的建議攝取量》（Dietary Reference Intakes for Energy, Carbohydrate, Fiber, Fat, Fatty Acids, Cholesterol, Protein, and Amino Acids (Macronutrients)）（華盛頓特區：美國國家學院出版社〔National Academies Press〕，2005）。Saunders, A., et al., "Omega-3 Polyunsaturated Fatty Acids and Vegetarian Diets," MJA Open 1, no. 2 (2012): 22–25.
＊ 無適用數據，因為嬰兒從母奶或適當的市售配方奶粉就能獲得 DHA。

拉醬中。可以試試看液態黃金醬汁（P.117）來增加 omega-3。參見「必需脂肪酸來源與選擇建議」專欄（P.73）來獲得 omega-3 與 omega-6 脂肪酸的食物來源；然後參考表 4-1（P.74）以了解這些脂肪酸在各種食物中的確切含量。

為了確保有足夠的 α - 次亞麻油酸能被轉換，大多數的純素食者會需要雙倍的建議攝取量（RDA）。這代表男性至少需要 3.2 g 的 α - 次亞麻油酸，而女性至少需要 2.2 g。

較高的 α - 次亞麻油酸攝取量，有助於將必需脂肪酸的平衡，移向更有效的轉換率。假如每天都攝取 DHA 或 EPA 補充劑，α - 次亞麻油酸的建議攝取量就會很充足——男性每天至少 1.6 g，女性每天則至少 1.1 g。

表 4-2（P.74）列出了單純仰賴 α - 次亞麻油酸以及同時也包含 DHA 或 EPA 補充劑的每日建議攝取量。除了飲食因素之外，轉換率可能會受到遺傳、性別（對男性較不利）、老化、吸菸，以及像是糖尿病、代謝症候群、高血壓與高膽固醇濃度等慢性疾病的負面影響。

密切注意你的 omega-6 攝取量。過多的 omega-6 會降低 omega-3 的轉換，增加健康風險。對於純素食者而言，omega-6 與 omega-3 的理想比例，在 2：1 到 4：1 之間。對於大多數人來說，這代表了每天要攝取大約 9 ～ 13 g 的 omega-6。Omega-6 很容易就會攝取過量，特別是當你使用了富含 omega-6 的食用油，像是葵花油、紅花油、玉米油、葡萄籽油，或者芝麻油。

許多加工食品都依賴含有大量 omega-6 的油品，因此要盡可能限制食用量。在使用食用油或含有油品成分的包裝食品時，要選擇主要含有單元不飽和脂肪酸的品項，例如特級初榨橄欖油、有機芥花油、或者高油酸的葵花油或紅花油。雖然這些油品提供了一些 omega-6，但在份量上仍然很少。

儘管即使在食用全食物的情況下，也可能會造成 omega-6 的攝取量過高，但這對大多數人來說並不會造成問題。不過，要確保 omega-6 攝取量在控制範圍內的確切方法，就是盡量減少使用富含 omega-6 的液體油品，並限制諸如南瓜籽、葵花籽、芝麻與松子等富含 omega-6 食物的攝取量——在 2,000 大卡的飲食中，每日攝取量大約要限制在 30 g。

同樣重要的，是應該要認識到，雖然酪梨與大部分的堅果所含的脂肪主要是單元不飽和脂肪，但這些食物也提供了 omega-6。大部分的堅果每 30 g 中含有 1 ～ 3 g 的 omega-6，胡桃有將近 6 g，而半個酪梨的含量則不到 2 g。穀類所含有的 omega-6 也遠超過 omega-3，因此在飲食中包含一些 omega-3 的密集來源，有助於使 omega-3 和 omega-6 的比例趨向平衡。

考慮在飲食中包含 DHA 與 EPA 的直接來源。儘管這並非必需，但有可靠證據顯示，這樣做會提升 omega-3 的狀態。這對於懷孕和哺乳期間的女性尤其重要，對於高血壓或糖尿病患者而言也是，因為他們可能會有 α - 次亞麻油酸轉換到 EPC、DHA 上的困難。

EPA 與 DHA 唯一的純素來源，是微藻類與海藻類。提供 DHA 或 DHA 加 EPA 的純素補充劑隨處可見，不過相對而言比較昂貴。對大多數人來說，每天攝取 100 ～ 300 mg 是合理的份量。（想要尋找來源，請在網路上以「純素 DHA」或「純素 DHA 與 EPA」進行搜尋。）以微藻類為基礎的 DHA，也會被添加到一些豆漿、冷壓油、果汁、穀麥片[3] 以及其他食品中，不過添加的量相對很少。

藍綠藻（螺旋藻〔spirulina〕與束絲藻〔*Aphanizomenon flos-aquae*，簡稱 AFA〕）的 EPA 與 DHA 含量都很低。螺旋藻富含 γ - 次亞麻油酸，而束絲藻則有大約 40 ～ 50% 左右的脂肪是 α - 次亞麻油酸。儘管藍綠藻不是 EPA 或 DHA 的重要來源，但一些研究顯示，藍綠藻在促進 omega-3 的轉換效率方面，效果可能會比陸生植物來得更好。

為了確保嬰兒攝取足夠的 omega-3，應該至少要哺乳到 2 歲，如果可能的話可以持續更久，而哺乳的媽媽應該要維持 omega-3 的攝取量。如果在寶寶 12 個月大之前就停止哺乳，或者以配方奶作為主要奶品，請選擇添加 DHA 的配方奶。一旦寶寶斷奶，並採用營養強化的全脂豆漿（只用在 1 歲以後），他們可能會從每天提供 70 mg DHA 的補充劑受益。對於孕婦與哺乳期的女性，建議每天至少要攝取 200 mg 的 DHA。

◈ 我們需要多少脂肪？

在營養學上，其中一個引發最激烈爭議的問題，就是我們應該要食用多少脂肪。多年來，大眾的認知都是越少越好。不過，近來低脂的訴求不再受到歡迎，取而代之的是更溫和的訊息，而研究也支持了質勝於量的概念，尤其是在熱量攝取不高的情況下。

長壽飲食族群的共同點

在全世界的健康人口中，脂肪攝取量的差異很大，而且脂肪佔總熱量的百分比似乎並不是健康與長壽的關鍵因素。舉例來說，亞洲鄉村人口的傳統飲食通常從脂肪提供了 10 ～ 15% 左右的熱量，而健康地中海人口的飲食，從脂肪而來的熱量通常會

---

3 審訂注：此處指的是國外所販售的營養添加強化食品。

超過 35%。那麼,這些以長壽聞名的族群,在飲食上究竟有什麼共同之處呢?

首先,這些族群的飲食大多都是植物性食物,很少食用高度加工的速食與即食食品;通常只有在特殊場合才會吃肉,而有些人則完全不吃。豆類、全穀類與自家花園採收的蔬菜,是最長壽族群的飲食基礎。在某些地區,堅果、種子、大豆食品、富含抗氧化成分的調味料以及紅酒,也是飲食中很重要的一部分。

純素食者在脂肪提供的熱量百分比上,也呈現出極大的差異。極端的一方,是無油極低脂飲食的堅持者,相對的一方,則是生食純素飲食的狂熱者;後者可能會從脂肪獲取 40% 以上的熱量,因為堅果與種子是他們主要的蛋白質來源,而且他們往往會吃較少的澱粉類食物,像是穀類、豆科植物與澱粉類蔬菜。

無論如何,這兩方的人都很健康。至於哪種程度的脂肪攝取量對於一般的純素食者最好,則取決於眾多因素,包括了生命階段、健康狀態、代謝情形,以及所攝取脂肪的品質與類型。簡單的答案是,只要脂肪是優質脂肪,且熱量沒有攝取過量,那麼相對較大範圍的脂肪攝取量都可以算是健康的。

最適合你的脂肪攝取範圍

大多數重要的健康組織都會同意,脂肪攝取量的範圍,應該至少要有熱量的 15 ～ 20%,且最高不超過熱量的 35%。他們也都同意,應該要限制飽和脂肪、反式脂肪酸與膽固醇的攝取。沒有特別針對純素食者的飲食建議,也沒有理由假設純素食者與非素食者的要求會有所不同。然而,關於生食純素飲食者的有限研究證據顯示,當脂肪是來自於植物性全食物(例如堅果、種子和酪梨)時,較高的整體脂肪攝取量會是有益健康的。

如果你的體能活動量非常大,或者需要大量的熱量來維持體重,或許可以將目標訂在較高的範圍:25 ～ 35% 的脂肪。而如果你有過重的情況、需要較少的熱量,或者有慢性疾病(例如心血管疾病),則最好把目標訂在較低的範圍:15 ～ 20% 的脂肪。脂肪攝取量少於熱量的 15%,可以安全有效地治療與逆轉慢性疾病。然而,這種飲食通常不建議健康的人採用,也不適合兒童或青少年。

讓我們來看看這些百分比的含義為何。假設每天的飲食為 2,000 大卡,在較低範圍內,每天可以吃 33 ～ 44 g 的脂肪,而在較高範圍內,則可以吃 66 ～ 77 g。大多數的純素食者攝取的脂肪平均為熱量的 30%,而採用標準美國飲食的人,平均則為 36%。儘管這 6% 的差異很顯著,但在純素飲食中的脂肪來源更加值得注意。純素食者不吃膽固醇,而飽和脂肪的攝取量也只有葷食者的一半左右。反式脂肪酸的攝取量情況不一,取決於食用了多少即食食品以及其他加工食品。不過,很多純素食者所食用的加工食品量都可以忽略不計。

極低脂飲食的優缺點

一些備受重視的素食與純素食健康組織建議，應該將脂肪攝取量限制在總熱量的 10% 以下（以每日 2,000 大卡的飲食而言，是 22 g），因為他們相信，這是預防慢性疾病最好的方法。儘管很少有證據顯示，低脂飲食較能預防慢性疾病，但極低脂飲食已經在幾千名患有致命慢性疾病患者身上，被證實是種有效的治療介入方式。考慮到這些疾病對於西方人產生了多大的影響，極低脂飲食的價值的確不容忽視。可惜的是，還沒有研究比較過極低脂純素飲食，以及從堅果、種子與其他全食物提供較多脂肪的純素飲食兩者之間對抗疾病的影響力。

低脂飲食的擁護者，強烈反對使用濃縮的固體脂肪與液體油品，然而世界上長壽的族群都使用了一些油類，只是份量各異。許多極低脂養生法也將高脂植物性食物（例如堅果、種子、酪梨與橄欖）的份量減到最少，不過檢驗這些食物對健康影響的研究，都一面倒地指向正面效果。排除或者嚴格限制高脂植物性食物，最終可能會適得其反。

舉例來說，從脂肪中攝取熱量少於 10% 的純素飲食，可能無法提供足夠的必需脂肪酸。如果你採用極低脂純素飲食，請務必在每天的飲食中至少添加 30 g 左右的核桃或火麻籽，以確保獲得足夠的攝取量。或者，也可以食用約 30 g 的亞麻仁籽加南瓜籽，或者奇亞籽加葵花籽的組合。

你需要一些脂肪，身體才能吸收某些植化素與維生素（例如維生素 A、D、E 與 K）。這些營養素對於健康非常重要，並且為預防多種疾病與健康狀況提供了保護作用。根據美國國家醫學院（Institute of Medicine，簡稱 IOM）的資料，極低脂飲食跟鋅與一些維生素 B 群不足有關，這些營養素在像是堅果與種子等較高脂的食物中，含量最為豐富。

極低脂、高碳水的飲食，特別是那些仰賴精製碳水化合物的飲食，會造成高密度脂蛋白膽固醇（HDL）下降，以及三酸甘油酯升高。這種情況，會增加罹患冠狀動脈疾病、代謝症候群與第二型糖尿病的風險。如果你堅持採用高碳水飲食，請避免食用白麵粉與砂糖所製成的食物，並仰賴植物性全食物（例如豆科植物、蔬菜與全穀類）來幫助降低三酸甘油酯濃度。

儘管極低脂的全食物純素飲食會造成高密度脂蛋白膽固醇下降，不過這是總膽固醇量降低的自然結果，可能不會危害健康。高密度脂蛋白的主要功能是從血液中去除多餘的膽固醇，因此，當要去除的膽固醇較少時，產生的高密度脂蛋白就會變少。在純素食人口以及其他攝取低脂植物性飲食的人口中，高密度脂蛋白膽固醇的濃度通常會略低於一般人口；然而，他們罹患冠狀動脈疾病的風險卻很低。

極低脂、高纖維的飲食，可能無法提供足夠的熱量給嬰兒、兒童，以及具有高熱量需求的成年人。針對素食與純素食人口營養不良的研究顯示，嚴格限制脂肪攝取的飲食，無法充分支持兒童的成長及發育。在一項研究中，14 ～ 16 個月大的純素食嬰兒，被餵食只有 17% 的熱量來自於脂肪的飲食後，發生了營養不良的狀況。低脂飲食也會導致兒童慢性腹瀉。

在我們了解更多之前，純素飲食的家長應該要確保他們的孩子獲得足夠的脂肪：6 個月大之前應該從脂肪獲得 55% 的熱量，6 個月～ 3 歲的兒童應該從脂肪獲得 30 ～ 40% 的熱量，而 4 ～ 8 歲的兒童則需要從脂肪獲得 25 ～ 35% 的熱量。

在選擇食物時，不應該把避開脂肪作為首要考量。以糖為基礎的市售脫脂沙拉醬可能確實符合低脂飲食，但這並不會讓它成為健康的選擇。加了檸檬汁的自製中東芝麻醬所提供的營養價值，遠遠超過了前者。脂肪含量較高的植物性食物（堅果、種子、小麥胚芽、酪梨、橄欖與大豆製品），是 1 歲以上所有純素食者最有價值的脂肪來源，提供了重要的營養素，包括了各種抗氧化成分、微量礦物質，以及保護性植化素。

高脂飲食的優缺點

高脂飲食的定義，就是有超過 35% 的熱量來自於脂肪的飲食。長久以來，高脂飲食被認為是導致肥胖與各種慢性病的原因。然而，包括了一些地中海族群，以及許多生食擁護者等健康的人口，都長期攝取脂肪超過 35% 熱量的飲食。一些具主導地位的衛生當局認為，地中海飲食是健康的最佳選擇而大力推廣，並鼓勵大量運用較高脂的食物，特別是橄欖油。

在 1980 年，美國安瑟爾・基斯（Ancel Keys）博士知名的「七國研究」（Seven Countries Study）顯示，總脂肪、飽和脂肪與冠狀動脈疾病之間，有強烈的關聯性。隨著脂肪攝取量增加，冠狀動脈疾病的發病率也會增加，不過有個重要的例外：希臘克里特島的居民。克里特島居民平均有 37% 的熱量是來自於脂肪，但在所有研究的國家中，他們罹患冠狀動脈疾病的機率最低，甚至低於平均只有 11% 的熱量來自於脂肪的日本人。

看起來，克里特島居民與其他健康的地中海族群，跟同樣採用高脂飲食但較不健康族群的區別，就在於他們攝取的脂肪類型。傳統的克里特島飲食，包含了豐富的植物性食物與橄欖油，並且每天攝取的肉類、禽類或魚類，通常不會超過 60 g。此外，大多數的克里特島居民會在 40 天的大齋期 [4] 中禁食，而不知確切數目的人，

---

4 編注：大齋期（Lent），又稱四旬期，封齋期一般是從聖灰星期三（大齋節第一天）到復活節的 40 天，基督徒視之為禁食和為復活節作準備而懺悔的季節。

也會遵循希臘東正教的飲食戒律，戒律規定一年內有近 180 天必須齋戒，包括了捨棄肉類、魚類、乳製品與蛋，甚至是橄欖油。儘管基斯的研究結果並未將這些宗教習俗納入影響因素，不過克里特大學的權威專家認為，常態限制某些食物，特別是動物性來源的食物，對健康有明顯的好處。

地中海式飲食提供了一個極具說服力的論點，即在未攝取過多熱量的情形下，脂肪的質比量更能成為預測健康狀況的因素。然而，即使是好的脂肪，攝取過量也可能會增加患病的風險。

高脂飲食一直與慢性疾病症狀有關，例如心血管疾病、代謝症候群、糖尿病、膽囊疾病，以及某些癌症。這裡所指的脂肪，是飽和脂肪與反式脂肪酸，而純素食者對這類成分的攝取往往比較少；不過證據仍然指出，採取非常高脂的飲食（超過 42% 的熱量來自於脂肪），可能會增加心臟病的風險，不論脂肪的來源為何。

另一個問題是，濃縮的脂肪與油品（包括植物油）都富含熱量，每大匙約含有 120 大卡；但所含的維生素、礦物質和植化素都很少，而且完全不含膳食纖維。因此，高脂飲食可能會稀釋營養密度，也就是說，所攝取的每大卡含有的營養素會更少。要吃得多到足以達到各種營養素的充足攝取量，特別像是鋅與硒等微量礦物質，這便成為一大挑戰。如果主要脂肪來源是濃縮脂肪，例如植物油、人造奶油、美乃滋類型的抹醬、椰子油，以及用這些脂肪製備或製造的食品，而非堅果、種子、大豆、酪梨與橄欖等全食物，這尤其會是問題。儘管未精製的機榨或冷壓油品通常是必需脂肪酸、維生素 E 與植化素的豐富來源，但超市貨架上大多數的油品都是經過高度精製；這是應該從全食物中獲取脂肪與營養素的另一個理由。

高脂飲食會讓你發胖。由於脂肪是熱量的密集來源，你會從很少量的高脂食物中獲得很多的熱量，導致你攝取超過身體所需的熱量。如果你有體重過重的傾向，請試著採用僅含有適量脂肪的飲食。

極高脂飲食的另一個問題，是會讓身體很難將必需脂肪酸轉換為有用的形式。這會增加慢性疾病的風險，並且對情緒帶來負面的影響，也會造成精力不足，特別是對於純素食者與其他沒有攝取 EPA 與 DHA 直接來源的人影響最大。

最後要提到的是自由基（free radical，會對身體組織造成氧化損傷的化合物）。自由基更可能跟諸如玉米油、葵花油、紅花油及大豆油等油品中所含的多元不飽和脂肪酸產生反應。氧化壓力[5]已知會增加多種疾病的風險，包括了心臟病、癌症、糖尿病、關節炎、與老化相關的疾病，以及神經系統疾病等。

---

5 編注：氧化壓力（oxidative stress）是指當人體內的自由基與抗氧化物呈現不平衡，尤其是指自由基過剩的情況下，抗氧化物被過度耗損的失衡狀態。

◈ 優質的純素脂肪有哪些？

正如先前所述，許多備受尊敬的純素健康倡議者，對於各種類型的脂肪都抱持著強硬的態度。儘管有證據顯示，極低脂純素飲食能夠改善嚴重的冠狀動脈疾病，但很少有證據指出，這類飲食是健康純素食的黃金標準。數以百計的科學研究證明，高脂植物性食物不僅應該在我們的飲食中佔有一席之地，而且還值得加以推崇。

堅果

人們往往會認為，堅果跟洋芋片是屬於同一類的東西：會阻塞動脈並導致體重增加的高脂食物。是時候拋開這樣的誤解了，因為一直以來，食用堅果都被證明對健康有好處，不僅降低了罹患慢性病的風險，並且有助於延年益壽。

證據顯示，固定食用堅果的人，通常都具有較低的身體質量指數（BMI）、較小的腰圍、較少高血壓、較高的高密度脂蛋白膽固醇指數、較低的空腹血糖值，以及明顯較低的冠狀動脈心臟病風險。

根據「護理師健康研究」的數據，將飲食中的碳水化合物以相同熱量的堅果來取代，可以將冠狀動脈心臟病的風險降低 30% 左右；而用堅果取代飽和脂肪，則可以把風險降低 45% 左右。此外，固定食用堅果還能夠預防中風、第二型糖尿病、失智症、黃斑部病變與膽結石，而且每天只需要吃 30 ～ 60 g 的堅果，就能達到這些效果。

堅果是營養密度高的食物，含有極豐富的維生素與礦物質。而且堅果所含有的大部分脂肪，都是單元不飽和脂肪。堅果還富含能夠幫助保持血管彈性與柔韌度的化合物，並且可促進血液循環。不過，堅果的熱量也很高，因此請適量攝取——不要吃一整碗，而是撒在其他食物上一起食用。

種子

對於種子的研究遠少於堅果，因此它們的價值往往被低估了。種子是必需脂肪酸最豐富的來源。南瓜籽、葵花籽、罌粟籽[6]、火麻籽與白芝麻都富含 omega-6。亞麻仁籽、奇亞籽、火麻籽與芥菜籽則富含 omega-3。

種子也是維生素 E 最豐富的來源之一，並提供了陣容強大的其他維生素、礦物質、植化素，以及蛋白質與膳食纖維。亞麻仁籽就是個很好的例子。

亞麻仁籽的 omega-3 含量非常高，因此添加到飲食中，可以大幅度修正不平衡

---

6 編注：罌粟籽和火麻籽，在台灣均列屬於「毒品危害防制條例」管制項目，種籽及其相關製品皆不得供為食品原料使用，請注意相關規定，以免觸法。在台灣建議可購買營養價值相近的亞麻仁籽或奇亞籽來替代。

的攝取量。再者，它的可溶性纖維含量很高，可以降低膽固醇，並且也是微量礦物質硼含量最豐富的已知來源之一。亞麻仁籽有助於降低膽固醇濃度，並改善冠狀動脈疾病的其他多種指標。它們還是木酚素（lignan，不要跟木質素〔lignin〕混淆了，後者是一種纖維）最豐富的已知來源，可能有助於減少癌細胞的生長。（請務必食用磨碎的亞麻仁籽，因為人體無法消化完整的亞麻仁籽。）

完整或者發芽的奇亞籽，是植物性飲食中迅速崛起的熱門食物。奇亞籽是唯一比亞麻仁籽 omega-3 含量更高的食物，更富含了抗氧化成分以及其他營養物質。僅僅 2 大匙（30 ml）的奇亞籽，就含有 3.3 mg 的鐵以及 142 mg 的鈣。

火麻籽也具有特別豐富的營養價值。火麻籽的熱量中，約有 20% 是來自於易消化的高品質蛋白質，並且提供了數量可觀的微量礦物質、維生素與植化素。火麻籽油具有絕佳的 omega-6 與 omega-3 脂肪酸比例。它也是同時提供了十八碳四烯酸（簡稱 SDA，一種比 α- 次亞麻油酸更容易轉換成 EPA 的 omega-3 脂肪酸）以及 γ-次亞麻油酸（GLA，一種有益的 omega-6 脂肪酸）的少數食物之一。

酪梨

酪梨跟其他富含脂肪的植物性食物一樣，提供了一些討人喜歡的營養驚喜。除了富含單元不飽和脂肪酸之外，酪梨也具有高濃度的營養素、膳食纖維、植化素與抗氧化成分。酪梨富含類胡蘿蔔素、維生素 C 與 E，而每 30 g 酪梨所含有的葉酸，也比任何其他水果都還要多。酪梨的鉀含量比香蕉多了 60%，而一顆一般大小的酪梨，就含有 13.5 g 的膳食纖維。

酪梨也含有植物固醇，可以抑制膽固醇的吸收，幫助降低膽固醇濃度，可能也抑制了腫瘤的生長。在一項研究中，把遵循美國心臟協會（American Heart Association）所建議飲食來降低膽固醇的人，與飲食總熱量的 20～35% 來自於酪梨的人做了比較。採用美國心臟協會飲食的人，總膽固醇平均下降了 4.9%，而採用富含酪梨飲食的人，總膽固醇則下降了 8.2%。

在預防與治療癌症、某些發炎性疾病，以及降低某些化療藥物的副作用上，食用酪梨可能會提供一些好處。也有一些初步證據顯示，酪梨萃取物能對抗幽門螺旋桿菌（跟胃潰瘍與胃癌有關的細菌），而且它的抗炎作用可減輕膝蓋與髖關節的發炎症狀。

橄欖

橄欖是種古老的食物，也是地中海飲食中很珍貴的部分。橄欖是銅、鐵與維生素 E 的優質來源，並且富含植物固醇與許多植化素，特別是多酚類化合物。橄欖苦苷

表 4-3 特定食物的脂肪酸成分

食物／份量	熱量 (kcal)	總脂肪 (g)	飽和脂肪 (g)	單元不飽和脂肪 (g)	omega-6 脂肪酸 LA (g)	omega-3 脂肪酸		
						ALA (g)	EPA (mg)	DHA (mg)
食用油，份量為 1 大匙（15 ml）								
芥花油	124	14	1	8.9	2.7	1.3	0	0
椰子油	117	13.6	11.8	0.8	0.25	0	0	0
玉米油	120	13.6	1.7	3.8	7.3	0.16	0	0
棉籽油	120	13.6	3.5	2.4	7	0.03	0	0
亞麻仁油	120	13.6	1.2	2.5	1.9	7.3	0	0
葡萄籽油	120	13.6	1.3	2.2	9.5	0.014	0	0
火麻籽油	126	14	1.5	2	8	2.5	0	0
橄欖油	119	13.5	1.9	9.9	1.3	0.1	0	0
棕櫚仁油	117	13.6	11.1	1.6	0.2	0	0	0
棕櫚油	120	13.6	6.7	5	1.2	0.03	0	0
花生油	119	13.5	2.3	6.2	4.3	0	0	0
紅花籽油	120	13.6	0.8	2	10.1	0	0	0
高油酸紅花籽油	120	13.6	1	10.2	1.7	0.01	0	0
芝麻油	120	13.6	1.9	5.4	5.6	0.04	0	0
大豆油	120	13.6	2.1	3.1	6.9	0.9	0	0
葵花油	120	13.6	1.4	2.7	8.9	0	0	0
高油酸葵花油	124	14	1.4	11.7	0.5	0.03	0	0
核桃油	120	13.6	1.2	3.1	7.2	1.4	0	0
堅果、種子與小麥胚芽，份量為 30 g								
杏仁	163	14	1.06	8.8	3.4	0	0	0
白胡桃	174	16	0.37	3	9.5	2.5	0	0
腰果	157	12.4	2.2	6.7	2.2	0.018	0	0
奇亞籽，2 大匙（30 ml）	138	8.7	0.94	0.66	1.7	5.06	0	0
磨碎的亞麻仁籽，2 大匙（30 ml）	75	5.9	0.51	1.05	0.8	3.2	0	0
榛果	178	17.2	1.3	12.9	2.2	0.025	0	0
火麻籽，2 大匙（30 ml）	113	8.7	1	1	5.3	1.7	0	0
夏威夷豆	204	21.5	3.4	16.7	0.37	0.06	0	0
花生	161	14	1.9	6.9	4.4	0.001	0	0
胡桃	196	20.4	1.7	11.6	5.8	0.3	0	0
松子	191	19.4	1.4	5.3	9.4	0.05	0	0

食物／份量	熱量 (kcal)	總脂肪 (g)	飽和 脂肪 (g)	單元 不飽和 脂肪 (g)	omega-6 脂肪酸 LA (g)	omega-3 脂肪酸 ALA (g)	EPA (mg)	DHA (mg)
開心果	159	12.9	1.6	6.8	3.8	0.073	0	0
南瓜籽	158	13.9	2.5	4.6	5.9	0.034	0	0
白芝麻	165	14.3	2	5.4	6.2	0.1	0	0
葵花籽	172	15.1	1.3	5.4	6.2	0.1	0	0
核桃	185	18.5	1.7	2.5	10.8	2.6	0	0
小麥胚芽，2 大匙（30 ml）	52	1.4	0.24	0.20	0.76	0.1	0	0
新鮮的海藻類與微藻類，份量為 100 g								
紅藻	49	0.16	0.033	0.015	0.002	0.001	46	0
昆布	43	0.36	0.25	0.1	0.02	0.004	4	0
螺旋藻	26	0.39	0.14	0.03	0.064	0.042	0	0
裙帶菜	45	0.64	0.13	0.06	0.01	0.002	186	0
蔬菜與水果								
中型酪梨，201 g	322	29.2	4.3	19.7	3.4	0.25	0	0
大型橄欖，10 顆（44 g）	51	4.7	0.623	3.5	0.37	0.03	0	0
生的菠菜，1 杯（250 ml）	29	0.12	0.019	0.003	0.008	0.041		
動物性產品（作為比較用）								
鱈魚，85 g	89	0.73	0.14	0.11	0.005	0.001	30	131
大型雞蛋，1 個	72	4.8	1.6	1.8	0.8	0.024	0	26
野生大西洋鮭魚，85 g	155	6.9	1.1	2.3	0.19	0.321	349	1,215

資料來源：美國農業部農業研究局，《美國農業部國家營養成分標準參考資料庫》，第 25 版（2012），ndb.nal. usda.gov。曼尼托巴豐收公司，manitobaharvest.com（火麻籽與火麻籽油的部分）。

（oleuropein）是橄欖中的主要多酚，能有效清除自由基，抑制氧化損傷，並保護心臟組織。橄欖與橄欖油還包含了已知具有抗炎與抗癌作用的化合物。

　　生橄欖要經過醃製，來濾出讓它苦澀難以入口的生物鹼。有多種溶液可以用來醃製橄欖，包括了水、鹽水、調味過的油或鹼水。橄欖也可以用乾燥的岩鹽分層覆蓋來乾醃。醃製媒介的選擇，會影響成品中橄欖的營養成分與鈉含量。

　　特級初榨橄欖油是從第一次壓榨橄欖所獲得的油品，與更加精製的版本相比，生物活性化合物的含量更為豐富。儘管橄欖油的鈉含量比大多數形式的橄欖都要低得多，但橄欖是植物性的全食物，含有膳食纖維，而橄欖油則沒有。此外，橄欖油與其他油品一樣，每大匙（15 ml）都含有 120 大卡，而 10 顆大型橄欖則僅有 50 大卡而已。

椰子

很少有食物會像椰子和椰子油一樣毀譽參半。有人把椰子油視為惡名昭彰的健康大敵，因為椰子油是飽和脂肪最密集的食物來源，甚至比豬油還高。毫無意外地，在主流所認知對心臟健康有益的食品清單中，椰子油被列在「應該避免」的項目裡。另一些人則把椰子油視為青春的泉源，以及幾十年來最偉大的健康發現，聲稱椰子油可以提供從阿茲海默症到甲狀腺疾病等各種疾病治療上的好處。

椰子油經常出現在營養專家的黑名單上，主要的理由，是因為其中的脂肪有將近 90% 都是飽和脂肪，而人們認為飽和脂肪是動脈阻塞唯一的罪魁禍首。然而，飽和脂肪的類型實際上有很多種，每一種對膽固醇濃度與健康都有不同的影響。椰子中的主要飽和脂肪是月桂酸，的確會增加總膽固醇，不過似乎會使高密度脂蛋白膽固醇的濃度大於低密度脂蛋白膽固醇，進而改善高密度脂蛋白膽固醇在總膽固醇中所佔的比例——這個比例，被廣泛認為是在預測冠狀動脈疾病風險上，比總膽固醇或低密度脂蛋白膽固醇指數更重要的指標。

除此之外，月桂酸在體內會轉化成能夠抗病毒、抗真菌與防腐抗菌的強大化合物；也有證據顯示，椰子製品具有抗發炎與抗氧化的功效。儘管椰子和椰子油對於健康的影響在某種程度上仍然尚未確定，但在世界上許多飲食以椰子和椰子油為脂肪主要來源的地區人口，慢性疾病（包含冠狀動脈疾病）的發生率都很低。不過，關於椰子有個需要特別留意的地方：似乎只有在椰子製品作為富含未加工之高纖植物性飲食的一部分時，才會顯示出它的好處。

基於現有的科學知識，應該把椰子油跟其他任何濃縮油品一視同仁，因為它是一種提供了大量熱量但其他營養素很少的食品。使用一點點高品質的椰子油是沒問題的，不過就跟其他任何油品一樣，應該盡量減少攝取。另一方面，應該以處理其他高脂植物性食物的同樣方式，來處理椰子肉：主要以全食物的方式來享用。如此一來，它就是富含膳食纖維、維生素 E 與健康植化素的食物。額外的好處是，它還具有強大的抗菌性質。

◈ 脂肪攝取的關鍵重點

科學表達得一清二楚：能夠支持與促進健康的脂肪攝取量範圍很廣。以下是關於攝取脂肪應該要記住的關鍵事項：

- 切忌過量。
- 食用優質脂肪。高度加工的食品、速食與即食食品中的脂肪會造成健康問題；

而只要不攝取過多的熱量，全食物（例如堅果、種子、酪梨與橄欖等）中的脂肪則不會造成身體負擔。

• 不應假設極低脂飲食適合所有的純素食者。最佳的脂肪攝取量取決於許多因素。需求會因人而異，也會在整個生命週期中持續改變。

• 極低脂飲食在治療某些慢性疾病上具有非常好的效果，特別是心血管疾病。如果你已經採用純素飲食來治療心血管疾病，可以試試看極低脂飲食，不過務必要確保攝取足夠的必需脂肪酸。

• 如果你是具有健康體重的純素食者，請專注於食用各種營養的植物性食物，包括堅果、種子與酪梨。對於大多數人而言，每天吃 2 ～ 3 份高脂植物性食物是合理的量。1 份[7] 等於半個酪梨或 30 g 的堅果或種子（大約是 3 或 4 大匙〔45 ～ 60 ml〕）。

• 限制濃縮油品的使用。如果想要在不使用濃縮脂肪與油品的情況下，也能獲得足夠的高品質脂肪，可以食用堅果、種子、酪梨、橄欖、豆腐、豆漿，以及低脂植物性食物，像是全穀類與豆科植物。要確保包含對必需脂肪酸的健康平衡有所貢獻的選擇。如果要在沙拉醬與未烹調的食物中使用油品，請主要採用能提供 omega-3 的高品質油類。

• 如果你有過重或肥胖的情形，請避免攝取濃縮脂肪與油品。不過，你不需要避開堅果與種子；每天 30 ～ 60 g 應該不至於影響健康的減重。

• • •

碳水化合物是健康純素飲食的基礎，然而碳水化合物有簡單、複合、精製、全食物……等好幾種形式。因此了解好的碳水化合物與不那麼好的碳水化合物之間的區別，是非常重要的一件事。別擔心，在下一章裡，我們會全部說清楚，講明白。

---

7 審訂注：此處的單位量「1 份」為國外習慣使用的單位。以台灣慣用單位，食物代換 30 g（10 g 約為 1 份）的堅果種子，約等於 3 份油脂與堅果種子食物，可提供 15 g 的脂肪。

第 5 章

碳水化合物的全貌

富含碳水化合物的食物，是人體最有價值的能量來源。放眼全球，碳水化合物的攝取量佔了總熱量的 40 ～ 80%，其中開發中國家人民的飲食接近此範圍的上限，而西方飲食則落在下限。

　　肥胖問題層出不窮的已開發國家盛行低碳水飲食，倡導者力主人們避吃碳水化合物，改採以肉食為主、富含蛋白質的飲食法，並且聲稱碳水化合物是造成肥胖流行與慢性疾病的原因。對於純素食者而言，這些指控令人不安。畢竟，植物是碳水化合物的大本營。不含碳水化合物的食物，只有肉類、魚類、禽肉及油品而已。儘管低碳水飲食被證明在短期減重上具有相對的成功效果，但時間一久，就會失敗。低碳水飲食也是動物與地球的噩夢。

　　本章切入了碳水化合物的核心概念，並釐清哪些是迷思，哪些是事實。在這個過程中，我們將會整理有關碳水化合物的疑問，這些疑問在那些擁護植物性食物的人們心中，往往是最重要的課題。

◇ 對於碳水化合物的初步認識

碳水化合物就像蛋白質與脂肪一樣屬於巨量營養素，是人體能量的來源。（其他食物中，唯一的能量來源是酒精。）碳水化合物是大腦、紅血球與神經系統的燃料首選。蛋白質也可以作為燃料，但必須先經過肝臟與腎臟的處理。此外，蛋白質是建構身體組織所必需，用於製造酵素、激素與抗體，以及調節液體、電解質與酸鹼平衡。為了確保蛋白質能用在這些重要的任務上，而不是作為能量來源，我們必須攝取足夠的碳水化合物才行。

　　脂肪也可以作為燃料，不過並非能量來源的首選。如果身體持續使用脂肪產生能量，就會產生稱為酮體（ketone）的副產品，而且會不斷累積。在極端狀況下，這種累積可能會造成酮酸中毒，使人體的酸鹼值降低到危險的程度。而且根據紀錄顯示，酒精也不是理想的燃料來源，因為它對身體具有高度毒性，尤其會影響大腦、肝臟與胰臟的功能。排除了以上種種，給我們留下的選擇就是碳水化合物，可

為整個身體提供安全有效的能量來源。

　　每公克的碳水化合物提供了將近 4 大卡熱量。每公克的蛋白質所提供的熱量也是 4 大卡，而每公克的脂肪則是 9 大卡。除了作為人體首選的熱量來源之外，富含碳水化合物的全食物也有助於維持血糖濃度與胰島素代謝，並且保持膽固醇與三酸甘油酯的濃度在控制之中。這些食物還可以藉由防止便祕與腸道疾病，來支持胃腸道的健康。

　　營養專家建議，應該從碳水化合物攝取 45 ～ 75% 的熱量。以每天 2,000 大卡的飲食為例，等於要從碳水化合物獲取 900 ～ 1,500 大卡熱量，或者等同於 225 ～ 375 g。當碳水化合物攝取量低於能量的 45% 時，脂肪的攝取就會變得過量，可能會增加慢性疾病的風險。

　　添加的糖不應超過熱量的 10%。用於加工食品與飲料中，或者在家裡或餐廳食物中添加的濃縮糖，都是添加的糖；而在全食物中自然存在的糖，像是蔬菜與水果中的糖，則不屬於添加糖。

　　在美國，碳水化合物的攝取量平均為總熱量的 50%，純素食者的攝取量通常會接近 60%，而低脂純素飲食則有將近 75% 的熱量是由碳水化合物所提供。在純素食光譜的另一端，生食純素飲食則因為含有大量堅果、種子與酪梨，通常來自於碳水化合物的熱量都少於 50%。

　　你所攝取的碳水化合物，絕大部分都應來自於植物性全食物，像是蔬菜、水果、全穀類、豆科植物、堅果與種子。除了乳製品之外，動物性產品含有很少量或完全不含碳水化合物。（乳製品中的碳水化合物是乳糖。）請參見圖 5-1（P.89），以了解各種食物類別中來自於碳水化合物的平均熱量百分比。

關於碳水化合物的困惑

在慢性疾病高發病率的人口中，大多數人都食用了精製與加工形式的碳水化合物。全世界最健康的人口，大多數也都採用高碳水飲食，但不同之處在於，他們食用的都是**未精製**的碳水化合物。這只是為什麼健康專家現在普遍認為，加工或精製碳水化合物可能會損害健康的眾多原因之一。這開啟了我們對於碳水化合物了解的新紀元，同時也伴隨著令人困惑的一堆術語。

　　多年來，碳水化合物被分成兩個類別：簡單碳水化合物（糖）與複合碳水化合物（澱粉）。簡單碳水化合物被視為不好的，而複合碳水化合物則被認為是好的。事實上，這種觀點不僅過於簡化，而且基本上也不準確。

　　碳水化合物屬於簡單或者複合，取決於它們的分子結構，跟對人體健不健康倒沒有太大的關係。簡單碳水化合物如果是來自於水果與非澱粉類蔬菜，也可能很健

圖 5-1 常見食物中碳水化合物的平均熱量占比

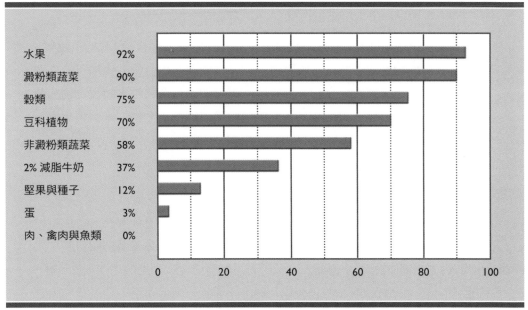

水果 92%
澱粉類蔬菜 90%
穀類 75%
豆科植物 70%
非澱粉類蔬菜 58%
2% 減脂牛奶 37%
堅果與種子 12%
蛋 3%
肉、禽肉與魚類 0%

0　20　40　60　80　100

資料來源：美國農業部農業研究局，《美國農業部國家營養成分標準參考資料庫》，第 25 版（2012），ndb.nal.usda.gov。

康；而來自於白麵粉與其他精製澱粉的複合碳水化合物，通常都是不健康的。

真正重要的是，碳水化合物是不是天然的狀態。當碳水化合物是以蔬菜、水果、豆科植物、全穀類、堅果與種子的形式被食用，就會跟維生素、礦物質、蛋白質、抗氧化成分、植化素、膳食纖維與必需脂肪酸結合在一起，而這些植物性全食物一直都跟降低疾病風險有關。由於碳水化合物造成了非常多的困惑（並且令人卻步），因此我們希望確保你能清楚當中的區別：

- **簡單碳水化合物**是由 1 個或 2 個糖分子結合成的分子。它們存在於全食物（例如蔬菜與水果）、濃縮甜味劑（例如糖），或使用這些甜味劑所製成的產品之中。

- **複合碳水化合物**是含有 3 個以上相連糖分子的澱粉。它們存在於全食物（例如全穀類、澱粉類蔬菜、豆科植物、堅果與種子），還有麵粉、澱粉（例如玉米澱粉和馬鈴薯澱粉）以及由這些食品製成的產品之中。

- **精製碳水化合物**是由加工穀物（例如白麵粉）、其他加工過的澱粉類食物（例如去皮的馬鈴薯），或者加工過的甜味劑（例如白糖或紅糖）所製成富含碳水化合物的食品。精製碳水化合物可能含有簡單或複合碳水化合物。富含精製複合碳水化合物的例子，有白麵包和義大利麵。而富含精製簡單碳水化合

物的例子，則有汽水、糖果和果醬。

- **未精製碳水化合物**是天然存在於植物性全食物中的碳水化合物，包括了蔬菜、水果、豆科植物、全穀類、堅果與種子。未精製碳水化合物的食物可能主要包含了簡單或複合碳水化合物。主要提供複合碳水化合物的未精製食物，包含了大麥、藜麥、地瓜和豆類；而主要提供簡單碳水化合物的未精製食物，則是水果和非澱粉類蔬菜，例如黃瓜、甜椒和番茄。

精製食品的營養損失

在美國，在只需要 7 塊錢台幣就能買到一顆馬鈴薯的情況下，為什麼有人會願意付117 元台幣買一袋洋芋片？原因不外乎好吃跟方便。那麼，食品工業是如何將 7 元的商品，變成117 元的誘惑呢？他們去除了所有可能會妨礙吸引力的東西，並用鹽、糖和脂肪調味，再加上有說服力的包裝以及努力不懈地宣傳。可惜的是，當你將對健康的影響納入考量後，這些「食品」的真實代價，遠遠超過了所標示的售價。

當把小麥粒（以及其他穀類）精製成白麵粉後，胚芽與麩皮都被去掉了，僅留下主要成分是澱粉和一些蛋白質的胚乳。可惜的是，胚芽與麩皮含有大約 80% 的維生素、礦物質、膳食纖維，以及大量主要的植化素。（圖 5-2 顯示了當小麥粒加工成白麵粉後，所損失的膳食纖維量與主要營養素。）

當然，一些損失的營養素，會在稱為營養強化[1]（enrichment）的過程中，被重新添加回去。例如，小麥或米在精製後，通常會用鐵與維生素 B 群中的四種維生素（維生素 B_1、B_2、菸鹼酸與合成葉酸）來進行營養強化。然而，並非所有被去除的維生素與礦物質都被添加回去，而植化素和膳食纖維則完全不會再被添加回去了。

◇ 膳食纖維只是原封不動地通過腸道嗎？

所有人都知道，膳食纖維對健康有益。膳食纖維被視為天然的清道夫，是植物中能使物質順暢且有效率地通過人體腸道的成分。

膳食纖維的好處，已經在 1970 年代得到了普遍認可，當時研究學者丹尼斯·伯基特（Denis Burkitt）發現，非洲鄉村人口沒有西方國家盛行的疾病，像是糖尿病、心臟病、肥胖症與腸道疾病（例如大腸癌和便祕）等。他認為，決定非洲人與西方

---

1 審訂註：所謂的「強化」，若英文使用 enriched，是指將食物在加工過程中流失的營養素再強化回去，例如米或麵粉加工過程流失了維生素 B_1，再把 B_1 強化回去稱為 enriched。當英文使用 fortified 時，則是指額外添加食物中原來沒有的營養素。但在台灣，「營養強化」普遍通用於這兩種情況。

圖 5-2 小麥粒加工成白麵粉所損失的營養素

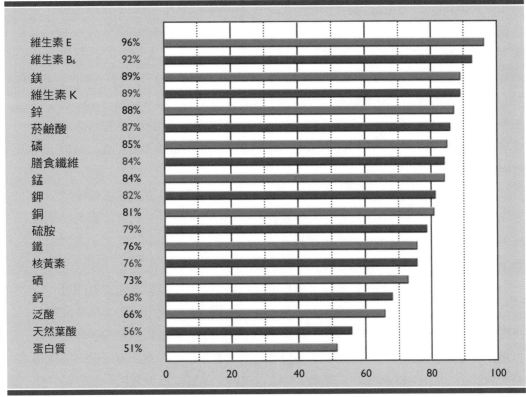

營養素	損失
維生素 E	96%
維生素 B₆	92%
鎂	89%
維生素 K	89%
鋅	88%
菸鹼酸	87%
磷	85%
膳食纖維	84%
錳	84%
鉀	82%
銅	81%
硫胺	79%
鐵	76%
核黃素	76%
硒	73%
鈣	68%
泛酸	66%
天然葉酸	56%
蛋白質	51%

資料來源:「穀物數學:重量、測量與轉換因素」（Grain Math: Weights, Measures, and Conversion Factors），《草原穀物》（*Prairie Grains*）雜誌，第 54 期（2003 年 6 月）

人之間差異的因素,就是膳食纖維。膳食纖維成為一時風行的熱門話題,而且被添加進從洋芋片到冰淇淋的每一樣食物裡。

膳食纖維的好處雖然始於腸道,不過也延伸到身體的各個部分。高纖飲食公認的最大好處,在於能夠促進胃腸道健康、心血管健康、血糖控制與體重管理。

傳統上,膳食纖維分為兩類:可溶性與不可溶性。可溶性膳食纖維是可以溶解在水裡的類型;而不可溶性則相反。多年來,專家認為可溶性膳食纖維有助於改善血糖與膽固醇濃度,而不可溶性膳食纖維則與排便規律性有關。更近期的研究顯示,可溶性與不可溶性膳食纖維的效果有更多的變化。膳食纖維的健康效益,比起是否溶於水,似乎跟黏稠度與發酵能力有更大的關係。因此,衛生當局正逐步淘汰「可溶性」與「不可溶性」這些詞彙,改以「黏性」或「非黏性」,以及「易發酵」與「不易發酵」來描述膳食纖維。

關於膳食纖維有一部分的困惑在於,我們對於膳食纖維的很多研究都是針對分離出來的纖維,而非全食物。儘管「可溶性」與「不可溶性」在提到個別類型的特

定纖維時極具作用，但在談論食物時用處卻不大，因為所有的高纖維食物都包含了多種可溶性與不可溶性纖維。膠類（gum）、黏質（mucilage）和果膠（pectin）都屬可溶性纖維，而纖維素和木質素則是不可溶性纖維。半纖維素[2]和 β-葡聚醣則是兩種皆有。

黏性纖維與水混合時，會形成凝膠狀，或者變得濃稠並具有黏性。非黏性纖維可能會吸收水分，但不會變得濃稠或有黏性。黏稠度被認為是膳食纖維最大的健康優勢之一。黏性纖維有助於延緩胃排空，增加進食後的飽足感，並可穩定血糖，降低血膽固醇。

黏性纖維包括了關華豆膠、黏質與果膠；而非黏性纖維，則包括了纖維素與木質素。就跟這些類型的纖維一樣，大多數黏性纖維都是可溶性，而大多數非黏性纖維則是不可溶性，不過也有例外。半纖維素和 β-葡聚醣兩種類別都有，儘管大多數半纖維素不具黏性，但大部分 β-葡聚醣都具有高度的黏稠性。

膳食纖維也是腸道細菌的食物，這些微生物藉由發酵膳食纖維來獲取能量。最容易被腸道細菌發酵的膳食纖維類型，包括了 β-葡聚醣、關華豆膠、半纖維素、果膠，以及寡醣（身體無法分解的小型碳水化合物鏈）。膠類和黏質的發酵速度最為緩慢，而寡醣發酵則是最快的。不易發酵的膳食纖維類型（例如纖維素、抗性澱粉〔resistant starch〕與木質素）對糞便體積有幫助，並且能促進通便。而麥麩就是富含這些不易發酵膳食纖維的絕佳食物之一。關於膳食纖維的主要類型、健康影響，以及其食物來源，詳見表 5-1。

膳食纖維的重要健康優勢

顯而易見，膳食纖維具有的健康優勢實在是太多了，以至於無法詳細討論每一樣的好處。在接下來的章節裡，我們將簡要地討論一些最重要的發現。

胃腸道健康。 膳食纖維最明顯的好處，就是胃腸道的健康。膳食纖維有助於預防便祕、痔瘡與憩室症（腸壁上的小囊袋）。它也可以預防結腸癌、直腸癌、膽結石，以及發炎性腸道疾病（例如潰瘍性結腸炎）。高纖飲食會讓糞便變軟變重，有助於讓糞便更容易迅速地從結腸排出。儘管不可溶性、非黏性、發酵性較低的膳食纖維（例如纖維素和木質素）在這方面特別有效，但在結腸中會發酵的膳食纖維，也能幫助糞便的成形與軟化。許多會發酵的碳水化合物，都可以作為益生質，來刺激腸道中的益菌生長。發酵所產生的副產物，可以抑制有害物質、增加礦物質吸收、減少食物敏感症和過敏、使致癌物質失去作用、攻擊癌細胞，還可以幫助脂肪與糖

---

2 審訂注：半纖維素有些為可溶性，有些為不可溶性。

表 5-1 植物性膳食纖維的類型、對健康的影響，以及常見的食物來源

膳食纖維類型	對健康的影響	常見食物來源
β-葡聚醣	改善血糖與膽固醇濃度。 軟化糞便，增加糞便體積，並促進通便，特別是不可溶性的部分。	燕麥、大麥與菇類
纖維素	增加糞便體積及促進通便。	穀類、水果、蔬菜、豆科植物、堅果與種子
植物膠與黏質	改善血糖與膽固醇濃度。 軟化糞便；在增加糞便體積與促進通便上有些微的效果。	洋車前子、關華豆膠、海藻萃取物（鹿角菜膠〔卡拉膠〕與海藻酸鹽）
半纖維素	如果是黏性的，可能可以改善血糖與膽固醇濃度。 增加糞便體積與促進通便，特別是不易發酵的類別。	水果、穀物（尤其是麩皮）、豆科植物、堅果、種子與蔬菜
木質素	增加糞便體積與促進通便。	多細長纖維的蔬菜以及穀麥類的麩皮
不易消化的寡醣	軟化糞便，增加糞便體積，以及促進通便。 可能作為益生質（prebiotics），刺激結腸中益菌的生長與活力。	水果、穀類、豆科植物及蔬菜
果膠	改善血糖與膽固醇濃度。 軟化糞便；在增加糞便體積與促進通便上有些微的效果。	莓果和水果（尤其是蘋果和柑橘類水果）
抗性澱粉	改善胰島素敏感性，以及血糖與膽固醇濃度。 有些也能增加糞便體積與促進通便。	豆科植物、生馬鈴薯、未全熟的香蕉

資料來源詳列於：布蘭達‧戴維斯與薇珊托‧梅麗娜的《全植物飲食‧營養全書》（漫遊者文化，2020）。

的代謝。

心血管健康。富含膳食纖維的飲食，已知與降低心血管疾病的風險有關。飲食中每增加 10 g 的膳食纖維，冠狀動脈疾病的發病率就會降低 14%，而冠狀動脈疾病致死率也減少了 27%。一項針對 4 萬多名男性專業醫療人員的研究報告顯示，跟膳食纖維攝取量最少的參與者相比，攝取量最多的人罹患冠狀動脈疾病的風險降低了 40%。一種盛行的理論認為，可溶黏性纖維會與含有膽固醇的膽酸結合，然後隨糞便排出體外。另一種可能性，則是攝取大量膳食纖維的人會比較快獲得飽足感，因此會攝取較少的熱量。纖維還可降低血壓、幫助去除血栓，以及增強胰島素敏感性。

糖尿病及代謝症候群。攝取高纖飲食，能夠降低罹患代謝症候群及第二型糖尿病的風險。可溶黏性纖維能延遲小腸對於脂肪和碳水化合物的吸收，改善胰島素敏感性與血糖濃度，並有助於抑制食欲，或許還能減少飲食過量與體重增加的情形。

體重。高纖食物與健康體重有關。一般而言，高纖食物在餐盤上和胃裡都佔了較大的空間，同時也需要更多的咀嚼時間，因此可能會讓你吃得少一點。許多高纖食物的能量密度較低，也就是在一定體積中所含的熱量比較少。所有這些因素，都能創造出飽足感。

理想的膳食纖維攝取量

我們每天需要多少膳食纖維？對於 1 歲以上的人而言，膳食纖維的足夠攝取量（簡稱 AI），是每 1,000 大卡的熱量，就需要攝取 14 g 的膳食纖維。對男性而言，19 ～ 50 歲之間每日應攝取 38 g 左右，而 51 歲以上則為 30 g。對女性而言，19 ～ 50 歲之間每日應攝取 25 g 左右，而 51 歲以上則為 21 g。如果你已經達到建議攝取量，但依舊為便祕所苦，則每天可能會需要食用 45 g 以上的膳食纖維。

西方飲食通常每天只提供了大約 15 ～ 17 g 的膳食纖維，僅為目前建議攝取量的一半。另一方面，純素食者每天攝取的膳食纖維，平均是 35 ～ 50 g。（在第 14 章中的菜單，提供了每天 48 g 以上的膳食纖維。）

改用全食物純素飲食，通常能解決任何與便祕相關的問題。但如果這對你不管用，也可以嘗試以下這些方法，讓情況有所改善：

- 每天至少吃 1/2 ～ 1 杯（125 ～ 250 ml）的豆科植物。
- 以每天食用 9 份以上的蔬果為目標，盡可能選擇高纖的食物。（關於份量的詳細資訊，請參見 P.293 的表 14-1；而關於各種食物的膳食纖維含量，請參見 P.98 的表 5-2。）如果想要增加更多的膳食纖維，可以連皮一起吃，也可以適量生食。每天請享用一大份生菜沙拉。如果要加熱蔬菜的話，請盡量縮短烹調的時間。
- 食用穀類時，大多數時候請選擇完整的全穀物 [3]。加工與研磨穀類會分解纖維，而且較小的顆粒通常也比較難幫助增加糞便體積。最好仰賴全穀物而非添加的麥麩來補充膳食纖維，因為過多的麥麩會抑制身體對礦物質的吸收。
- 使用加工穀類產品時，請選擇全穀類產品。以 1 份麵包或義大利麵食中至少含有 2.5 g 膳食纖維，以及 1 份早餐穀麥片至少含有 5 g 膳食纖維為目標。

---

3 審訂注：全穀物是指如糙米、燕麥粒、紅薏仁、大麥、黑麥等這種完整無去除麩皮的穀類。

- 種子對於增加糞便體積非常有幫助，尤其是整顆的亞麻仁籽與洋車前子。
- 烘焙食品請選擇含有高纖成分的麵包、瑪芬蛋糕、餅乾或薄脆餅乾等；高纖成分包括了完整或發芽的穀類、小麥胚芽、燕麥麩皮、亞麻仁籽、其他堅果與種子，以及新鮮水果、果乾或煮過的水果（蘋果醬、香蕉泥、加州蜜棗、椰棗與葡萄乾等）。
- 選擇高纖的零食，像是生鮮的蔬果、綜合乾果、爆米花、鑲填椰棗[4]，或者其他未加工的食物。
- 每天至少要喝 8 杯（2 公升）的液體。
- 保持每天運動的習慣。不論是快走還是慢跑、有氧運動或瑜伽、游泳或打一局網球等，任何體能活動都能維持腸胃的良好運作。

應付體內產生的氣體

當腸內細菌發酵碳水化合物，或者吞入空氣時，都會產生氣體。排氣事實上是件好事（至少對身體而言），因為氣體可以避免結腸損傷而導致癌症，稀釋致癌物質，刺激益菌的生長，並維持適當的腸道酸鹼值。

一般人平均每天會排氣 12 ～ 25 次。當然，在某些情況下，排氣這件事會成為一種社交上的負擔。有些人會限制豆類與高纖食物的攝取，來幫助避免腸胃脹氣所造成的尷尬。不過，這些食物極度有益健康，因此在此提供一些能幫助維持適度氣體產量的小祕訣：

- 嘴巴閉合，慢慢進食。
- 徹底咀嚼食物。
- 避免飲用碳酸飲料、嚼食口香糖及吸吮糖果。
- 食用較小份量的餐點；在八分飽時，就停止進食。
- 用興渠[5]（asafetida）、黑胡椒、肉桂、丁香、大蒜、薑與薑黃來烹調。墨西哥香料土荊芥（epazote）與日本昆布也經常被添加在食物裡，來中和容易生成氣體的化合物。
- 服用益生菌補充劑，或者使用益生菌粉或回春水（rejuvelac，一種培養出來的穀類飲品）。

---

4 審訂注：椰棗剪開去籽後加入堅果（如杏仁、核桃、夏威夷豆、腰果），可直接食用的一種點心。
5 編注：興渠是原產於中東的植物樹脂，又名阿虞、阿魏、芸台等。擁有類似結合硫磺與大蒜的刺激氣味，但在烹調加熱後，原本的臭味會轉變成類似洋蔥或大蒜的柔和香味，能預防和減少腸胃脹氣，而且有助消化。

- 限制富含添加果糖或糖醇（sugar alcohols，像是甘露醇〔mannitol〕、山梨醇〔sorbitol〕與木糖醇〔xylitol〕等甜味劑）的食物。當這些糖沒有被完全吸收時，就會在結腸中被細菌發酵。即使是水果中的果糖，也可能會在過量或特定組合的情況下造成問題。
- 在食用可能引發胃腸脹氣的食物前服用活性碳粉[6]，可能會減少腸道氣體的份量和臭味。
- 如果你有戴假牙，請確保假牙與牙齦緊密貼合。
- 如果所有方法都沒有效，可以服用含有 α- 半乳糖苷酶（alpha-galactosidase）的補充劑，這種酶會分解食物中某些人體無法消化、會產生氣體的成分。

製造音樂的果實[7]——豆科植物

約有 100 種豆科植物（豆類、豌豆、扁豆與花生）普遍種植於全球。幾個世紀以來，豆科植物一直是南美洲、非洲、中國、中東和印度人民的主食；每年人均攝取量可以超過 40 kg。在美國，儘管飲食指南強烈建議大家要多吃一些，但人均豆科植物消費量每年大約只有 3 kg。

豆科植物提供了許多同時存在於肉類中的關鍵營養素（例如蛋白質、鐵與鋅），以及肉類普遍缺乏的保護性化合物（例如膳食纖維、植物固醇、抗氧化成分與植化素，通常也有其他礦物質，例如鈣）。豆科植物中的鐵很容易被人體吸收，而且可能比肉類的鐵質提供了更多的好處。（更多關於鐵質的資訊，詳見 P.148。）

大部分的豆科植物都具有低脂的特性，飽和脂肪量也非常低，而且全都不含膽固醇。小紅豆、紅腰豆與斑豆都富含抗氧化成分。規律食用豆類能讓你延年益壽，這種說法絕非誇大其詞。研究顯示，每日豆類攝取量每增加 20 g，死亡率就下降 7 ～ 8%，可能是因為豆類可以減少罹患像是癌症、心血管疾病及糖尿病等疾病的風險，而且也有利於減重。

如前所述，有些人會因為排氣的問題而避免食用豆類。豆類是最臭名昭著的胃腸脹氣產生者之一，因為其中含有不易消化的寡醣，這些寡醣以未完全消化的狀態到達結腸，最終被細菌發酵分解而產生腸道氣體。不過事實證明，寡醣是豆類具有許多健康益處的原因，部分是因為它們可以作為益生質，促進健康的腸道菌群。同樣地，我們也有一些小祕訣，能幫助你盡可能減少跟這些「音樂果實」相關的不良影響：

---

6 審訂注：醫用活性碳主要用於治療藥物中毒之患者，可吸附腸胃道中的藥物。

7 譯註：《Beans, Beans, The Musical Fruit》是一首有關放屁的兒歌，原文標題 The Musical Fruit 的出處應是源自於此。

- 先從攝取少量的豆類開始，然後在 2 ～ 3 週內逐漸增加攝取量。逐漸增量可以讓體內的細菌有充足的時間增加數目，以消化正常的食用份量。可以從在湯品、燉菜與沙拉中添加少量豆類開始；幾個星期後，再嘗試燉辣椒料理或烤豆子。

- 將豆類浸泡至少 12 小時或隔夜，瀝除水分後沖洗乾淨，再另備清水烹調。更好的方式是，浸泡隔夜後瀝乾，重新加入清水，然後再浸泡一晚後瀝乾，另備清水烹調。如果沒有時間事先浸泡，可以加入高度蓋過豆子的水稍微燙煮一下，關火後再浸泡 1 ～ 2 小時，瀝乾水分並沖洗乾淨，然後另備一鍋清水烹煮。

- 確保豆子徹底煮熟。充分煮熟的豆子單靠舌頭和口腔頂部就能輕易壓碎。未煮熟的豆類會更難消化。

- 催芽。豆科植物在發芽過程中，會將寡醣轉化成更容易消化的糖類。催芽的方法是，先將豆子浸泡至少 12 小時，瀝乾後將它們放在催芽罐或催芽箱中，每 12 小時沖洗一次，直到發出小芽。對很多豆科植物來說，這可能要花 3 ～ 5 天的時間。豆子一旦發出小芽，就可以烹煮了。催芽也可以減少一半的烹調時間。發芽的綠豆、扁豆和豌豆可以生吃；而其他的豆科植物，則應該在發芽後煮熟食用。

- 使用新鮮豆類而非乾燥的豆類，因為前者的寡醣含量要低得多。

- 如果使用罐頭豆類，在料理或食用前要先瀝乾並充分沖洗。

- 選擇更容易消化的小型豆類，像是紅豆、扁豆、切半豌豆仁與切半綠豆仁等。通常較小的豆類比大顆豆類（例如皇帝豆或腰豆）更容易消化。

- 只購買幾個月內可吃完的乾豆。豆類存放越久，寡醣含量就越高。

- 使用豆腐與天貝。製造天貝的發酵過程能提高消化率，減少氣體產生。

膳食纖維的來源

所有的植物性全食物都提供了膳食纖維，因為纖維是植物結構的基礎。動物性食物不含纖維，因為骨骼是動物的結構基礎。表 5-2（P.98）列出了各種食物中大約的纖維含量。

膳食纖維過量？

儘管有可能食用過多膳食纖維，但在攝取植物性全食物並且飲用足量液體的情況下，不太可能會發生膳食纖維過量的情形。在舊石器時代，人類估計每天都攝取超

表 5-2 特定植物性全食物中的膳食纖維含量

每份食物中的 膳食纖維含量	食物及份量
極高纖食物 10-19.9 g	各類煮熟的豆科植物，1 杯（250 ml） 中型酪梨，1 個（200 g） 高纖麥麩脆片，1/2 杯（125 ml）
高纖食物 5-9.9 g	某些新鮮莓果（覆盆子、黑莓），1 杯（250 ml） 某些中型水果（亞洲水梨、木瓜、西洋梨），1 個 果乾（杏桃乾、無花果乾、桃子乾、西洋梨乾、加州蜜棗乾、葡萄乾）， 1/2 杯（125 ml） 新鮮椰絲，1/2 杯（125 ml） 亞麻仁籽，2 大匙（30 ml） 大多數煮熟的全穀類，1 杯（250 ml） 大型烤馬鈴薯或烤地瓜，1 個（210-300 g） 煮熟的全麥義大利麵，1 杯（250 ml） 中型朝鮮薊 1 顆，120 g
含適量纖維食物 2-4.9 g	某些新鮮莓果（藍莓、草莓），1 杯（250 ml） 大多數的水果（中型 1 個或小型 2 個），1 杯（250 ml） 大多數的生鮮蔬菜，2 杯（500 ml）；烹調過的蔬菜，1 杯（250 ml） 大多數的堅果與種子，1/4 杯（60 ml） 某些煮熟的全穀類（糙米、小米、燕麥），1 杯（250 ml） 許多種類的全穀物麵包，2 片 義大利麵，1 杯（250 ml） 爆米花，3 杯（750 ml）
低纖食物 1.9 g 以下	哈密瓜，1 杯（250ml） 所有種類的果汁或蔬菜汁，1 杯（250 ml） 所有種類的芽菜，1 杯（250 ml） 所有種類的萵苣，2 杯（500 ml） 中型黃瓜，1 根（20 cm） 大多數煮熟的精製穀物（白米、麥糊），1/2 杯（125 ml） 精製冷泡穀麥片，30 g

資料來源：美國農業部農業研究局，《美國農業部國家營養成分標準參考資料庫》，第 25 版（2012），ndb. nal.usda.gov。

過 100 g 的纖維。膳食纖維過量這件事，對於大量攝取纖維集中的來源（例如麥麩）的人來說，比較會是問題。極高纖飲食對於幼兒與一些年長者而言，可能會太難消化，造成熱量攝取不足；但對健康的成人來說，很少會造成問題。

膳食纖維可能會降低鈣、鐵和鋅的吸收率，不過在大腸發酵過程中，可以將這些礦物質釋放出來。此外，與精製食品相比，高纖全食物通常也會提供額外的礦物質，足以彌補所損失的吸收量。這是最好從食物取得膳食纖維，而避免食用纖維集

中的食物（例如麥麩或膳食纖維補充劑）的一個原因。運動員以及其他需要極高熱量攝取的人，可能會需要食用一些精製食物；不過他們的膳食纖維攝取量仍然是充足的。

◇ 穀類的好處

穀類，或者更精確地說，穀物，是禾本科植物的可食用種子，包括了小麥、燕麥、黑麥、大麥、卡姆小麥、斯佩爾特小麥、米、小米、黑小麥（triticale）、苔麩和玉米。被當成穀類使用的非禾本科植物種子，更精確的名稱是「類穀物」。然而，在大眾媒體中，類穀物通常會被包含在穀類裡，而且食用的方式往往也都相同，因此在本書中，我們在提到穀類時，也包含了類穀物。類穀物包括了莧籽、藜麥和蕎麥。

穀物是大多數人熱量與蛋白質的關鍵來源，也是膳食纖維、維生素 B 群、數種微量礦物質、植物固醇與植化素的重要來源。穀類通常對整體營養攝取量有重大的貢獻，同時幾乎沒有脂肪、無膽固醇，還提供了大量的膳食纖維。全穀類除了經濟實惠且用途廣泛外，還有助於維持血糖濃度穩定。綜合以上敘述，穀類的營養密度往往比其他植物性食物低，因此食用穀類的理想方式之一，就是先達成其他植物性食物（蔬菜、水果、豆科植物、堅果與種子）的攝取配額，再依據熱量需求來調整穀物的攝取量。如果你有中度到高度的熱量需求，應多吃一些穀類；如果需求較低的話，就少吃一點。

大眾普遍同意，過量攝取精製穀物，是導致過重、肥胖與慢性疾病的原因；然而，在典型的美式飲食中，估計有 90% 的穀物都是精製過的。以下是一些精製穀物可能會導致的不良健康後果：

- **三酸甘油酯升高，以及高密度脂蛋白膽固醇下降。**兩者都會增加罹患心血管疾病與代謝症候群（糖尿病前期症狀）的風險。
- **血壓升高。**即使鈉攝取量在適度範圍內也會發生。
- **飲食過量。**精製碳水化合物比它們全食物的近親要不具飽足感，容易導致吃得太多。
- **血糖濃度變動幅度大。**精製碳水化合物在食用後會更迅速被釋放到血液中。
- **增加腸胃不適。**精製的碳水化合物與其所來自的全食物相比，纖維含量幾乎微不足道。
- **增加罹患癌症的風險，特別是大腸直腸癌的風險。**糖類與澱粉的植物營養素與植化素含量很少，這些都是防癌物質。精製碳水化合物會增加大腸直腸癌

與胃癌的風險，也可能會增加胰臟癌的風險。

- **缺乏微量營養素。**精製的碳水化合物通常是維生素與礦物質的糟糕來源。當它們成為主食時，要獲取所需的所有其他營養素，可能會變成一項挑戰。
- **增加發炎反應與氧化壓力。**精製食物會大量減少抗氧化成分與植化素的含量，這些都是防止發炎反應與氧化壓力的物質。

　　儘管毫無疑問的，我們應該限制精製穀物的攝取，但這些食物並不是毒藥。吃一塊比薩或一盤義大利麵，還不至於破壞你的飲食。在耶誕節餅乾上撒一些糖，也不算犯罪。事實上，偶爾擺脫全食物飲食，能使吃東西更有樂趣，有時也會更容易與非純素食的朋友一起分享。試著讓全穀物成為你日常生活的一部分吧！

全穀類的營養等級

即使是在全穀物食物產品的範疇裡，有一些也不是健康的最佳選擇。例如，你可能會在早餐時吃全穀物麥片，午餐吃全穀物麵包，晚餐吃全麥義大利麵，然後用糙米米餅當點心。這些產品全都是用全穀物製成的，但它們仍屬於加工食品。

圖 5-3 全穀物的營養等級

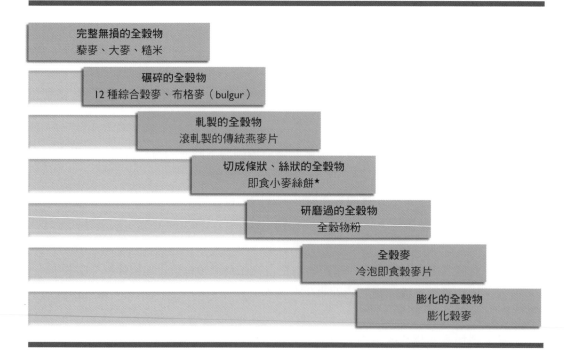

完整無損的全穀物
藜麥、大麥、糙米

碾碎的全穀物
12 種綜合穀麥、布格麥（bulgur）

軋製的全穀物
滾軋製的傳統燕麥片

切成條狀、絲狀的全穀物
即食小麥絲餅★

研磨過的全穀物
全穀物粉

全穀麥
冷泡即食穀麥片

膨化的全穀物
膨化穀麥

★ 編注：shredded wheat，將麥粒煮熟後壓切成細絲狀，經熱水煮熟後再整型成中空狀，類似即食穀物麥片的形狀，有大小不同尺寸。吃法和即食穀物麥片相同，可搭配牛奶作為早餐，或直接當成餅乾食用。

全穀物的加工程序越多，營養價值就越低。最營養的形式，就是來自於植物的完整全穀物。你可以透過浸泡和催芽的方式，進一步增加完整全穀物的營養素與植化素的含量。圖 5-3 顯示了全穀類的營養等級，其中最健康的例子在頂端，而最不營養的則在最底層。

全穀物的成分，像是燕麥麩皮、小麥胚芽與麥麩等，技術上不能算是全穀類。不過，它們在飲食中可以發揮有益的作用。舉例來說，小麥胚芽可以為全麥麵粉製成的烘焙食品增加營養價值，而燕麥麩皮則可以提供額外的黏性膳食纖維，幫助控制血糖濃度，或者降低膽固醇濃度。（有時候，加工較少的穀類對飲食也會有幫助，特別是對於兒童與年長者的飲食。請參見第 11 章與第 12 章。）

麩質

很多人都對麩質不耐。麩質是一種存在於小麥、斯佩爾特小麥、卡姆小麥、黑麥、大麥與黑小麥中的蛋白質。在美國，大約有 1% 的人口因為乳糜瀉，對麩質有極為嚴重的反應；估計有 10% 的人具有較不嚴重的反應，被稱為麩質過敏。患有乳糜瀉的人，必須從飲食中完全消除所有的麩質。而對麩質過敏的人，則可能需要完全避免食用麩質，或者在不引起症狀的情況下少量進食。

不論是哪種情況，症狀通常都會影響到胃腸道系統，造成腹痛、痙攣、腹脹、腹瀉與便祕。然而，對麩質的不良反應，會出現在身體任何一個系統中。最常見的，有行為問題（例如憂鬱、腦霧[8]、過動及自閉）、缺鐵性貧血（會造成疲勞、虛弱以及注意力不集中）、失智症、不孕症、關節疼痛、肌肉失調、骨質疏鬆症、腿麻、偏頭痛與鼻竇問題。

在過去 40 年間，乳糜瀉的患者增加了 4 倍，然而人類食用穀物的歷史，已經有好幾百年了。世界知名的乳糜瀉專家艾里西歐・法沙諾（Dr. Alessio Fasano）醫師在 2011 年 8 ～ 9 月號的《好好生活》（Living Well）雜誌上提到，造成這種情況激增的原因有兩個：「首先，我們所食用的穀類已經有了巨大的改變。在我們曾祖父母的時代，小麥的麩質含量非常低，而且每年收成一次。現在，我們改造了穀類來大幅提高產量，並加入了我們喜歡的特性（例如更 Q 彈）。我們很容易遭受這些富含極高麩質的穀物所帶來的影響。其次，我們在所有自體免疫疾病上，都可以看到上升的趨勢。這是因為我們改變環境的速度，超過了人體適應環境的速度。」

假如你認為自己可能對麩質過敏，那麼排除乳糜瀉與小麥過敏症就很重要。如果這些測試結果都是陰性，你仍然可以持續無麩質飲食 2 ～ 4 週的時間，來看看症

---

8 編註：腦霧（foggy mind）指人的專注力、記憶力和思考理解力發生失調退化的現象，如同大腦被濃霧籠罩一般。好發於 20 ～ 60 歲的大腦重度使用者，症狀有可能經控制後改善。

狀是否有改善。如果有的話，就是麩質過敏的有力指標。為了確認，請試著再吃含有麩質的食物一天，看看症狀是否會再度出現。

催芽會大幅降低麩質含量，但並不會讓麩質完全消失。催芽可能會讓你能夠接受一些平常吃了會過敏的穀物。

燕麥可能會造成問題，也可能不會。因為燕麥含有一種類似麩質的蛋白質，大部分乳糜瀉患者或麩質過敏的人都可以接受。然而，北美大部分的市售燕麥在加工時，都跟其他含有麩質的穀物共用生產線，因此可能會受到汙染。

即使麩質對你來說不是什麼大問題，多吃各種不同的穀物也是明智之舉。不同全穀物的膳食纖維、維生素、礦物質和植化素含量都不盡相同，因此食用不同種類的穀物能確保更均衡的營養。務必要把類穀物（例如藜麥、莧籽與蕎麥）包含在飲食中混合食用，它們都是蛋白質的強大動力，而且都不含麩質，也具有更密集的維生素與礦物質。

◇ 糖不甜蜜的一面

人類對甜食情有獨鍾。我們生來如此，而這是有充分理由的。在自然界所發現的食物中，甜味通常表示安全，而苦味則是種警告。植物中的糖提供了合理的葡萄糖濃度，來維持人體系統順利運作。在食用各種蔬菜、水果、豆科植物、穀物、堅果與種子的情況下，很難會攝取過量的糖。遺憾的是，當我們加工食物並濃縮其中的糖分時，我們被糖吸引的本能就開始對我們不利了。

在十六世紀以前，濃縮甜味劑除了蜂蜜之外較為少見，而且僅限於能夠取得蜂蜜的人。直到 1800 年代中期，糖才成為日常飲食中常見的部分。到了 1900 年，美國的人均糖消耗量平均約為每年 29 kg，是全世界最多的地區之一。

從 1900 ～ 2005 年，添加糖的使用量增加了超過 200%，而且在 1970 ～ 2005 年間，就增長了 19%。在 2005 年，美國人攝取的添加糖量，平均為每天 30 小匙（126 g）[9]。這個份量等於 488 大卡，以每天吃 2,000 大卡為例，幾乎是總熱量的 25%。非酒精性飲料與其他含糖飲料，幾乎占了美國人糖攝取量的一半。在 1970 ～ 2000 年間，非酒精含糖飲料 [10] 的消耗量，從每天少於 250 ml，增加到將近 500 ml。

在 1970 ～ 1995 年間，最值得注意的變化，不是糖的消耗量，而是糖的種類。雖然餐用砂糖（蔗糖）的消耗量下降了 38%，但玉米甜味劑（主要是高果糖玉米糖漿）的攝取量幾乎變成了 4 倍。到了 2007 年，所有添加糖中，有 45% 來自於蔗糖，

---

9 審訂注：30 小匙的精製糖，約等於 30 顆方糖。
10 編注：指所有不含酒精的飲料，包括果汁、茶、咖啡、牛奶、汽水、運動飲料等。

41% 來自於高果糖玉米糖漿，而 14% 則來自於葡萄糖漿、純葡萄糖與蜂蜜。

糖究竟有多糟糕？

糖並非天生有害。事實上，當它是植物性全食物的一部分時，是種寶貴而健康的能量來源。人體更喜歡用糖作為燃料來源，而且在合理的劑量（例如蔬菜和水果中天然存在的量）下，糖也能獲得妥當的處理。攝取過量的糖才是問題，尤其是在來源為濃縮甜味劑的情況下。糖對健康的不利影響，跟本章前面討論過的精製碳水化合物很類似。此外，高糖飲食對健康還有以下的不良影響：

- 高糖飲食會增加三酸甘油酯（與心血管疾病有關的脂肪酸）的濃度，當單醣超過熱量的 20% 時（通常在西方飲食中都是如此）尤其嚴重。
- 高糖飲食會增加血糖濃度與胰島素分泌以及胰島素阻抗，可能導致代謝症候群、前期糖尿病與第二型糖尿病。
- 高糖飲食會造成蛀牙，並損害牙齒健康。
- 高糖飲食會導致非酒精性脂肪肝病，增加動脈粥狀硬化與心血管疾病的風險。
- 高糖飲食對免疫力有不良影響，並增加感染的機率。

攝取多少糖是安全的？

很明顯地，糖在攝取過量時會變成毒藥。但多少才算是太多，這是個很重要卻也很難回答的問題。

世界衛生組織建議，添加糖最多只應佔總熱量的 10%，或者在每天 2,000 大卡的飲食中，不要超過約 12 又 1/2 小匙（53 g）。毫無疑問地，糖的攝取越少越好，不過世界衛生組織所建議的上限對大多數人而言，是合理的最大值。

請學會閱讀標示。在營養成分標示中，製造商必須列出每一食用份量中糖的總含量（包括食物中天然存在的，以及任何額外添加的糖）。如果食物本身不含天然糖分，那麼標示上的所有糖分，都是額外添加的。

如果食物中含有來自水果、果乾甚至蔬菜（例如番茄）的天然糖分，則需要進一步查找。請仔細檢視成分表。成分表的順序，是按照重量由高至低列出來的。如果糖在表上的排序很前面，就是添加糖分高的絕佳線索。然而，如果同時使用了好幾種不同的甜味劑，則每一種都會分別列出，使得它們可能落在成分表上排序較後面的位置，但累積起來的量可能很可觀，其中一些甚至會讓你認不出它們是糖。以下的成分都是不同形式的糖：

- 龍舌蘭糖漿（agave nectar）
- 大麥麥芽糖漿（barley malt syrup）
- 黑糖蜜（blackstrap molasses）
- 糙米糖漿（brown rice syrup）
- 黑糖（brown sugar）
- 蔗糖（cane sugar）[11]
- 玉米糖漿（corn syrup）
- 結晶果糖（crystalline fructose）
- 葡萄糖（dextrose）[12]
- 蔗糖塊（dried cane juice）
- 濃縮甘蔗汁（evaporated cane juice）
- 果糖（fructose）
- 濃縮果汁（fruit juice concentrate）
- 葡萄糖（glucose）
- 高果糖玉米糖漿（high-fructose corn syrup）
- 蜂蜜（honey）
- 轉化糖漿（invert sugar）
- 乳糖（lactose）
- 麥芽糊精（maltodextrin）
- 麥芽糖（maltose）
- 麥芽糖漿（malt syrup）
- 楓糖漿（maple syrup）
- 糖蜜（molasses）
- 粗糖（raw sugar）
- 米糖漿（rice syrup）
- 原蔗糖（Sucanat）
- 蔗糖（sucrose）
- 糖（sugar）
- 糖漿（syrup）
- 未精製蔗糖（turbinado sugar）

此外還要留意所標示的份量；通常份量都會比你想像的要少。檢視每份中的糖分克數。1 平匙小匙（5 ml）的糖大約是 4.2 g；因此，如果一項產品含有 12 g 的糖，大約就等於 3 小匙的量。表 5-3（P.105）列出了一些常見純素食物的糖含量。

更健康的甜味劑

大部分的糖都提供了相同的熱量，基本上也都是葡萄糖、果糖，或者兩者的組合。葡萄糖往往會比果糖更容易引起血糖升高，然而果糖與許多健康問題都有關聯。該記住的重點很簡單：糖就是糖，無論使用哪一種，都應該限制用量。

雖然一些甜味劑含有一點點的營養成分，不過你必須吃到遠超過你應該吃的量，才能夠對營養需求做出明顯的貢獻。黑糖蜜[13]（blackstrap molasses）是個值得注意的例外，它是礦物質的重要來源，因為它含有在糖的精製過程中被剝奪的礦物質。例如，2 大匙（30 ml）的黑糖蜜可以提供 344 mg 的鈣、7 mg 的鐵與 996 mg

---

11 譯注：sucrose 是所有符合蔗糖結構的糖類總稱，來源不一定是甘蔗；cane sugar 則是來自於甘蔗的糖。
12 譯注：dextrose 與 glucose 都是葡萄糖，有時會替換使用。但因為 glucose 長久以來較為人熟知為葡萄糖，某些食品製造商怕葡萄糖予人含糖分的聯想會不利販售，改用大眾較不熟悉的 dextrose 一詞意圖轉移焦點。因此在商業性販售的食品標示上最近常見 dextrose 一詞。
13 審訂注：糖蜜是一種將甘蔗或甜菜製成食糖的加工過程中所產生的副產品，一般多為棕黑色的黏稠液體。本質上與糖差異不大，只是在某些微量礦物質上比普遍的糖多一些，偶而搭配使用是可以的。故不應將黑糖蜜作為鈣質食物的「主力來源」，以免因此攝取過多的糖造成其他健康上的隱憂。

糖類替代品安全嗎？

基本上，糖類替代品有兩類：糖醇與零熱量甜味劑（也稱為非營養性甜味劑）。少量的糖醇（例如甘露醇、山梨醇與木醣醇）相對比較溫和，但是如果食用過多，也會引起胃腸不適。糖醇的確一樣會讓血糖濃度升高，不過沒有其他碳水化合物的幅度來得高。

零熱量甜味劑可以進一步再分為兩類：人工甜味劑與天然零熱量甜味劑。在美國，有 5 種人工甜味劑已被批准使用：醋磺內酯鉀（acesulfame K）、阿斯巴甜（aspartame）、紐甜（neotame）、糖精（saccharin）與蔗糖素（sucralose）。天然零熱量甜味劑則包括了甜菊糖（stevia）與瑞鮑迪甙 A（rebaudioside A），兩者皆是從甜菊植物提煉出來的。

一般情況下，最好盡量減少或避免使用糖類替代品。它們可能對健康產生負面影響，而且幾乎完全沒有好處。如果你必須使用這些產品，請務必使用糖醇或天然零熱量甜味劑。

表 5-3 常見純素食物的糖含量

食物	份量	糖（g）	糖（小匙）
杏仁奶（Silk，True Almond，原味）	1 杯（250 ml）	7	1.7
杏仁奶（Silk，True Almond，香草口味）	1 杯（250 ml）	15	3.6
巧克力棒，70% 可可含量（Green and Black's）	50 g	12.5	3
巧克力棒，米漿（Terra Nostra）	50 g	27.5	6.5
椰子優格（So Delicious，藍莓口味）	170 g	20	4.8
烘烤酥脆穀物棒（Nature's Path，所有口味）	35 g	10-11	2.4-2.6
優質純素格蘭諾拉麥片★（Nature's Path，所有口味）	1/2 杯（125 ml）	12	2.9
一般純素格蘭諾拉麥片（Nature's Path，所有口味）	1/2 杯（125 ml）	7-9	1.7-2.1
有機汽水（Blue Sky）	375 ml	37-44	8.8-10.5
沙拉醬（Annie's 覆盆子義大利油醋醬）	2 大匙（30 ml）	7	1.7
大豆冰淇淋（So Delicious，所有口味）	1/2 杯（125 ml）	15-27	3.6-6.4
豆漿（Silk，原味）	1 杯（250 ml）	6	1.4
豆漿（Silk，香草口味）	1 杯（250 ml）	8	1.9
番茄義大利麵醬（Newman's Own 有機傳統香料番茄義大利麵醬）	1/2 杯（125 ml）	9	2.1

資料來源詳列於：布蘭達・戴維斯與薇珊托・梅麗娜的《全植物飲食・營養全書》（漫遊者文化，2020）。

★ 編注：格蘭諾拉麥片（granola），一種將傳統燕麥加入各式堅果及果乾，大部分會添加蜂蜜或糖及油脂一起烘烤的酥脆綜合麥片。台灣買得到的市售品，大多都有添加蜂蜜，純素食者在購買前請留意營養標示。

的鉀。這比 1 杯（250 ml）牛奶所含的鈣還要多，比 240 g 的牛排所含的鐵還要多，也比 2 根大型香蕉所含的鉀還要多。[14]（務必選擇有機糖蜜，否則你也會獲得大量的農藥。）

椰棗糖（磨碎的椰棗乾）與椰糖（用椰子花苞中提取的花蜜乾燥而成）所含有的營養成分，也比其他多數的糖類更加豐富，因為它們是從全食物衍生而來的。當然，最營養的甜味劑就是新鮮水果或果乾，可以用來製作美味的甜點，不須添加任何濃縮糖或其他甜味劑。

果糖：糖類中的反派

根據迄今為止的科學研究顯示，果糖會對人體造成損害，特別是在過量食用的情形下。人體可以處理少量的果糖，例如天然存在於全食物中的果糖。不過，如果經常攝取大量濃縮果糖的來源（無論來源為何），就會很快超過人體的處理能力。

人體的每個細胞都可以使用果糖作為能量，但果糖會立刻進入肝臟，並迅速被轉化為脂肪酸。一些脂肪酸會停留於肝臟中，而其餘的部分，就會以三酸甘油酯的形式進入到血液中。關於濃縮甜味劑所產生的不良影響，例如非酒精性脂肪肝病、高三酸甘油酯、低密度脂蛋白膽固醇增加、胰島素阻抗、內臟脂肪堆積，以及血壓升高等，果糖在這方面的影響則更加明顯。

請記住，劑量決定了毒性。1 份水果的果糖含量是 2 ～ 8 g；而 1 罐 375 ml 的汽水所含的果糖，不論是用高果糖玉米糖漿或者蔗糖來增加甜味，大概是 25 g 左右。

◈ 關於升糖指數

升糖指數（glycemic index，簡稱 GI）是衡量來自於特定食物的 50 g 碳水化合物對於血糖濃度影響的數值。消化快且會迅速將所含的糖釋放到血液中的碳水化合物，具有較高的 GI。高 GI 的碳水化合物，通常會引發波動極大的胰島素反應，對於長期血糖控制會有不良影響，而且還會升高三酸甘油酯濃度，並降低高密度脂蛋白膽固醇濃度。消化慢且逐步將所含的糖慢慢釋放到血液中的碳水化合物，具有較低的 GI，可能對胰島素反應、三酸甘油酯與高密度脂蛋白膽固醇的濃度，具有正面的影響。

升糖指數是以 0 到 100 來分級，會造成血糖濃度快速升高的食物，具有較高的數值。純葡萄糖的 GI 值是 100；而白麵包的 GI 值為 75，代表了血糖對白麵包中碳

14審訂注：黑糖蜜所含礦物質在不同廠牌的 Blackstrap Molasses 中含量會有所差異，請詳閱營養標示。

表 5-4 特定食物的 GI 值和 GL 值

食物	GI 值	份量	GL 值
穀類			
煮熟的大麥	28	150 g	12
白麵包	75	30 g	11
全麥麵包	74	30 g	9
煮熟的蕎麥	45	150 g	13
煮熟的布格麥	47	150 g	12
即食早餐玉米片	81	30 g	20
墨西哥玉米薄餅	49	50 g	11
煮熟的小米	62	150 g	22
沖泡即食燕麥片	79	250 g	21
軋製的傳統燕麥片	55	250 g	13
煮熟的藜麥	53	150 g	13
煮熟的糙米	50–87	150 g	16–33
煮熟的白米	38–109	150 g	14–46
原味爆米香餅	82	25 g	17
原味仙貝	91	30 g	23
黑麥薄脆餅乾	64	25 g	10
即食小麥絲餅	67	30 g	13
粗黑麥麵包（pumpernickel）	53	30 g	6
煮熟的義大利麵	49	180 g	24
煮熟的全麥義大利麵	44	180 g	18
豆科植物			
罐頭素食焗豆	40	150 g	7
煮熟的鷹嘴豆	29	150 g	7
煮熟的腰豆	22	150 g	6
煮熟的扁豆	32	150 g	6
發芽的生綠豆	25	150 g	4
煮熟的海軍豆（白腰豆）	31	150 g	9

食物	GI 值	份量	GL 值
切半的黃豌豆仁	25	150 g	3
煮熟的大豆	16	150 g	1
堅果			
腰果	22	50 g	3
綜合堅果	24	50 g	4
花生	7	50 g	0
蔬菜			
甜菜根	64	80 g	5
生的或水煮的胡蘿蔔	39	80 g	2
水煮玉米	52	80 g	9
水煮防風草根	52	80 g	4
水煮冷凍豌豆仁	51	80 g	4
烤馬鈴薯	86	150 g	22
水煮馬鈴薯	82	150 g	21
水煮小馬鈴薯	76	150 g	16
水煮南瓜	64	80 g	6
生的或煮熟的地瓜	70	150 g	22
蒸熟或煮熟的山藥	54	150 g	20
水果			
蘋果	36	120 g	5
杏桃	34	120 g	3
杏桃乾	31	60 g	7
香蕉	60	120 g	14
哈密瓜	68	120 g	4
櫻桃	63	120 g	9
深紫色葡萄	59	120 g	11
奇異果	58	120 g	7
芒果	51	120 g	8
柳橙	37	120 g	4
木瓜	56	120 g	5

食物	GI 值	份量	GL 值
桃子	42	120 g	5
西洋梨	38	120 g	4
鳳梨	66	120 g	6
李子	39	120 g	5
草莓	40	120 g	1
西瓜	76	120 g	4
乳飲品			
牛奶	31	1 杯（250 ml）	4
原味米漿	86	1 杯（250 ml）	23
原味豆漿	32	1 杯（250 ml）	5
零食			
黑巧克力	23	50 g	6
牛奶巧克力	43	50 g	12
椰棗	42	60 g	18
法式香草冰淇淋（16% 脂肪）	38	50 g	3
爆米花	65	20 g	7
洋芋片	56	50 g	12
椒鹽捲餅（Pretzels）	84	30 g	18
糖			
龍舌蘭糖漿	13	10 g	1
果糖	15	10 g	2
葡萄糖	103	10 g	10
轉化糖漿	63	25 g	13
蜂蜜	61	25 g	12
楓糖漿	54	10 g	10
蔗糖	65	10 g	7

資料來源：F. S. Atkinson et al., "International Tables of Glycemic Index and Glycemic Load Values: 2008," *Diabetes Care* 31, no. 12 (2008):2281–2283.
GI——低：小於 55 ／中：55 ～ 69 ／高：70 以上。
GL——低：小於 10 ／中：11 ～ 19 ／高：20 以上。

水化合物的反應，是對於純葡萄糖反應的 75%。相較之下，大麥的 GI 值是 28。0 ～ 55 為低 GI，56 ～ 69 為中等，而超過 69 則為高 GI。

GI 值能幫助我們大致上了解一份含有 50 g 碳水化合物的食物，對於血糖會造成怎樣的影響。不過，幾乎沒有任何食物所含的碳水化合物剛好是 50 g。這就是升糖負荷（glycemic load，簡稱 GL）派上用場的地方。升糖負荷將食物的份量與實際攝取的碳水化合物量納入考量。具有高 GI 的食物，如果含有的碳水化合物量不高，並具有低 GL，就不一定會造成問題。

食物 GL 值的計算方式，是將食物的 GI 值乘以 1 份食物中所含的碳水化合物克數，然後再除以 100。因此雖然西瓜的 GI 是 72，但一份 120 g 的西瓜只含有 6 g 的碳水化合物，因此它的 GL 是 4，數值很低。（請注意，這裡的計算是採用每份中碳水化合物的重量，而非每份食物的重量。）重點是在決定食物對於血糖的影響上，其碳水化合物的總量跟 GI 值同樣重要。GL 值 0 ～ 10 為低，11 ～ 19 為中等，而超過 19 就算是高。表 5-4 列出了一些常見食物的 GI 值與 GL 值。

GI 與 GL 的侷限性

GI 與 GL 值有時會被視為判斷食物健康與否的關鍵方式。這是個嚴重的錯誤。這些工具雖然決定了碳水化合物對血糖濃度的影響，但並沒有告訴我們關於食物的其他任何資訊，也並非設計來作為選擇食物的唯一標準。

首先，含有極少量碳水化合物的食物具有非常低的 GI 值，GL 值也微不足道。舉例來說，肉類對於血糖的影響就很小，但這並不會讓它有資格成為健康的，或者是糖尿病患者的「無負擔」食物。洋芋片的 GI 比烤馬鈴薯低，但前者所添加的鹽與脂肪，並不會讓馬鈴薯變得更健康。其他不健康的零食，像是巧克力棒（candy bar）、杯子蛋糕和冰淇淋，因為脂肪含量高，往往也會落在低 GI 的範圍內。相反的，有很多營養但碳水化合物較高的全食物，例如一些水果、澱粉類蔬菜與全穀類，所具有的 GI 或 GL 值相對較高，但並不意味著你應該避免食用它們。

善用 GI 與 GL 值

儘管有這些侷限性，但只要適當的利用這些指標，GI 與 GL 值還是很有幫助。使用這些工具的其中一種最佳方式，就是比較很類似的或者屬於同一類別的食物。例如，在表 5-4 中，你可以將墨西哥玉米薄餅與即食早餐玉米片、大麥與小米（都是完整的穀物），或者豆漿與米漿拿來做比較。而認識到具有較高 GI 與 GL 值的食物，可以在進行高強度體能活動時作為有價值的燃料來源，也是很有用的一件事，因為這種時候，你會需要隨吃即用的碳水化合物。

純素食者不需要擔心 GI 與 GL 值，因為跟非素食飲食相比之下，純素飲食的整體 GI 值都很低，而 GL 值也在中等到低之間。一項檢視了純素飲食的 GI 與 GL 的研究發現，純素飲食的平均 GI 值為 51，而平均總 GL 值為 144（這個數值是一天之中攝取的所有食物總和），被認為是中等到低之間。就糖尿病與心血管疾病而言，這可能提供了純素食者健康上的優勢。純素飲食的 GI 與 GL 值跟非素食飲食比起來都非常有利，有助於解釋為何純素食者在糖尿病與心血管疾病風險方面，具有健康優勢。

· · ·

在決定食物對血糖濃度的影響上，GI 與 GL 值可能是很有用的工具，但它們並不能決定食物的營養價值。在營養價值上，我們需要更全面的了解。就讓我們從維生素開始吧！

第 6 章

重視維生素的價值

我們對於特定維生素的了解，僅僅只有一個世紀；其中最早的是維生素 A，也是到 1913 年才被發現。然而，早在數千年前，人們就已經意識到，某些食物具有神祕的特質，可以治癒壞血病與佝僂症[1]。

維生素是含有碳原子與其他元素的複雜分子，這些元素包括氫、氧，有時還包括了氮。維生素對於人體有著深遠的影響，掌管了生長的某些層面，可調節礦物質的代謝，保護我們不受自由基的損害，並且將我們所吃的食物轉化成可用的能量。維生素的作用可以列成一份長長的清單，而且每一項都令人印象深刻。不過，我們所需要的維生素總量很少，每天只需要 0.5 g 左右，重量大概跟 1/6 個大蒜瓣差不多。

維生素是生命的要素，而且身體無法合成出來，必須從我們所吃的食物中來獲取。純素飲食為大部分的維生素提供了豐富的來源，除了維生素 B_{12} 與 D 之外，不過這些很容易就能添加回去。

在本章中，我們將檢視維生素所扮演的角色，並探索能夠滿足建議攝取量的選擇。讓我們從純素飲食中大家最感興趣的兩種維生素開始說起：維生素 B_{12} 與 D。

◈ 維生素 B_{12}（鈷胺素、氰鈷胺素）[2]

綜觀歷史，維生素 B_{12} 主要存在於動物性產品中。在過去，純素食者很難取得維生素 B_{12} 強化的植物性食物，因此美國純素食者的平均攝取量只有建議攝取量的 1/4 而已。然而，近幾十年來，維生素 B_{12} 的補充劑與 B_{12} 強化的植物性食品在美國大量增加，因此很容易避免這種短缺的情形。幸好，負責任的素食主義社團與生食飲食組織，都鼓勵純素食者要確保這種必需營養素的可靠來源。

維生素 B_{12} 是特定營養素團隊的一員，這個團隊負責將碳水化合物、脂肪與蛋白質轉化成人體可使用的能量。維生素 B_{12} 能幫助建立 DNA 與紅血球，尤其在快

---

1 審訂注：佝僂症是因維生素不足、日照不夠或其他疾病，導致體內維生素 D 缺乏，引發鈣磷代謝失常，導致骨骼發育障礙或是畸形。

2 審訂注：維生素 B_{12} 的形式包括了氰鈷胺素（cyanocobalamin）、甲鈷胺素（methylcobalamin）和腺苷鈷胺素（adenosylcobalamin）、羥鈷胺素（hydroxycobalamin）。

維生素的更多資訊

關於維生素的詳細資訊、人生各個階段的建議攝取量，以及維生素的食物來源，請參見表 6-1（P.115）、表 6-2（P.135）與附錄（P.302）。

速生長的期間特別重要；它還能維持神經纖維周圍的保護性髓鞘（sheath）。除此之外，維生素 B_{12} 還有助於清除體內的同半胱胺酸；同半胱胺酸是種潛在的有害物質，會損傷脆弱的動脈內壁，並引發心臟病。缺乏 B_{12} 會造成嚴重的後果，像是胃腸道疾病、神經損害，以及巨球性貧血（megaloblastic anemia）。

如果純素食者在飲食中沒有包含維生素 B_{12} 的可靠來源，最終就會進展到缺乏 B_{12}。對於某些人而言，這個問題在幾個月之內就會發生；而對於某些人而言，則可能要花上好幾年才會顯現。缺乏 B_{12} 所造成的後果，取決於症狀有多快被辨識出來，以及多快開始彌補缺乏的狀況。辨別出問題所花的時間越長，造成永久性傷害的風險就越大。如果你有疲勞、虛弱、喜怒無常、呼吸急促或心悸的症狀，又或者有其他理由懷疑自己患有 B_{12} 缺乏症，請透過醫生安排實驗室檢驗。如果損害還沒有太嚴重，通常可以用補充劑快速改善缺乏的狀況。

維生素 B_{12} 建議攝取量

成人的建議攝取量為 2.4 µg，一天中需分多次攝取；不過很多專家建議要攝取到 4 ～ 8 µg。當維生素 B_{12} 作為單次劑量服用時，比起相同劑量分多次服用，所吸收的劑量會比較少。因此，如果你每天服用 1 次補充劑，建議攝取量為每天 25 ～ 100 µg。另一種選擇，是每週服用 2 次 1,000 µg 的補充劑。

孕期、哺乳期與嬰兒期

服用維生素 B_{12} 的可靠補充來源，對於孕期與哺乳期的媽媽以及寶寶尤其重要。孕婦的維生素 B_{12} 建議攝取量為 2.6 µg，而哺乳的媽媽則為 2.8 µg。同樣地，很多專家會建議更高的攝取量，表 6-1 顯示了一些選項。

對於還沒有建立自身維生素 B_{12} 儲備的寶寶，從飲食中獲得充足的維生素 B_{12} 是很重要的。如果沒有的話，嬰兒可能會在幾個月內發生無法逆轉的腦部損傷。幸好，如果哺乳的媽媽有獲得充足的 B_{12}，她的寶寶就會從母奶中獲得足夠的量。當寶寶脫離母奶或嬰兒配方奶後，就應該給予他們維生素 B_{12} 滴劑。

表 6-1 滿足維生素 B$_{12}$ 建議攝取量（RDA）的選項

年齡	建議攝取量（μg）	從每天 2 項強化食物獲取的建議攝取量（每份）	從每日單一補充劑獲取的建議攝取量	從一週 2 次的補充劑獲取的建議攝取量
0～5 個月	0.4	—	—	—
6～11 個月	0.4	0.4-1.0	5-20	200
1～3 歲	0.9	0.8-1.5	10-40	375
4～8 歲	1.2	1.0-2.0	13-50	500
9～13 歲	1.8	1.5-2.5	20-75	750
14 歲以上	2.4	2.0-3.5	25-100	1,000
孕期	2.6	2.5-4.0	25-100	1,000
哺乳期	2.8	2.5-4.0	30-100	1,000

資料來源詳列於：布蘭達·戴維斯與薇珊托·梅麗娜的《全植物飲食·營養全書》（漫遊者文化，2020）。

年長者

在少數 B$_{12}$ 缺乏的案例中，維生素 B$_{12}$ 可以幫助治療認知障礙與失智症。維生素 B$_{12}$ 缺乏症也可能與晚年生活的憂鬱症有關。

不論採用何種飲食，年長者從 50 歲開始，都應該要每 5 年檢測一次他們的 B$_{12}$ 狀態。隨著年齡的增長，人體吸收動物性產品中維生素 B$_{12}$ 的能力會逐漸下降。在動物性產品中，維生素 B$_{12}$ 是附著在蛋白質上的。當人變老時，會開始失去從動物性蛋白質中分離出 B$_{12}$ 的能力。在植物性強化食品或補充劑中的 B$_{12}$ 形式，並沒有跟蛋白質結合，因此即使在我們變老後，也是很好的 B$_{12}$ 來源。50 歲以上的人，不論採取什麼樣的飲食方式，都應該要服用 B$_{12}$ 補充劑，或者食用 B$_{12}$ 強化食品，來滿足表 6-1 中成人建議攝取量的大部分或甚至是全部攝取量。如果純素食的年長者已經養成服用 B$_{12}$ 補充劑的習慣，他們可能會比非素食的年長者更具健康優勢。

某些老年人（不論飲食方式）也無法產生足夠的內在因子（intrinsic factor），這是吸收 B$_{12}$ 所需要的化合物。在這種情況下，每個月注射 B$_{12}$，或者採用相對較大的口服劑量（例如 2,000 μg，接著每天服用 1,000 μg），已被證明是有效的方法。

獲得足夠維生素 B$_{12}$ 的方法

有好幾種方式可以獲得足夠的維生素 B$_{12}$。你可以採用以下其中的一種方式，或者任意搭配組合。

每天服用 B₁₂ 補充劑

選擇含有 25 ～ 100 μg 維生素 B₁₂（氰鈷胺素，是大多數研究中所使用的形式）的維生素或綜合維生素—礦物質補充劑。為了獲取最佳的吸收效果，請咀嚼你的 B₁₂ 補充劑。對於吸菸者或有腎臟問題的人，建議攝取甲鈷胺素（methylcobalamin）；在這種形式下，每天可能會需要 1,000 μg 的份量。

每週服用 2 次較大劑量的 B₁₂ 補充劑

由於在服用大量維生素 B₁₂ 時，人體只會保留一小部分下來，因此你可以採取每週服用 2 次非常大量的維生素 B₁₂，來取代較小劑量的每日補充劑，並且仍然可以確保你有吸收到正確的份量。如果你採用這個選擇，請每週服用 2 ～ 3 次 1,000 μg 的氰鈷胺素；記得要咀嚼，以獲得最佳的吸收效果。

每天從強化食品中獲得維生素 B₁₂

每天食用 2 份 B₁₂ 強化食品，例如植物奶、植物肉（人造肉）[3]、早餐穀麥片與穀物棒等。檢查營養成分標示，以確保每份食物提供了 2 μg 以上的 B₁₂，或者每份至少有 50% 的實際每日營養素參考值百分比（daily value，簡稱 DV）。食品營養標示中，6 μg 等於 100%。這代表了標示著含有每日營養素參考值百分比 50% 的食物，每份所提供的 B₁₂ 是 3 μg。

作為維生素 B₁₂ 的來源，強化食品不如補充劑可靠，因為即使在生產過程中加入了足夠的維生素 B₁₂，但不同批次的含量可能會有所不同。如果你仰賴強化食品獲得 B₁₂ 的攝取量，請考慮一週服用 1 次 1,000 μg 的補充劑，來確保最佳的 B₁₂ 狀態。

不可靠的 B₁₂ 來源，包括了發酵食品、菇類、海藻類（海苔與紅藻）、螺旋藻、芽菜和生的植物性食物。綠球藻（chlorella）與束絲藻這兩種藻類，尚未證明能夠成為可靠的來源。

使用營養酵母

一些品牌的營養酵母是在富含維生素 B₁₂ 的培養基上生長的，2 大匙（30 ml 或 8 g）可能可提供 2.4 μg 的維生素 B₁₂，不過每個批次之間的 B₁₂ 含量可能會有所不同，因此最好偶爾搭配服用補充劑。每一天，在食物上撒 2 大匙（30 ml 或 8 g）的紅星營養酵母（素食者支持配方）[4]，或者用它來製作沙拉醬或純素乳酪。（關於含有營

---

3 審訂注：不同國家販售商品中的維生素 B₁₂ 含量會有所差異，請詳閱營養標示。

4 審訂注：亦可使用其他有 B₁₂ 營養強化過的營養酵母（nutritional yeast）品牌。並且需注意，營養酵母（nutritional yeast）與啤酒酵母（brewer's yeast）不同，且多數啤酒酵母基本上都沒有經過 B₁₂ 營養強化。

液態黃金醬汁

份量：1 又 1/2 杯（375 ml）

　　我們研發出這種醬汁，可運用在沙拉、烤馬鈴薯、米飯、蒸綠花椰菜，以及其他蔬菜上。之所以命名為「液態黃金」，是因為它所具有的豐富營養價值。只要 3 大匙（45 ml）的醬汁，就可以提供每日所需 B_{12} 攝取量的一半，以及每日所需的 omega-3 脂肪酸。這道醬汁還富含其他的維生素 B 群，而且最棒的是，它相當美味。

> 亞麻仁油 1/2 杯（125 ml）
>
> 水 1/2 杯（125 ml）
>
> 鮮榨檸檬汁 1/3 杯（90 ml）
>
> 蘋果醋、義大利陳年酒醋或覆盆子醋 1 大匙（15 ml）
>
> 溜醬油★（tamari）或布拉格胺基酸醬油（Bragg liquid aminos）2 大匙（30 ml）
>
> 紅星營養酵母（素食者支持配方）1/2 杯（125 ml）
>
> 磨碎的亞麻仁籽 1 大匙（15 ml）
>
> 第戎芥末醬（Dijon mustard）2 小匙（10 ml）
>
> 磨碎的小茴香、薑黃或兩者的組合 1 小匙（5 ml）

　　將所有食材放進果汁機，攪打至細滑。把醬汁倒進有蓋的罐子冷藏，可存放 2 週。

★ 編注：溜醬油也譯作玉溜，日本醬油的前身，在發酵過程中以較高比例的大豆和較少的水製成的一種醬油，因此呈濃稠感並有獨特的甘醇。吃壽司或生魚片時桌上放的通常都是「溜醬油」，風味類似醬油但比一般醬油濃稠。

養酵母的美味食譜，請參見薇珊托・梅麗娜與約瑟夫・佛瑞斯特所合著的《純素煮義》，以及喬・史迪潘尼亞克〔Jo Stepaniak〕所著的《營養酵母食譜》〔 *The Nutritional Yeast Cookbook* 〕。）

　　想要知道更多的訊息，請參閱註冊營養師，同時也是《純素人生》（ *Vegan for Life* ）的共同作者傑克・諾里斯（Jack Norris）所寫的〈維生素 B_{12}：你有得到它嗎？〉（Vitamin B_{12}: Are You Getting It?），此文可由網路上取得：veganhealth.org/articles/vitaminb12。

◇ 維生素 D（鈣化醇）

幾個世紀以來，一種稱為佝僂症的謎樣殘障疾病，讓兒童的骨骼無法變得足夠堅

硬，來支撐他們不斷成長的體重。最早對於佝僂症的科學描述，出現在 1650 年左右，就在英國以煙煤作為能源使用後不久。煤炭的使用遍布北歐各個城市，伴隨著大量的煤煙，汙染了空氣，阻擋了陽光。

佝僂症被稱為工業革命疾病，因為當家庭離開了農場，搬到英國、北歐與美國北部煙霧瀰漫、陽光罕見的城市中，這種病的發生率就增加了。到了 1900 年，在波士頓、紐約，以及美國東北部與北歐其他一些工業化城市裡，估計有 80% 的兒童患有佝僂症。

第一次世界大戰結束後不久，科學家歸結出兩種有效的方法來預防佝僂症：來自陽光或燈具的紫外線，以及來自鱈魚肝油中一種被稱為維生素 D 的物質。在接下來的幾十年裡，研究人員證明了維生素 D 可透過陽光照射人體皮膚來產生。他們也發現，將菇類、酵母、苜蓿（alfalfa）或地衣（lichen）曝曬在陽光或紫外光下，可能產生其中一種形式的維生素 D（維生素 D_2），而且人體可以將維生素 D_2 轉化成身體可使用的活性形式。識別出這種維生素，促成了加入維生素 D 來強化牛奶以及嬰兒配方奶的措施，為大多數嬰兒與兒童提供了這種營養素的可靠來源。因此在採取強化措施的地區，佝僂病幾乎被徹底根除了。從 1990 年代開始，強化措施還延伸到像是豆漿一類的非乳製飲品之中。

維生素 D 的功能

維生素 D 具有許多重要功能，包括了幫助鈣與磷的吸收，維持關鍵的血鈣濃度，以及限制從尿液中流失的鈣。這種維生素對於各個年齡層都非常重要，包括那些容易罹患骨質疏鬆症的年長者。（更多關於維生素 D 與骨質疏鬆症的資訊，詳見 P.258 和 42。）

維生素 D 對於肌肉、心臟、大腦、胰臟與甲狀腺的功能也很重要。維生素 D 控制著細胞的生長與成熟，其中包括了骨骼與免疫系統的細胞。透過它對於免疫系統的影響，也有助於對抗傳染性疾病，並減少罹患克隆氏症[5]（Crohn's disease）、多發性硬化症（multiple sclerosis）與類風溼性關節炎的風險。維生素 D 還能調節胰臟分泌胰島素，並預防糖尿病。而由於它對於血管的積極作用，有助於調節血壓，預防心血管疾病與中風。

低維生素 D 攝取量以及低血清維生素 D 濃度，跟大腸癌及其他癌症風險增加有關；充足的維生素 D 似乎能預防乳癌復發。維生素 D 還能在我們年紀大時，幫

---

5 審訂注：是一種慢性的發炎疾病，可發生於胃腸道（從口部到直腸）的任一處，通常會影響直腸、大腸和小腸下部（末端迴腸），呈現跳躍式的病灶。常見症狀為腹瀉、腹痛、血便、體重減輕、發燒、營養不良……等。

助維持認知功能，並且在生殖系統功能中發揮作用。

在維生素 D 缺乏上風險最高的族群，是由低維生素 D 的媽媽哺乳的嬰兒、居住地遠離赤道且膚色黝黑的人、50 歲以上的成人（維生素 D 製造功能衰退），以及 BMI 超過 30 的肥胖者。[6]（參見 P.184 的表 9-1 身體質量指數。）

維生素 D 如何作用

陽光照在人體皮膚上，會激發出一種會變成維生素 D_3 的物質，稱為脫氫膽固醇（dehydrocholesterol）。維生素 D_3 進入血液，並被帶到肝臟中，在那裡被轉化成骨化二醇（calcidiol），然後被運送到腎臟，最終被轉化成其活性形式：骨化三醇（calcitriol）。從那裡開始，骨化三醇移動到人體的其他位置，包括腸道，並且在腸道中刺激鈣質的吸收，以及執行其他許多功能。

人體能從陽光製造出的維生素 D 量，取決於很多因素：地理緯度、一年中的時間、一天中的時段、雲層覆蓋程度、膚色、年齡、體重、暴露的皮膚面積、曝曬的時間長度，以及防曬乳的使用與 UVB 光線。

舉例來說，住在北緯 37 度到南緯 37 度之間的人，會獲得更多正確的光線類型。膚色淺的人所需要的陽光，比膚色深的人要少。肥胖的人由於產生維生素 D 的能力比瘦子差，因此比正常體重的人需要更多陽光。年輕人的維生素 D 生產效率，會比年長者要高。

由於這些變因的緣故，對特定個人很難準確地給出多少陽光會製造足夠的維生素 D，因此建議攝取量目前是專家們爭論不休的主題。由於純素食者不飲用維生素 D 強化牛奶，因此他們獲得的維生素 D 會比其他飲食族群少，除非有規律使用維生素 D 補充劑，或者攝取維生素 D 強化的非乳製飲品或其他食品。純素食者的攝取量，往往只獲得比建議攝取量的一半多一點點而已；然而，國際研究發現，很多成人具有低攝取量與低維生素 D 血液濃度，因此這並非純素飲食特有的問題。食物強化政策正在改變，而這可能有助於情況的改善。

一般而言，如果你住在北半球低於緯度 37 度（一條將美國一分為二的水平線，大致上沿著猶他州、科羅拉多州、肯塔基州與維吉尼亞州的南界切過）的地方，便可以預期整年都可以從曬太陽來製造足夠的維生素 D。要達成建議量的做法是，如果你是淺膚色的人，每天花 10 ～ 20 分鐘的時間在戶外（不擦防曬乳），讓太陽曬到你的臉、手臂與腿。如果你膚色較深或者年紀較大，就需要花更多的時間曬太陽。

如果你生活在該緯度以北，那麼除了在夏季晴朗的日子花點時間待在戶外之

---

6 審訂注：台灣衛福部「國人膳食營養素參考攝取量」第八版（民國 109 年）：18 歲以上成人體位依 BMI 分為：過輕（BMI<18.5）、健康體重（18.5 ≦ BMI<24）、過重（24 ≦ BMI<27）、肥胖（BMI ≧ 27）。

外，可能還需要在冬季食用維生素 D 補充劑與強化食品。為了確保滿足維生素 D 的需求，請向醫生要求檢查你血液中的維生素 D 濃度，或者使用自我檢測工具，美國的維生素 D 協會（Vitamin D Council）有提供（vitamindcouncil.zrtlab.com）。值得一提的是，人體會自我調節維生素 D 的生產，因此即使你花很多時間在戶外，也不會產生過量的維生素 D。

維生素 D₂ 與 D₃

維生素 D 通常是以單一維生素補充劑、綜合維生素—礦物質補充劑，以及含有維生素 D 加鈣或鎂的補充劑等形式服用。維生素 D₂（麥角鈣化固醇〔ergocalciferol〕）是純素食的，而維生素 D₃（膽鈣化醇〔cholecalciferol〕）則普遍為動物性來源，不過現在也有純素食的形式，是用地衣製成的。（想要找到純素的維生素 D₃ 補充劑，請在網上搜尋「純素維生素 D₃」。）

　　一些對維生素 D₂ 與 D₃ 的效果進行比較的研究，提出了許多不同的觀點，並引發一些激烈的爭辯。重要的是，兩種形式都很有效，儘管維生素 D₂ 的攝取量可能會需要多一點，才能達到最佳的維生素 D 濃度。

維生素 D 的建議攝取量

維生素 D 的建議攝取量，從出生到 1 歲為每天 10 µg（400 IU），1 ～ 70 歲為每天 15 µg（600 IU），而 71 歲以上則為每天 20 µg（800 IU）。然而，很多專家建議，成人每天應攝取 25 ～ 50 µg（1,000 ～ 2,000 IU）。[7] 還有其他專家建議高達 100 µg（4,000 IU）的攝取量，不過這是個人在沒有醫療監督的情況下所可服用的上限。對於幼兒的上限攝取量則更低。肥胖者在某種程度上可能會需要更多的維生素 D，因為脂肪會吸收維生素 D，造成身體其他部分無法利用維生素 D。

孕期、哺乳期與嬰兒期

母奶哺育的寶寶，如果媽媽體內的維生素 D 很低，就會成為維生素 D 缺乏症與佝僂症最高風險的族群之一，尤其是在他們沒有服用維生素 D 補充劑，而且住在北緯 37 度到南緯 37 度之間的區域以外的情況下。美國兒科學會（American Academy of Pediatrics）建議，從出生後幾天開始，每天就應該要攝取 10 µg（400 IU）的維生素 D。請諮詢你的小兒科醫師來獲得寶寶適當的攝取量，並避免給予超過醫生建議

7　審訂注：台灣衛福部「國人膳食營養素參考攝取量」第八版（民國 109 年）：關於維生素 D 之每日建議攝取量，0 ～ 50 歲以及懷孕、哺乳婦，為 400 IU（10 µg）；50 歲以上為 600 IU（15 µg）；每日上限攝取量（UL）為 1 歲以下 1,000 IU（25 µg），1 歲以上 2,000 IU（50 µg）。

的攝取量，因為過多的維生素 D 可能會造成小孩骨骼硬化得太快。

年長者

身體製造維生素 D 的能力，會隨著年齡增長而衰退。例如，年齡在 65 歲以上的人，皮膚合成的維生素 D 量只有年輕人的 25%。這通常會給老年人帶來嚴重的後果，因為缺乏維生素 D 跟肌肉無力有關，所以老年人通常更容易摔倒。研究顯示，20 µg（800 IU）的維生素 D 補充劑，可以讓養老機構的老年患者跌倒的機率降低 20% 以上。

維生素 D 的來源

不論植物或動物來源的食物，很少具有天然的維生素 D，不過有越來越多的維生素 D 強化純素食品可以選擇，包括了植物奶、果汁與早餐穀麥片。通常 1 杯（250 ml）豆漿或米漿含有 2.5 ～ 3 µg（100 ～ 120 IU）的維生素 D；1 小匙（5 ml）的人造奶油含有 0.5 µg（20 IU），而 1 份早餐穀麥片則含有 1 µg（40 IU）。請檢視食物營養標示來確認實際份量。

　　菇類含有一種化合物，可以在照射 UVB 射線後轉化成維生素 D_2。在這些條件下，它們會是維生素 D 的良好來源。這種菇類在超市都可以買得到[8]，而且被標榜為維生素 D 的來源來銷售。大多數的市售菇類都是在室內種植的，因此並不是維生素 D 的來源。只有野生的食用菇類，以及經紫外線光照的栽培菇類，可作為可靠來源。

◇ ACE 抗氧化團隊

正如氧可以讓食物變成褐色、讓金屬生鏽，人體的氧化反應也會導致損害。當氧與某些分子結合時，就會發生氧化，造成連鎖反應，產生一種稱為自由基的失控分子。

　　自由基會損害細胞與 DNA，導致身體老化，並增加我們罹患包括了癌症、心血管疾病、白內障、黃斑部病變、神經系統疾病（例如阿茲海默症與帕金森氏症）等疾病的機率，以及皮膚過早老化。在人體正常代謝的過程中，也會形成自由基，然而抽菸、喝酒，或者暴露在環境汙染物或輻射中（包含從陽光獲得過多紫外線），就會讓自由基的數量迅速倍增。這種連鎖反應，只能藉由能夠介入氧化過程並去除活性的物質來阻止。這些物質，被稱為抗氧化成分。

---

8 審訂注：此處是指國外的超市。台灣超市較少見，網路上比較容易取得，請確認購買的為「日曬香菇」或是「透過 UVB 照射過的香菇」。如果可以的話，可以請供應商出示該商品針對維生素 D 含量的檢驗證明。

一個重要的抗氧化團隊，包含了維生素 A（人體可從類胡蘿蔔素之一的 β - 胡蘿蔔素來製造），以及維生素 C 與 E。這些抗氧化成分會進行團隊合作，每一種都可以幫助其他成分發揮功能，因此我們需要規律地提供這三種維生素，來幫助預防細胞損傷和疾病。

飲食與解毒機制

肝臟或許是體內最繁忙的活動樞紐。它的其中一項功能，就是為身體解毒，去除可能有害的物質，例如咖啡因、藥物、油漆與廢氣、農藥，以及菸草的煙霧。肝臟會辨別危險的分子，將其轉化成無害的形式，然後再將其消除。

　　肝臟解毒分為兩個階段。這兩個階段的活動必須要協調得很好，因為在第一階段形成的中間化合物，甚至會比原本的物質具有更高的毒性。如果中間化合物不能在第二階段很快地被處理，就可能會發生像是細胞損傷或癌症等損害，尤其是如果你有吸菸、喝酒與吃燒烤食物的情形，因為這些都可能增加損害的程度。這就是維生素 A、C 與 E 進行團隊合作的地方。其他像是植化素、硒、某些維生素 B 群和膳食纖維等物質，也都參與了解毒過程。

　　這裡需要知道的要點是，藥丸形式的個別抗氧化劑，無法跟食物中一樣的成分提供相同的保護作用。很明顯地，飲食在細胞的潛在損害以及防止損害上，具有主要的影響力。參與其中的營養素團隊，有助於解釋為什麼多樣的植物性飲食在維持健康上的效果，是補充劑望塵莫及的。在接下來的章節裡，我們將詳細討論抗氧化團隊中的每一位成員。

◇ 維生素 A（與 β - 胡蘿蔔素）

食物中有兩種形式的維生素 A：來自於植物的維生素 A 先質的類胡蘿蔔素，以及來自於動物性產品的既成維生素 A。

　　人體會將某些類胡蘿蔔素（例如 β - 胡蘿蔔素）轉化成維生素 A 的活性形式，稱為視網醇。類胡蘿蔔素為蔬果提供了許多美麗的紅色、橙色與黃色。類胡蘿蔔素也存在於綠色蔬菜之中，只不過顏色被葉綠素的綠色遮蓋住了。其他的類胡蘿蔔素（例如番茄紅素、〔lutein〕和玉米黃素〔zeaxanthin〕）雖然不會轉化成維生素 A，但對於健康確實也有很強大的好處。

　　維生素 A 在細胞分化中扮演著重要的角色。細胞分化的過程創造了不同類型的細胞，來執行特定任務。對眼睛而言，維生素 A 或某些類胡蘿蔔素可以改善夜間視力、預防白內障與黃斑部病變，也能保持角膜的健康。維生素 A 是免疫系統功能不

可或缺的營養素，可以建立並保持皮膚和黏膜的完整性，形成防禦細菌和病毒的屏障。許多類胡蘿蔔素能夠幫助我們預防癌症與心臟病。維生素 A 也是骨骼與牙齒生長、生殖，以及構成與調節激素所必需的。

維生素 A 的建議攝取量

維生素 A 可以用視網醇活性當量（retinol activity equivalents，簡稱 RE 或 RAE）與國際單位（IU）來表示。女性每天需要 700 μg RE（2,333 IU）的活性形式維生素 A，而男性每天則需要 900 μg RE（3,000 IU）。[9]

純素飲食因為具有豐富的各色蔬果，很容易就能提供比足夠的維生素 A 還要多的量。純素食者的每日維生素 A 攝取量，據估計女性有 1,500 μg RE（4,950 IU），而男性則有 1,200 μg RE（3,960 IU）。最重要的是，飲食中應該包括黃色、橘色、紅色和綠色的蔬菜和水果。將這些跟富含植物油的食物（例如橄欖、酪梨、堅果與種子），或者以油脂為基底的沙拉醬一起食用，能增加類胡蘿蔔素的吸收。

維生素 A 的來源

類胡蘿蔔素存在於杏桃、綠花椰菜、哈密瓜、胡蘿蔔、綠色葉菜、芒果、油桃（加州甜桃）、木瓜、甜椒、辣椒、柿子、大蕉（plantain）、加州蜜棗、南瓜、海藻類、地瓜、番茄與蕪菁之中。

你可以從 1/2 杯（125 ml）的胡蘿蔔汁、烤地瓜或罐頭南瓜，或者 1/4 杯（60 ml）煮熟的羽衣甘藍，來滿足每日建議攝取量。而 1/2 杯（125 ml）煮熟的菠菜或奶油南瓜（白胡桃南瓜），或者半顆哈密瓜，則可以提供約 470 μg RE。

烹調似乎能夠增加某些類胡蘿蔔素的吸收，而在餐點中包含一些脂肪也有一樣的效果。榨汁比烹調更能夠提高類胡蘿蔔素的吸收。我們建議在食用這些色彩繽紛的蔬菜時，部分煮過，部分生食。

補充劑對於缺乏這種維生素的人非常有幫助。舉例來說，對於富含類胡蘿蔔蔬果來源有限的貧困兒童而言，維生素 A 補充劑有助於預防失明。然而，這種維生素的較佳形式，還是來自於食物。長期從補充劑獲取高劑量的維生素 A，可能與髖骨骨折有關，因此一般而言應該要避免。如果你服用維生素 A 補充劑，請確保補充劑所提供的劑量在建議範圍之內。在沒有醫療監督的情況下，請避免高攝取量。

---

9 審訂注：台灣衛福部「國人膳食營養素參考攝取量」第八版（民國 109 年）：關於維生素 A 之每日建議攝取量，19 歲以上成人建議攝取量為女性 500 μg RE，男性 600 μg RE。

◇ 維生素 C（抗壞血酸）

數百年來，壞血病一直是海上的禍害。在航海船隻發展出可以遠離陸地長距離航行的能力之後，很多船員在長期航行之下，會產生身體虛弱、關節疼痛、牙齦腫脹，以及牙齒鬆動等情況，以致於使進食變成不可能的任務。飽受摧殘的水手可能會變得幾乎無法行動，最終往往會導致死亡。

幾個世紀以來，美洲原住民已經知道使用草藥與蔓越莓來治癒這種疾病。儘管有一些早期的探險家（包括了 1499 年瓦斯科・達伽瑪[10] 的船隊）發現柑橘類水果可以緩解症狀，但歐洲的醫生花了數百年的時間，才將這種殺死幾千人的疾病，跟單純缺乏蔬果聯繫在一起。科學家在 1912 年發現維生素 C，1932 年證明了它與壞血病的關係，並且在 1935 年合成出這種維生素。

維生素 C 之所以能夠預防與治癒壞血症，是因為它能夠協助建構膠原蛋白。膠原蛋白是血管壁、疤痕組織、肌腱、韌帶、軟骨與骨骼的基本組成成分。缺乏維生素 C，會導致牙齦與其他含有膠原蛋白組織的崩解。此外，維生素 C 能夠幫助將脂肪輸送到細胞作為能量的胺基酸進行代謝。

維生素 C 是種高效的抗氧化物質；它能幫助另一種抗氧化成分維生素 E 的還原再生，而且只要一點點，就可以防止細胞受損。維生素 C 會支持免疫系統，提升人體在壓力狀況下抵抗感染的能力，並且幫助人體合成甲狀腺荷爾蒙。在典型純素飲食中常見的蔬果，含有豐富的維生素 C，似乎能夠預防慢性疾病，其中也包括了心臟病。維生素 C 也能夠幫助人體吸收植物性食物中的鐵（更多資訊，詳見 P.149 的「鐵質的吸收」）。它還有助於合成正腎上腺素（norepinephrine），這種神經傳導物質與壓力激素，對於腦部功能與情緒調節十分重要。

維生素 C 的建議攝取量

維生素 C 的建議攝取量，女性為每日 75 mg，男性則是每日 90 mg。[11] 建議吸菸者每天要額外攝取 35 mg（或者戒菸會更好）。素食者每天通常會獲取 150 mg 左右的維生素 C，比非素食者多了 50%；而純素食者獲得更多，每天是 138 ～ 584 mg。每天 5 份蔬果，通常就能提供大約 200 mg 的維生素 C。有機農產品所提供的維生素 C，已被證明會比用慣行農法種植的蔬果明顯高出很多。

---

10 譯注：瓦斯科・達伽瑪（Vasco da Gama，1460 ～ 1524 年），葡萄牙探險家，歷史上第一位從歐洲航海到印度的人。

11 審訂注：台灣衛福部「國人膳食營養素參考攝取量」第八版（民國 109 年）：關於維生素 C 之每日建議攝取量，19 歲以上成人男女皆為 100 mg，孕婦 110 mg，哺乳婦 140 mg。

維生素 C 的來源

維生素 C 的優質來源，包括了黑莓、綠花椰菜、抱子甘藍、高麗菜、哈密瓜、柑橘類水果、綠豌豆、芭樂、奇異果、綠色葉菜、芒果、木瓜、鳳梨、覆盆子、紅椒、紅辣椒、草莓、地瓜、番茄，以及高麗菜家族的蔬菜。

◇ 維生素 E（α - 生育醇）

維生素 E 是 ACE 抗氧化團隊中的第三名成員，事實上是一個相關化合物所構成的家族，而 α - 生育醇（alpha-tocopherol）則是其中最具有抗氧化活性的形式。

維生素 E 的工作，是保護維生素 A、多元不飽和脂肪酸以及其他脂肪免受自由基的損害。維生素 E 能穩定細胞膜並防止其破裂。藉由這些保護作用，維生素 E 就能預防許多疾病。當維生素 E 中和自由基時，會喪失其抗氧化的功能。幸好，維生素 C 會來救援，還原再生它的抗氧化能力，讓它重新成為抗氧化物。

維生素 E 存在於植物油中，在 1922 年從菠菜中被發現的，但是一直到 1968 年，它才被認定為必需營養素。雖然我們可能不認為綠色葉菜是脂肪的重要來源，但事實上，我們從綠色蔬菜中所獲得的熱量，大約有 10% 是來自於其本身所含的植物油。由於 1 份正常食用份量（生重 100 g）的菠菜或其他綠色蔬菜，其所含的熱量很少，這部分的脂肪對於只吃有限份量綠色蔬菜的人而言，可說是微不足道。不過對於很多純素食者來說（也包含生食飲食的人），一大份沙拉就是維生素 E 的重要來源。從 8 杯（2 公升）的生菠菜中，你可以獲得每日維生素 E 建議攝取量的 1/3。而在加入半顆酪梨與 3 大匙（45 ml）葵花籽之後，這份沙拉就包含了 15 mg（22.5 IU）的維生素 E，也就是成人的每日建議攝取量。蒸菠菜會讓體積縮小，不過仍然保留了維生素 E 的營養；因此，1 杯（250 ml）煮熟的菠菜就提供了將近 4 mg（6 IU）的維生素 E。

在美國，大多數人所獲得的維生素 E，平均每天只有 6.9 mg（10.4 IU），比他們要達成最佳健康狀態所需要的量少很多。這種低維生素 E 攝取量，與較高的心臟病風險有關，也可能會產生白內障或其他疾病。研究指出，從食物攝取的維生素 E，比從補充劑來源提供了更多的保護作用。

α - 生育醇的天然形式稱為 d- α - 生育醇（d-alpha-tocopherol），來自於植物，並且是人體可利用的理想形式。也可以使用合成的 dl- α - 生育醇，不過從膳食補充劑與強化食品而來的合成形式，你會需要將近 50% 額外的 IU，才能獲得跟來自於植物的天然形式相同的量。合成形式無法被身體充分利用，甚至可能因為高劑量而造成健康問題。

維生素 E 的建議攝取量

成人每天需要 15 mg（22.5 IU）的維生素 E。純素食者的攝取量，則通常會介於每天 14 ～ 33 mg（21 ～ 49.5 IU）之間。[12]

採取極低脂飲食（從脂肪攝取的熱量少於 15%）的人，在維生素 E 的攝取量上往往會不足。然而，1 份強化穀麥片（請檢視營養標示上的份量與維生素 E 含量）、1/4 杯（60 ml）的葵花籽，或者 30 g 的杏仁，就能提供每天維生素 E 建議攝取量的一半左右。或者，1 杯（250 ml）的罐裝番茄泥也能提供一日所需維生素 E 的 1/3，而 1 杯（250 ml）煮熟的菠菜則提供了所需量的 1/4。你可能也會想要用含有天然維生素 E 的補充劑，例如有列出 d-α-生育醇的綜合維生素，來補足維生素 E 的攝取量。

維生素 E 的來源

維生素 E 存在於杏仁與其他堅果、酪梨、綠花椰菜、胡蘿蔔、奇異果、綠色葉菜、花生、葵花籽與其他種子、小麥胚芽及全穀類中。植物油是維生素 E 的豐富來源，尤其是未精製的油，例如特級初榨橄欖油與葵花油。

◇ 充滿活力的維生素 B 群

人體會利用來自於食物的碳水化合物、脂肪與蛋白質產生熱量，而維生素 B 群則在這個過程中扮演了重要的角色。在類似於繁忙工廠生產線的複雜程序中，9 種不同的維生素 B 群都各自輔助了特定的酶。沒有這些特定維生素（或輔酶）的輔助，這些酶就無法發揮功能。

在熱量代謝上，身體需要維生素 B_1（硫胺）、維生素 B_2（核黃素）、菸鹼酸（維生素 B_3）、泛酸（pantothenic acid，維生素 B_5）、吡哆醇（pyridoxine，維生素 B_6）與生物素（biotin，維生素 B_7）的膳食來源參與。葉酸（維生素 B_9）、鈷胺素（維生素 B_{12}）與膽鹼（choline）是形成細胞所必需，這些細胞能夠傳送氧與養分，讓熱量的生產線能夠運作。

維生素 B 群也有助於建構遺傳物質、神經脈衝傳導物質、某些激素，以及細胞膜所需的脂肪。在以下的章節裡，除了先前在本章中所談及的維生素 B_{12} 之外，我們將會詳細探討維生素 B 群。

---

12 審訂注：台灣衛福部「國人膳食營養素參考攝取量」第八版（民國 109 年）：關於維生素 E 之每日建議攝取量，19 歲以上成人男女性為 12 mg，孕婦 14 mg，哺乳婦 15 mg。

◈ 維生素 B₁（硫胺）

維生素 B₁（硫胺）有時也被稱為碳水化合物燃燒劑，因為它能夠幫助碳水化合物轉化成可用的能量。缺乏硫胺會導致腳氣病，這種病的特徵，是極度虛弱以及各種生理系統的功能異常，其中也包括了神經系統。早在西元前 2600 年的中國，就已經有了腳氣病的記載，也是從這裡得名的，大致上的意思是「虛弱虛弱」或「不能不能」，明確地反映了其所導致的虛弱感。

在 1800 年代，當精製白米被引入那些富含維生素 B₁ 食物來源受限的人的飲食後，腳氣病就成了亞洲窮人的死因。米粒拋光會去除含有維生素 B₁ 的外層麩皮，富人往往可以在飲食中涵蓋維生素 B₁ 的其他來源，但米卻是窮人的主食。當時認為這種疾病跟感染或其他因素有關，但有三位醫生（一位來自於日本、兩位來自於荷蘭）將腳氣病的虛弱與神經障礙，歸因於飲食缺乏。他們的洞察力，在發現維生素上扮演了關鍵的角色。如今，維生素 B₁、鐵質，以及數種其他維生素 B 群都被添加到白米之中。

維生素 B₁ 的建議攝取量

女性每天需要 1.1 mg 的維生素 B₁，而男性每天則需要 1.2 mg。[13] 維生素 B₁ 的需求與熱量攝取有關，因此活動量大、具有高熱量需求的人會需要更多。研究顯示，純素食者通常都可以達到建議攝取量，甚至會超過建議攝取量的 50 ～ 100%。

維生素 B₁ 的來源

許多植物性食物裡，都有中等含量的維生素 B₁：全穀類與營養強化穀物、全穀類製品、豆科植物、堅果、種子與營養酵母等。維生素 B₁ 也存在於酪梨、胡蘿蔔汁、玉米、果乾、豌豆與南瓜中。

◈ 維生素 B₂（核黃素）

相對於維生素 B 群中的其他成員忙著將碳水化合物、脂肪與蛋白質轉化成能量，維生素 B₂（核黃素）則忙著與它們相互作用，提供對抗自由基與毒素的支持與保護。缺乏維生素 B₂ 的症狀，包括從嘴角擴散的疼痛或龜裂[14]，以及舌頭會發紅、發炎。

---

13 審訂注：台灣衛福部「國人膳食營養素參考攝取量」第八版（民國 109 年）：關於維生素 B₁（硫胺）之每日建議攝取量，19 歲以上成人女性為 0.9 mg、男性 1.2 mg，孕婦 1.1 mg，哺乳婦 1.2 mg。
14 編注：即為口角炎。除了因缺乏維生素 B₂，營養不良、感染與免疫功能低下也會引發口角炎。

維生素 B₂ 的建議攝取量

女性每天需要 1.1 mg 的維生素 B₂，而男性每天則需要 1.3 mg。[15] 就如維生素 B₁ 一樣，維生素 B₂ 的需求量跟熱量攝取和活動程度有關。研究顯示，純素食者通常都會達到建議攝取量。

維生素 B₂ 的來源

只要 1 又 1/2 小匙（7 ml）的營養酵母，就能提供一日的維生素 B₂ 建議攝取量。（陽光中的紫外線或日光燈都會破壞維生素 B₂，因此營養酵母應該儲存在不透明容器中，並放置於暗處。）大豆製品、營養強化穀麥片與酵母萃取物，是絕佳的維生素 B₂ 來源。含量中等的優質來源，則包括了杏仁、酪梨、香蕉、綠花椰菜、蕎麥、腰果、營養強化麵粉、四季豆、綠色葉菜、豌豆、藜麥、海藻類、種子、地瓜與全穀類。研究證明，催芽會增加苜蓿籽與綠豆的維生素 B₂ 含量。

◈ 菸鹼酸（維生素 B₃）

菸鹼酸（維生素 B₃）能協助數百種酶產生能量，並維持皮膚、消化道與神經系統的健康。菸鹼酸缺乏症被稱為癩皮病（pellagra），這是義大利文，意思是「酸皮膚」，症狀是皮膚發炎、腹瀉、失智與死亡。飲食中熱量很低且種類很少的人，可能會發生缺乏的狀況，因為如果沒有獲得足夠的維生素 B₂、維生素 B₆ 與鐵，我們就無法將胺基酸中的色胺酸轉化成菸鹼酸。

　　菸鹼酸缺乏症最早的紀錄，是出現在世界上以玉米為主食的較貧窮地區，而玉米是菸鹼酸與色胺酸含量都很低的食物。然而，與此同時，墨西哥與中南美洲的人也是以玉米為主食，卻沒有罹患癩皮病。

　　事實證明，在玉米中的菸鹼酸被鍵合住了，因此身體無法吸收，除非先用鹼處理過，而這正是墨西哥傳統料理與其他許多中南美洲料理的廚師會做的事：他們在料理之前，會先用石灰（氫氧化鈣）處理玉米。這種處理方式會釋放出被鍵合住的菸鹼酸，讓這種維生素更容易被人體吸收。可惜的是，一直到 1900 年代初期，人們才了解到缺乏菸鹼酸是導致癩皮病的原因。

---

15 審訂注：台灣衛福部「國人膳食營養素參考攝取量」第八版（民國 109 年）：關於維生素 B₂（核黃素）之每日建議攝取量，19 歲以上成人女性為 1.0 mg，男性 1.3 mg；孕婦第二、三孕期 1.2 mg；哺乳婦 1.4 mg。

菸鹼酸的建議攝取量

女性每天需要 14 mg，而男性則應該攝取 16 mg。研究顯示，大多數的純素食者都有達到建議攝取量。在補充劑中，建議的最大上限攝取量是 35 mg。菸鹼酸的藥理製劑使用了較高的劑量，可作為治療心臟病的降膽固醇藥物，但可能會導致臉部、胸部和手臂不適的潮紅。

菸鹼酸的來源

絕佳的菸鹼酸來源，包含了許多富含蛋白質的食物：毛豆、大豆、花生、花生醬、豌豆、天貝、豆腐，以及其他豆科植物。其他優質來源，還包括了酪梨、蕎麥、祕魯番荔枝 [16]（cherimoya）、果乾、榴槤、營養強化穀物與全穀類、強化穀麥片、酵母萃取物、菇類、營養酵母、堅果、藜麥、海藻類、種子、中東芝麻醬與野米。

優質的色胺酸來源，包含了綠色蔬菜、種子、堅果與豆科植物。偉大的農業化學家喬治・華盛頓・卡佛（George Washington Carver）強調了花生作為菸鹼酸優質來源的重要性，並藉此大大地改善了美國南方人的飲食。

◇ 泛酸（維生素 B_5）

泛酸（pantothenic acid）的名稱，來自於希臘文的 *pantothen*，意思是「來自各處」。它存在於所有植物性全食物中，在純素飲食中不太可能會有缺乏的現象，除非在熱量特別低的情況下。

泛酸（維生素 B_5）是所有活細胞中存在的輔酶，在從食物中釋放能量上，扮演了主要的角色。它同時還能幫助建構脂肪（包含了身體所需的任何膽固醇）、類固醇激素，以及其他必需的化合物。此外，泛酸也維持了細胞之間的溝通，讓它們能夠一起進行對人體有益的工作。

泛酸的建議攝取量

成人的建議攝取量為每日 5 mg。[17] 研究顯示，大多數的純素食者都有達到或超過建議值。

---

16 審訂注：祕魯番荔枝又名冷子番荔枝，是番荔枝科植物，原產於祕魯、厄瓜多及智利。果實外形與鳳梨釋迦相似，表皮有層疊的鱗狀，但不像釋迦凸起那麼明顯。因不耐壓，所以很少出口。在台灣可用釋迦來替代。

17 審訂注：台灣衛福部「國人膳食營養素參考攝取量」第八版（民國 109 年）：關於泛酸（維生素 B_5）之每日建議攝取量，19 歲以上成人男、女性為 5 mg，孕婦 6 mg，哺乳婦 7 mg。

泛酸的來源

所有的植物性全食物都含有泛酸,最起碼也有一點點。下列食物是特別優質的來源:酪梨、綠花椰菜、豆科植物、菇類、營養酵母、堅果、種子、地瓜與全穀類。人體也可能會吸收一些來自腸道細菌所產生的泛酸。

◇ 吡哆醇(維生素 B_6)

關於維生素 B_6 的威力,有許多故事與傳聞;其中一些聽起來相當神祕,而且並非所有的故事都經過科學證實。然而,有研究顯示,維生素 B_6 有助於緩解孕吐,並且在與高濃度同半胱胺酸有關的狀況下,可能有助於緩解憂鬱症。

　　將胺基酸轉換成能量,以及建構胺基酸、脂肪酸與神經傳導物質,都需要維生素 B_6。維生素 B_6 有很多功能,其中一個就是幫助人體清除同半胱胺酸,這是一種在某些代謝過程中產生的棘手化合物。

　　葉酸、維生素 B_6 和 B_{12} 會將同半胱胺酸轉化為人體可以用來建構蛋白質的兩種胺基酸。如果缺乏這三種維生素 B 群,同半胱胺酸的濃度就會升高,可能導致動脈壁受損並形成血栓,增加罹患心臟病的風險。在需要能量時,維生素 B_6 也能幫助人體從肝臟獲取肝醣(為葡萄糖的儲存形式)。此外,維生素 B_6 還支持了免疫系統,以及其他許多重要的生理過程。

維生素 B_6 的建議攝取量

對 50 歲以下的成人,維生素 B_6 的建議攝取量為 1.3 mg;51 歲以上,女性增加為 1.5 mg,男性則為 1.7 mg。[18] 研究顯示,大多數的純素食者都有達到建議攝取量。

維生素 B_6 的來源

維生素 B_6 廣泛分布於植物性食物中,特別是水果。舉例來說,3 根香蕉就能提供一日所需。純素飲食一般都包含了大量富含維生素 B_6 的食物,像是酪梨、豆科植物、營養酵母、堅果、種子、菠菜、全穀類,以及強化早餐穀麥片等。

◇ 生物素(維生素 B_7)

生物素(維生素 B_7)在跟其他維生素 B 群結合後,會參與胺基酸、脂肪與碳水化

---

18 審訂注:台灣衛福部「國人膳食營養素參考攝取量」第八版(民國 109 年):關於吡哆醇(維生素 B_6)之每日建議攝取量,19 ~ 50 歲男女性為 1.5 mg,51 歲以上男女性 1.6 mg;孕、哺乳婦 1.9 mg。

合物的代謝。這種維生素不會受到強烈關注，因為缺乏的情形相當罕見。儘管研究有限，但大多數採取植物性飲食的人，似乎都獲得了足夠的生物素。生物素的攝取量通常都很足夠，除非所攝取的熱量不足。

生物素的建議攝取量

建議成人每天應攝取 30 μg 的生物素。對於基督復臨安息日教會所進行的一項研究中發現，純素食者血漿中的生物素濃度，比奶蛋素食者或非素食者都來得高。

生物素的來源

生物素的眾多來源，包括了杏仁、酪梨、香蕉、胡蘿蔔、白花椰菜、玉米、榛果、豆科植物、營養酵母、花生醬、覆盆子、燕麥片、洋蔥、番茄、核桃與全穀類。

◇ 葉酸（維生素 B$_9$、合成葉酸）

葉酸（folate）能幫助建構 DNA，並保護 DNA 免於可能導致癌症的突變。在懷孕期間，充足的葉酸對於胎兒的適當發育很重要；缺乏葉酸會造成神經管缺陷，以及其他類型的先天性缺陷。葉酸能藉由降低上升的同半胱胺酸濃度，幫助預防心臟病。葉酸也能有助於生育能力，而男性會需要葉酸來產生健康的精子。

血液中高濃度的同半胱胺酸，可能顯示了缺乏葉酸（不太可能發生在純素食者身上）或維生素 B$_{12}$（很可能發生在沒有服用補充劑或攝取足夠 B$_{12}$ 強化食品的純素食者身上）的情況。缺乏這兩種維生素 B 群，也可能造成紅血球無法正常成熟，會一直變大，直到大到足以分裂，但卻無法正常分裂，也無法輸送氧氣。這就是所謂的巨球性貧血（macrocytic anemia 或 bit cell anemia）。患者通常會變得虛弱、疲累，以及呼吸短促。

葉酸的英文名字 folate，跟 foliage（葉子）具有同一個拉丁字根，因此你大概可以猜到，綠色葉菜是這種維生素的重要來源。1945 年，葉酸首次被分離出來，使用的來源是菠菜。從那時開始，許多綠色蔬菜都被加進了絕佳葉酸來源的名單之中。

天然葉酸是維生素 B$_9$ 在食物中的天然形式。而在補充劑中的形式是合成葉酸（folic acid），在化學成分上與天然葉酸不同，而科學家仍然在探索兩者在作用上的相似與相異之處。儘管食物中的天然葉酸能夠預防癌症，但補充劑中的合成葉酸在高劑量下，實際上可能會增加氣喘以及罹患包括乳癌、攝護腺癌、大腸直腸癌等多種癌症的風險，不過還需要更多研究來證實。

如果你服用血液稀釋劑

在過去，醫生常常會建議服用血液稀釋劑（或者稱為抗凝血劑）的病人，要避免吃綠色蔬菜，因為維生素 K 具有凝血劑的作用。如今，大多數的醫生會建議，每週吃的綠色蔬菜要大致等量，藥量才能根據蔬菜對維生素 K 的影響進行調整。如果你正在服用這類藥物，並且對於是否應該食用富含維生素 K 的食物有疑慮，請向醫生諮詢。

天然葉酸與合成葉酸的建議攝取量

成人的葉酸建議攝取量為每日 400 μg。我們不需要攝取比建議值還要高的量。最安全的方式，就是從食物中取得這種維生素。為了吸收葉酸，身體需要攝取足夠的維生素 C 與鐵質。研究顯示，純素食者的葉酸攝取量，通常都達到或超過建議值。

　　大量的合成葉酸可能會掩蓋 B₁₂ 缺乏的現象。因此，每天不應攝取超過 1,000 μg 的合成葉酸。合成葉酸的高攝取量，也可能引起服用抗痙攣劑的人癲癇發作。儘管許多專家建議，每天攝取低於 1,000 μg 的合成葉酸是安全的，但其他專家則建議，大部分或者全部的建議攝取量，最好從天然葉酸攝取。

孕期與哺乳期

建議可能懷孕的女性，每天應服用 400 μg 的合成葉酸，來預防胎兒的神經管缺陷（這可能會在女性知道自己懷孕前，就發生在胎兒身上）。而在整個懷孕期間，則建議孕婦每天應服用 600 μg 的合成葉酸。[19]

天然葉酸與合成葉酸的來源

絕佳的葉酸來源，包括了杏仁、蘆筍、酪梨、甜菜根、腰果、強化早餐穀麥片、昆布、奇異果、豆科植物、綠豆芽、營養酵母、柳橙、藜麥、菠菜、發芽扁豆、葵花籽以及酵母。合成葉酸會被添加在營養強化麵粉、米與義大利麵中，而這個政策，被認為是從 1998 年以來北美神經管缺陷發生率大幅降低的功臣。

　　研究顯示，催芽會讓種子的天然葉酸含量增加 2 倍以上。葉酸很容易在煮沸時被破壞，不過綠花椰菜或菠菜只要用蒸的，就能夠讓葉酸幾乎完全不流失。

---

19 審訂注：建議計畫準備懷孕的女性，最好先了解自己是否為葉酸代謝異常（MTHFR 基因異常），這可以透過檢測得知，並與醫師或營養師討論補充的劑量。

◈ 膽鹼

膽鹼（choline）的角色，一直在維生素（必需維生素）與非維生素之間來來回回。這是因為人體可以產生足夠的膽鹼，除非飲食中缺乏葉酸、維生素 B_{12} 及必需胺基酸的甲硫胺酸。

　　人們所需要的膽鹼量，似乎有相當大的差異，取決於遺傳和飲食。膽鹼存在於所有動植物的細胞膜中，在大腦中是種稱為卵磷脂（lecithin）的脂肪分子混合物的一部分。在細胞膜內，膽鹼能幫助運送脂肪與其他營養素進出細胞。在大腦中，膽鹼有助於建構重要的神經傳導物質，因此對於神經脈衝的傳導非常重要。膽鹼還有助於清除肝臟中的脂肪與膽固醇。

　　順帶一提，卵磷脂是種食品添加劑，可作為乳化劑。巧克力棒中可能會添加卵磷脂，防止可可與可可油分離。噴霧式植物油中也含有卵磷脂。大多數的卵磷脂都是從大豆油或葵花油中提煉出來的，屬於純素食。然而，也可能是從蛋黃中提煉出來的。有時候食品標示上可能會包含來源，例如「大豆卵磷脂」。

膽鹼的建議攝取量

女性每天應攝取 425 mg 的膽鹼，而男性每天則應攝取 500 mg。[20]

膽鹼的來源

膽鹼的優質來源為數眾多。豆類、綠花椰菜、豌豆、藜麥以及大豆製品，都是膽鹼含量特別豐富的來源。

◈ 維生素 K（葉醌與甲萘醌類）

維生素 K 是維生素名人堂中比較新的成員，其功能一直到 1974 年才被確認，目前仍在持續研究中。維生素 K 中的「K」來自於德文的「凝血」（koagulation），與這種維生素形成凝血塊的重要作用有關。

　　維生素 K 第一個被發現的形式是維生素 K_1，也就是葉醌（phylloquinone），廣泛存在於植物性食物中，尤其是綠色蔬菜裡。除此之外，腸道細菌所合成這種維生素的形式，統稱為維生素 K_2，或者稱為甲萘醌類（menaquinone）。維生素 K_2 也存在於肉類，以及一種稱為納豆的日式發酵大豆食品中。由於嬰兒腸道在出生幾天之

---

20 審訂注：台灣衛福部「國人膳食營養素參考攝取量」第八版（民國 109 年）：關於膽鹼之每日建議攝取量，19 歲以上成人女性為 390 mg，男性 450 mg，孕婦 410 mg，哺乳婦 530 mg。

後才會開始製造維生素 K，因此在出生時會給寶寶注射一劑維生素 K。[21] 缺乏維生素 K 的症狀，包含了凝血功能不良與大量出血。還有一種合成形式是維生素 K3，或者稱為無支鏈甲萘醌（menadione）。

維生素 K 會調節血液中的鈣濃度，在骨骼成長與維持骨密度上也發揮了作用。[22] 來自於 1998 年「護理師健康研究」的數據顯示，每天至少吃 1 次萵苣的人，髖骨骨折的風險明顯低於每週最多吃 1 次萵苣的人。從那時開始，研究就顯示，200 μg 的維生素 K，也就是 1 又 1/2 杯（375 ml）的生菠菜，或者 1/2 杯（125 ml）的生或熟羽衣甘藍所含的量，可以減少骨折的風險。

維生素 K 的建議攝取量

由於沒有足夠的科學證據來訂定維生素 K 的建議攝取量，因此只能設定維生素 K 的足夠攝取量，男性為每日 120 μg，女性則為 90 μg。

據估計，美國人口的維生素 K 平均攝取量為每日 300 ～ 500 μg，而大部分純素食者的攝取量可能更多。一項調查報告顯示，純素食者具有足夠的凝血率，意味著他們的維生素 K 是處於充足的狀態。如果你有追蹤非專業的健康網紅，可能會懷疑是否需要補充維生素 K2，因為純素飲食中幾乎沒有呈現出這種形式的營養素。目前，沒有科學證據顯示，純素食者需要擔心維生素 K2 的補充。

維生素 K 的來源

綠色葉菜是維生素 K 界的超級巨星。你可以從 2 大匙（30 ml）的巴西里或羽衣甘藍，或者 2 杯（500 ml）蘿蔓萵苣，來獲得維生素 K 的建議攝取量。在沙拉中加入一點沙拉醬（非脫脂），可以增加這種脂溶性維生素的吸收。

其他絕佳的來源，還有蘆筍、酪梨、綠花椰菜、抱子甘藍、高麗菜、白花椰菜、葡萄、奇異果、扁豆、豌豆、南瓜、海藻類與大豆油。最好不要過度烹調食物，以減少營養流失。而納豆這種源自於日本、富含細菌的發酵大豆製品，是維生素 K2 獨特的濃縮來源。

◆ 純素食物中的維生素

表 6-2 列出了各種純素食物在典型份量下的維生素含量。你也可以在美國農業部的網站上找到各種食物的營養數據：ndb.nal.usda.gov。

---

21 審訂注：透過肌肉注射，用以預防及控制新生兒之出血症狀。
22 審訂注：骨骼礦物質化時需要特殊的蛋白質跟鈣結合，造骨細胞合成這類蛋白質時需要維生素 K 的參與。

表 6-2 純素食物中的維生素

食物 \ 維生素（單位）	A (µg)	C (mg)	E (mg)	K (µg)	B₁ (mg)	B₂ (mg)	B₃ (mg)	B₆ (mg)	葉酸 (µg)	泛酸 (mg)	生物素 (µg)
女性建議攝取量	700	75	15	90	1.1	1.1	14	1.3–1.5	400	5	30
男性建議攝取量	900	90	15	120	1.2	1.3	16	1.3–1.7	400	5	30
水果											
中型蘋果，1 個	4	6	0.2	3	0.02	0.04	0.1	0.06	4	0.1	2
蘋果乾，1 杯（86 g）	0	3	0.5	3	0	0.1	0.8	0.11	0	0.2	…
中型杏桃，1 個	34	4	0.3	1	0.01	0.01	0.3	0.02	3	0.1	…
杏桃乾，1/4 杯（32 g）	234	1.3	5.6	4	0.01	0.01	0.3	0.2	3	0.2	…
杏桃，切片，1 杯（165 g）	158	16	1.5	5	0.05	0.07	1.4	0.09	15	0.4	…
香蕉乾，1/4 杯（25 g）	3	2	0.1	0.5	0.05	0.06	0.7	0.11	3.5	0.1	1
中型香蕉，1 根	4	10	0.1	1	0.04	0.09	1	0.43	24	0.4	3
香蕉，切片，1 杯（150 g）	4.5	13	0.2	1	0.05	0.11	1.2	0.55	30	0.5	4
黑莓，1 杯（144 g）	16	30	1.7	29	0.03	0.04	0.9	0.04	36	0.4	1
藍莓，1 杯（145 g）	4	14	0.8	28	0.05	0.06	0.7	0.08	9	0.2	…
哈密瓜，切丁，1 杯（156 g）	264	57	0.1	4	0.06	0.03	1.2	0.11	33	0.2	…
祕魯番荔枝，切塊，1 杯（156 g）	1	18	…	…	0.14	0.19	0.9	0.33	28	0.4	…
椰子乾，1/4 杯（29 g）	0	0.3	0.1	0	0.01	0.02	0.4	0.06	2	0.2	…
桑特無籽小葡萄乾，1/4 杯（36 g）	1	2	0.1	1	0.06	0.05	0.6	0.11	4	0	…
椰棗，切碎，1/4 杯（45 g）	0	0	0	1	0.02	0.03	0.7	0.1	9	0	…
中型新鮮無花果，1 個	4	1	0.1	2	0.03	0.02	0.4	0.06	3	0.2	…
無花果乾，1/4 杯（50 g）	0	1	0.2	8	0.04	0.04	0.5	0.05	5	0.2	…
歐洲醋栗，1 杯（150 g）	22	42	0.6	…	0.06	0.04	0.7	0.12	9	0.4	1
中型葡萄柚，1 個	143	77	0.3	0	0.11	0.08	0.5	0.13	32	0.6	2
紅葡萄柚汁，1 杯（247 g）	54	94	0.1	0	0.1	0.05	0.5	0.11	25	0.5	2
白葡萄柚汁，1 杯（247 g）	5	94	0.5	0	0.1	0.05	0.5	0.11	25	0.5	2
葡萄柚瓣，1 杯（230 g）	106	79	0.3	0	0.08	0.05	0.7	0.1	23	0.6	2
芭樂，切丁，1 杯（165 g）	51	303	1.2	4	0.08	0.08	2.2	0.24	23	0.6	…
香瓜，切丁，1 杯（170 g）	5	31	0	5	0.06	0.02	0.4	0.15	32	0.3	…
越橘莓（huckleberry），1 杯（145 g）	4	14	0.8	28	0.05	0.06	0.7	0.08	9	0.2	…
中型奇異果，1 個	3	70	1.1	71	0.02	0.02	0.4	0.05	19	0.3	…
羅甘莓，1 杯（144 g）	16	30	1.7	29	0.03	0.04	0.9	0.04	36	0.4	…
中型芒果，1 個	182	122	3	14	0.09	0.13	3	0.4	144	0.3	…
芒果，切片，1 杯（165 g）	63	46	1.8	9	0.1	0.09	1.2	0.22	23	0.3	…

食物	維生素（單位）A (μg)	C (mg)	E (mg)	K (μg)	B₁ (mg)	B₂ (mg)	B₃ (mg)	B₆ (mg)	葉酸 (μg)	泛酸 (mg)	生物素 (μg)
女性建議攝取量	700	75	15	90	1.1	1.1	14	1.3-1.5	400	5	30
男性建議攝取量	900	90	15	120	1.2	1.3	16	1.3-1.7	400	5	30
中型柳橙，1個	14	70	0.3	1	0.11	0.05	0.6	0.08	40	0.3	1
柳橙汁，1杯（248 g）	25	124	0.1	0	0.22	0.07	1.1	0.1	74	0.5	1
木瓜，切大丁，1杯（140 g）	77	87	1	4	0.04	0.04	0.7	0.03	53	0.3	…
中型桃子，1個	24	10	1.1	4	0.04	0.05	1.5	0.04	4	6	0.3
桃子，切片，1杯（77 g）	27	11	1.2	4	0.04	0.05	1.7	0.04	7	0.2	0.3
中型西洋梨，1個	2	7	0.2	8	0.02	0.04	0.3	0.05	12	0.1	0.3
西洋梨，切片，1杯（140 g）	2	7	0.2	7	0.02	0.04	0.3	0.05	12	0.1	0.3
切半的西洋梨乾，1/4杯（45 g）	0	3	0	9	0	0.07	0.6	0.03	0	0.1	…
鳳梨，切丁，1杯（155 g）	5	56	0	1	0.12	0.05	0.9	0.17	23	0.3	0.5
李子，1個	8	6	0.2	4	0.02	0.02	0.3	0.02	3	0.1	…
李子，切片，1杯（165 g）	26	16	1	11	0.07	0.16	0.8	0.13	4	0.3	…
加州蜜棗乾，1/4杯（44 g）	17	0	0.2	26	0.02	0.08	0.8	0.09	2	0.2	…
包裝無籽葡萄乾，1/4杯（41 g）	0	1	0	0	0.04	0.04	0.7	0.07	2	0.1	0.8
覆盆子，1杯（123 g）	2	32	1.1	10	0.04	0.05	0.7	0.07	26	0.4	2
草莓，1杯（144 g）	1	85	0.4	3	0.03	0.03	0.7	0.07	35	0.2	2
西瓜，切丁，1杯（152 g）	43	12	0.1	0.2	0.05	0.03	0.4	0.07	5	0.3	2
蔬菜（除特別標明，否則都是生的）											
芝麻葉，切碎，1杯（20 g）	25	3	0.1	23	0.01	0.02	0.1	0.02	20	…	…
蘆筍，切片，1杯（134 g）	51	8	1.5	56	0.19	0.19	1.8	0.12	70	0.4	0.5
中型蘆筍莖，1根	6	1	0.2	7	0.02	0.02	0.2	0.02	8	0.1	…
中型加州酪梨，1個	10	12	2.7	29	0.1	0.25	3.2	0.4	121	2.5	4.9
中型佛羅里達酪梨，1個	21	53	8.1	…	0.06	0.16	3.5	0.24	106	2.8	…
新鮮羅勒，切碎，1杯（42 g）	56	8	0.1	176	0.01	0.03	0.7	0.05	27	0.1	…
綠色四季豆，1杯（110 g）	38	18	0.5	…	0.09	0.12	1.2	0.08	41	0.1	1
黃金四季豆，1杯（110 g）	6	18	0.1	16	0.09	0.11	1.2	0.08	41	0.1	1
甜菜葉，切碎，1杯（38 g）	120	11	0.6	152	0.04	0.08	0.4	0.04	6	0.1	…
甜菜根，切片，1杯（136 g）	3	7	0.1	0.3	0.04	0.05	0.9	0.09	148	0.2	…
青江菜，切片，1杯（70 g）	156	32	0.1	25	0.03	0.05	0.5	0.14	46	0.1	1
綠花椰菜，切碎，1杯（71 g）	55	66	1.2	146	0.05	0.08	0.8	0.11	50	0.4	0.4
抱子甘藍，1杯（88 g）	33	75	0.8	156	0.12	0.08	1.2	0.19	54	0.3	…
高麗菜，切碎，1杯（89 g）	5	34	0.1	71	0.06	0.04	0.4	0.12	40	0.1	1.9
大白菜，切碎，1杯（76 g）	13	22	0.1	34	0.03	0.04	0.5	0.19	63	0.1	…
紫高麗菜，切碎，1杯（89 g）	52	54	0.1	36	0.06	0.06	0.6	0.2	17	0.1	1.9

維生素（單位） 食物	A (µg)	C (mg)	E (mg)	K (µg)	B₁ (mg)	B₂ (mg)	B₃ (mg)	B₆ (mg)	葉酸 (µg)	泛酸 (mg)	生物素 (µg)
女性建議攝取量	700	75	15	90	1.1	1.1	14	1.3-1.5	400	5	30
男性建議攝取量	900	90	15	120	1.2	1.3	16	1.3-1.7	400	5	30
紫高麗菜，切絲，1杯（70g）	39	40	0.1	27	0.05	0.05	0.4	0.15	13	0.1	1
胡蘿蔔，切塊，1杯（128g）	771	8	0.8	17	0.08	0.07	1.5	0.18	24	0.3	6
中型胡蘿蔔，1根	433	4	0.5	8	0.05	0.04	0.8	0.1	14	0.2	4
胡蘿蔔汁，1杯（236g）	258	9	2.7	37	0.22	0.13	0.9	…		0.2	…
白花椰菜，切塊，1杯（100g）	1	46	0.1	16	0.06	0.06	1	0.22	57	0.7	2
西洋芹，切丁，1杯（101g）	26	4	0.3	35	0.03	0.07	0.6	0.09	43	0.3	0.1
西洋芹梗，1根	14	2	0.2	19	0.01	0.04	0.4	0.05	23	0.2	0.1
西洋芹塊根，切丁，1杯（156g）	0	12	0.6	64	0.08	0.09	1.4	0.26	12	0.5	…
青辣椒，1杯（150g）	88	364	1	21	0.14	0.14	2.1	0.42	34	0.1	…
紅辣椒，1杯（150g）	72	216	1	21	0.11	0.13	2.5	0.76	34	0.3	…
香菜葉，1杯（46g）	141	16	0.9	…	0.03	0.08	0.6	0.06	29	0.3	…
寬葉羽衣甘藍，切碎，1杯（36g）	120	13	0.8	184	0.02	0.05	0.6	0.06	60	0.1	…
白玉米粒，1杯（154g）	0	10	0.1	0.5	0.31	0.09	3.2	0.08	71	1.2	…
黃玉米粒，1杯（154g）	15	10	0.1	0.5	0.31	0.09	3.2	0.08	71	1.2	…
黃瓜去皮，切片，1杯（119g）	5	4	0	9	0.04	0.03	0	0.06	17	0.3	…
黃瓜連皮，切片，1杯（104g）	11	6	0.1	…	0.02	0.03	0.1	0.04	14	0.3	0.9
蒲公英葉，切碎，1杯（55g）	136	19	2.6	151	0.1	0.14	0.4	0.14	15	0	0.2
茄子，切大丁，1杯（82g）	1	2	0.3	3	0.03	0.03	0.7	0.07	18	0.2	…
中型蒜瓣，1個	0	1	0	0	0.01	0	0.1	0.04	0	0	…
菊芋，切片，1杯（150g）	2	6	0.3	0	0.3	0.09	2	0.12	20	0.6	…
羽衣甘藍，切碎，1杯（67g）	515	80	0.6	547	0.07	0.09	1.1	0.18	19	0	0.3
日本昆布，切碎，1杯（80g）	5	2	0.7	53	0.04	0.12	1	0.	144	0.5	…
韭蔥，切段，1杯（89g）	74	11	0.8	42	0.05	0.03	0.5	0.2	57	0.1	1
貝比／波士頓／奶油萵苣，切碎，1杯（55g）	91	2	0.1	56	0.03	0.03	0.3	0.05	40	0.1	1
結球萵苣，切碎，1杯（55g）	19	2	0.1	18	0.03	0.02	0.1	0.03	22	0.1	1.4
散葉萵苣，切碎，1杯（36g）	140	4	0.1	48	0.03	0.03	0.2	0.03	14	0.1	0.7
紅葉萵苣，切碎，1杯（28g）	105	1	0	39	0.02	0.03	0.1	0.03	10	0	…
蘿蔓萵苣，切碎，1杯（47g）	216	2	0.1	51	0.04	0.03	0.2	0.04	68	0.1	0.9
乾香菇，1杯（145g）	1	4	0.2	1	0.44	1.84	21.2	1.4	236	31.7	…
芥菜，切碎，1杯（56g）	294	39	1.1	278	0.04	0.06	0.7	0.1	105	0.1	…
秋葵，切片，1杯（100g）	19	21	0.4	53	0.2	0.06	1.3	0.21	88	0.2	…
綠橄欖★，1杯（160g）	24	0	4.8	…	0	0	0	0.02	1	0	…

★ 編注：綠橄欖俗稱紅心橄欖，是一種將橄欖去核後，再塞入紅色甜椒的醃漬橄欖食品，經常作為開胃菜或沙拉配料食用。

食物 \ 維生素（單位）	A (µg)	C (mg)	E (mg)	K (µg)	B₁ (mg)	B₂ (mg)	B₃ (mg)	B₆ (mg)	葉酸 (µg)	泛酸 (mg)	生物素 (µg)
女性建議攝取量	700	75	15	90	1.1	1.1	14	1.3-1.5	400	5	30
男性建議攝取量	900	90	15	120	1.2	1.3	16	1.3-1.7	400	5	30
青蔥，1根	8	3	0.1	4	0.01	0.01	0.1	0.01	10	0	0.5
青蔥，切碎，1杯（100 g）	50	19	0.6	28	0.06	0.08	0.9	0.06	64	0	4
紫／黃／白洋蔥，切碎，1杯（160 g）	0	10	0	1	0.08	0.04	0.6	0.23	30	0.2	6
巴西里，1杯（60 g）	253	85	0.5	1053	0.06	0.06	1.3	0.06	98	0.2	…
防風草塊根，切片，1杯（133 ml）	0	23	2	30	0.12	0.07	1.2	0.12	89	0.8	0.1
荷蘭豆／食用豌豆莢，1杯（63 g）	34	38	0.2	16	0.09	0.05	0.7	0.1	26	0.5	…
新鮮豌豆，1杯（145 g）	55	58	0.2	36	0.39	0.19	3.9	0.25	94	0.5	0.7
青椒，切塊，1杯（149 g）	27	120	0.6	11	0.09	0.04	1	0.33	16	0.2	…
中型青椒，1個	21	96	0.4	9	0.07	0.03	0.8	0.27	13	0.1	…
紅椒，切塊，1杯（149 g）	234	283	2.4	7	0.08	0.13	1.8	0.43	27	0.5	…
中型紅椒，1個	186	152	1.9	6	0.06	0.1	1.4	0.35	55	0.4	…
黃椒切塊，1杯（149 g）	15	273	1	…	0.04	0.04	1.7	0.25	39	0.2	…
烤馬鈴薯，1個（170 g）	2	17	0	3.5	0.11	0.08	2.4	0.54	48	0.7	…
煮熟的馬鈴薯，切大丁，1/2 杯（75 g）	0	6	0	1.6	0.08	0.02	1	0.21	7	0.4	…
白蘿蔔，切塊，1杯（88 g）	0	19	0	…	0.02	0.02	0.2	0.04	25	0.1	…
中型白蘿蔔，1根	0	74	0	1	0.07	0.07	0.8	0.16	95	0.5	…
中型櫻桃蘿蔔，1個	0	1	0	0.1	0	0	0	0	1	0	…
櫻桃蘿蔔，切片，1杯（116 g）	0	17	0	2	0.01	0.04	0.4	0.08	29	0.2	…
蘿蔔嬰，1杯（38 g）	8	11	…	…	0.04	0.04	1.1	0.11	36	0.3	…
瑞典蕪菁，切塊，1杯（140 g）	0	35	0.4	0.4	0.13	0.06	1.3	0.14	29	0.2	0.1
菠菜切碎，1杯（30 g）	141	8	0.6	145	0.02	0.06	0.4	0.06	58	0	0
橡實南瓜，切大丁，1杯（140 g）	25	15	0.2	…	0.2	0.01	1.2	0.22	24	0.6	…
奶油南瓜（白胡桃南瓜），切大丁，1杯（140 g）	1,277	50	3.5	3	0.24	0.05	3.4	0.37	65	1	…
彎頸南瓜，切大丁，1杯（130 g）	10	11	0.1	…	0.07	0.06	0.8	0.14	30	0.1	…
哈伯南瓜，切大丁，1杯（116 g）	79	13	0.1	…	0.08	0.05	1.1	0.18	19	0.5	…
所有類別的冬南瓜，切大丁，1杯（116 g）	79	14	0.1	1	0.03	0.07	0.9	0.18	28	0.2	…
地瓜，切大丁，1杯（133 g）	967	30	0.3	2	0.1	0.08	1.2	0.28	19	1.1	…
小番茄，1顆	7	2	0.1	1	0.01	0	0.1	0.01	3	0	0.7
綠番茄，切碎，1杯（180 g）	58	42	0.7	18	0.11	0.07	1.2	0.15	16	0.9	…
中型番茄，1個	51	17	0.7	10	0.05	0.02	0.9	0.1	18	0.1	4.9
紅番茄，切碎，1杯（180 g）	76	23	1	14	0.07	0.03	1.2	0.14	27	0.2	7
羅馬番茄，1個	26	8	0.3	5	0.03	0.01	0.4	0.05	9	0.1	2.5
黃番茄，切塊，1杯（139 g）	0	13	…	…	0.06	0.07	1.8	0.08	42	0.2	…

食物 \ 維生素（單位）	A (µg)	C (mg)	E (mg)	K (µg)	B_1 (mg)	B_2 (mg)	B_3 (mg)	B_6 (mg)	葉酸 (µg)	泛酸 (mg)	生物素 (µg)
女性建議攝取量	700	75	15	90	1.1	1.1	14	1.3–1.5	400	5	30
男性建議攝取量	900	90	15	120	1.2	1.3	16	1.3–1.7	400	5	30
日曬番茄乾，1杯（54 g）	24	21	0	23	0.28	0.26	5.8	0.18	37	1.1	…
蕪菁，切大丁，1杯（130 g）	0	27	0	0.1	0.05	0.04	0.7	0.12	20	0.3	0.1
蕪菁葉，1杯（55 g）	0	33	1.6	138	0.04	0.06	0.6	0.14	107	0.2	…
荸薺，切片，1杯（124 g）	0	5	1.5	0.4	0.17	0.25	1.2	0.41	20	0.6	…
山藥，切大丁，1杯（150 g）	10.5	26	0.6	4	0.17	0.05	1.1	0.44	34	0.5	…
迷你櫛瓜，1根	0	4	0	…	0	0	0.1	0.02	2	0	…
櫛瓜，切大丁，1杯（124 g）	7	12	0.1	3	0.03	0.06	0.4	0.11	16	0.2	…
堅果及種子											
杏仁醬，2大匙（32 g）	0	2	7.9	0	0.01	0.3	1.8	0.03	17	0.1	…
杏仁，1/4杯（36 g）	0	0	9.5	0	0.08	0.4	2.4	0.05	18	0.1	23
大顆的巴西堅果，1顆	0	0	0.3	0	0.03	0	0.1	0	1	0	…
巴西堅果，1/4杯（35 g）	0	0	1.9	0	0.21	0.01	0.8	0.03	7	0.1	…
腰果醬，2大匙（32 g）	0	0	…	…	0.1	0.06	1.9	0.08	22	0.4	0
腰果，1/4杯（33 g）	0	0	0.3	12	0.14	0.07	1.8	0.14	8	0.3	4
奇亞籽，2大匙（20 g）	…	3	…	…	0.17	0.04	3.3	0.14	23	0.2	…
磨碎的亞麻仁籽，2大匙（14 g）	0	0	0	1	0.23	0.02	0.4	0.06	12	0.1	…
榛果，1/4杯（34 g）	0	2	5.2	5	0.22	0.04	1.7	0.19	39	0.3	26
胡桃，1/4杯（27 g）	1	0	0.4	1	0.17	0.03	0.7	0.05	6	0.5	…
松子，1/4杯（34 g）	0	0	3.2	18	0.12	0.08	2.1	0.03	12	0.1	…
開心果，1/4杯（32 g）	6	2	0.8	…	0.27	0.05	1.8	0.53	16	0.2	…
罌粟籽，2大匙（17 g）	0	0	0.3	0	0.15	0.03	0	0.05	10	0	…
南瓜籽，1/4杯（35 g）	0	1	0.7	2	0.09	0.05	4.5	0.05	20	0.1	…
完整的白芝麻粒，2大匙（18 g）	0	0	0	0	0.1	0.03	0.6	0.1	12		2
中東芝麻醬，2大匙（30 g）	1	1	1.3	…	0.05	1.04	1.8	0.05	30		…
葵花籽醬，2大匙（32 g）	1	1	7.4	…	0.02	0.05	3.6	0.18	77	2.3	…
葵花籽仁，1/4杯（36 g）	1	0.5	12	0	0.53	0.13	4.7	0.48	81	2.4	…
黑核桃，切碎，1/4杯（31 g）	1	1	0.6	1	0.02	0.04	1.8	0.18	10	0.2	6
英國核桃，切碎，1/4杯（30 g）	0	0	0.2	1	0.1	0.04	1.2	0.16	29	0.2	5.6
豆科植物											
煮熟的紅豆，1杯（230 g）	1	0	…	…	0.26	0.15	1.6	0.22	278	1	…
煮熟的黑豆，1杯（172 g）	0.5	…	0	…	0.42	0.1	0.9	0.12	256	0.4	…
煮熟的米豆（眉豆），1杯（171 g）	1	…	0.4	2.9	0.35	0.09	0.9	0.17	…	…	…
煮熟的鷹嘴豆，1杯（164 g）	2	2	0.6	6.6	0.19	0.1	0.9	0.2	282	0.7	…

維生素（單位）食物	A (μg)	C (mg)	E (mg)	K (μg)	B₁ (mg)	B₂ (mg)	B₃ (mg)	B₆ (mg)	葉酸 (μg)	泛酸 (mg)	生物素 (μg)
女性建議攝取量	700	75	15	90	1.1	1.1	14	1.3–1.5	400	5	30
男性建議攝取量	900	90	15	120	1.2	1.3	16	1.3–1.7	400	5	30
煮熟的蔓越莓豆，1杯（177g）	0	0	…	…	0.37	0.12	0.9	0.14	366	…	…
煮熟的毛豆，1杯（155g）	…	10	1	41	0.31	0.24	1.4	0.16	482	0.2	…
煮熟的大北豆，1杯（177g）	0	2	…	…	0.28	0.1	1.2	0.21	181	0.5	…
煮熟的腰豆，1杯（177g）	0	2	1.5	5.8	0.28	0.1	1	0.21	230	0.4	…
煮熟的綠／褐扁豆，1杯（198g）	0	3	0.2	3.4	0.33	0.14	2.1	0.35	358	1.3	…
生的扁豆芽，1杯（77g）	2	13	0.1	…	0.18	0.1	0.9	0.15	77	0.4	…
煮熟的皇帝豆，1杯（188g）	0	0	0.3	3.8	0.3	0.1	0.8	0.3	156	0.8	…
生的綠豆芽，1杯（104g）	1	15	0.1	36	0.09	0.14	1.5	0.1	67	0.4	…
煮熟的海軍豆（白腰豆），1杯（182g）	0	2	0	1.1	0.43	0.12	1.2	0.25	255	0.5	…
生的花生，1杯（146g）	0	0	12.2	0	0.93	0.2	17.6	0.51	350	0.4	105
生的豌豆苗，1杯（120g）	11	13	0	…	0.29	0.2	3.9	0.34	183	1.2	…
生的豌豆，1杯（145g）	55	58	0.2	36	0.39	0.19	3	0.24	94	…	…
煮熟的切半豌豆仁，1杯（196g）	0	1	0.1	9.8	0.37	0.11	1.7	0.09	127	1.2	…
煮熟的斑豆，1杯（171g）	0	1	1.6	6	0.33	0.11	0.5	0.39	294	0.4	…
煮熟的大豆，1杯（172g）	0	3	0.6	33	0.27	0.49	0.7	0.4	93	0.3	…
營養強化豆漿，1杯（243g）**	134	0	0.3	7.3	0.07	0.45	1	0.08	22	0.9	9
生的天貝，切大丁，1杯（166g）	0	0	…	…	0.13	0.59	4.4	0.36	40	…	…
用鈣凝固的生傳統豆腐，切大丁，1杯（252g）**	…	0	0	6	0.4	0.26	1	0.23	73	0.1	…
煮熟的白豆，1杯（179g）	0	0	1.7	6.3	0.21	0.08	0.25	0.17	145	0.5	…
穀類											
煮熟的莧籽，1杯（246g）	0	…	0.5	…	0.04	0.05	0.6	0.28	…	…	…
煮熟的大麥仁**，1杯（157g）	0	0	0	1.3	0.13	0.1	3.2	0.18	25	0.2	1
發芽小麥麵包，30g	0	0	0.1	…	0.11	0.07	1.1	0.03	11	0	1
全麥麵包，30g	0	0	0.2	2	0.1	0.06	1.3	0.06	14	0.2	1.7
煮熟的去殼蕎麥粥（kasha），1杯（168g）	0	0	0.2	3.2	0.07	0.07	1.6	0.13	24	0.6	…
生的蕎麥芽，1杯（33g）	0	1	0	…	0.07	0.05	1	0.09	13	…	…
煮熟的卡姆小麥，1杯（172g）	7	…	…	…	0.21	0.05	4.7	0.14	21	…	…
煮熟的小米，1杯（174g）	0	0	0	0.5	0.18	0.14	2.3	0.19	33	…	…
煮熟的燕麥粥，1杯（234g）	0	0	0.2	0.7	0.18	0.04	0.5	0.01	14	…	…
煮熟的藜麥，1杯（185g）	0	0	1.2	…	0.2	0.2	0.8	0.23	78	…	…

** 編注：俗稱洋薏仁、小薏仁或珍珠麥。是將大麥加工去除外殼並拋光，以進一步去除部分或全部麩皮層後的偏灰白色大麥仁。

食物 / 維生素（單位）	A (µg)	C (mg)	E (mg)	K (µg)	B₁ (mg)	B₂ (mg)	B₃ (mg)	B₆ (mg)	葉酸 (µg)	泛酸 (mg)	生物素 (µg)
女性建議攝取量	700	75	15	90	1.1	1.1	14	1.3-1.5	400	5	30
男性建議攝取量	900	90	15	120	1.2	1.3	16	1.3-1.7	400	5	30
煮熟的糙米，1 杯（195 g）	0	0	0.1	1.2	0.2	0.02	2.6	0.29	8	0.6	…
煮熟的營養強化白米，1 杯（158 g）	0	0	0.1	0	0.26	0.02	2.3	0.14	153	0.6	…
煮熟的營養強化義大利麵，1 杯（140 g）	0	0	…	…	0.38	0.19	2.4	0.07	167	0.2	…
煮熟的全麥義大利麵，1 杯（140 g）	0	0	0.4	1	0.15	0.06	1	0.11	7	0.6	…
生的小麥草，1 杯（108 g）	0	3	0.1	…	0.24	0.17	5.4	0.29	41	1	…
煮熟的野米，1 杯（164 g）	0	0	0.4	0.8	0.08	0.14	2.1	0.22	43	0.3	…
其他											
楓糖漿，1 大匙（20 g）	0	0	0	0	0	0	0	0	0	0	…
亞麻仁油，1 大匙（13 g）	0	0	2	0	0	0	0	0	0	…	…
橄欖油，1 大匙（13 g）	0	0	2	8	0	0	0	0	0	0	…
紅星營養酵母（素食者支持配方），3-4 大匙（16 g）	0	0	0	0	9.6	9.6	56	9.6	240	1	21
乾燥螺旋藻，1 大匙（7 g）	2	1	0.4	1.8	0.17	0.26	2	0.03	7	…	…

資料來源：美國農業部農業研究局，《美國農業部國家營養成分標準參考資料庫》，第 25 版（2012），ndb.nal.usda.gov。
ESHA 研究公司，食物處理軟體，10.12.0 版。
* 關於其他年齡層的數值，請參見附錄（P.302）。
** 關於特定產品的資訊，請參閱營養標示。

• • •

　　鈣、鋅、碘……所有你需要的礦物質，都蘊藏在植物性食物中。在第 7 章裡，我們將探索如何創造富含礦物質的絕佳純素飲食。

留意攝取的礦物質

西方文化中，有種基於產業的強烈社會偏見，造成飲食上嚴重依賴動物性產品，而這深深影響了大多數人如何看待某些礦物質在飲食上的需求。美國聯邦的農業部門透過各種財務與教育計畫，來支持及保護肉品與乳製品的生產商。此外，肉業、乳品業與蛋業是營養師、醫師、教育人士以及其他衛生專業人士會議的主要贊助商，而這些行產業所資助的營養研究，也都偏向於他們的產品。這些都影響了許多制定消費者營養教育計畫的衛生專業人士。而影響最大的，則是業界投注資金所放送的大量廣告。這些訊息深印在我們的腦海裡，因此，一提到鈣質和骨骼強壯，我們就會想到乳製品，一提到鐵質就會想到吃肉，一點都不令人意外。然而，植物性飲食可以提供這些礦物質的最佳份量，以及所有我們所需要的其他礦物質。

◈ 礦物質、蔬菜與動物的關係

碳水化合物與脂肪含有三種礦物質元素——碳、氫與氧。蛋白質則提供了這三種元素，再加上氮和硫。人體的構造與運作還需要其他許多礦物質，包含了鈣、鉻、銅、碘、鐵、鎂、錳、磷、鉀、硒、鈉與鋅。

　　礦物質在細菌與真菌的幫助下，會從腐爛的物質釋放到土壤裡。當它們溶於水時，就會被植物吸收。從這裡開始，礦物質會被草食性動物攝取，然後沿著食物鏈進一步往上，進入到肉食性動物的肉裡面。而動植物分解後，礦物質又會回歸到土壤中。

　　礦物質可以發揮多種作用。在人體中，礦物質是骨骼、體液與神經中動態系統的一部分。人體夜以繼日地不斷重塑骨骼，製造酶和甲狀腺荷爾蒙，形成新的紅血球，並維持體液中精確的酸鹼平衡。為了達成這些目的，你需要穩定地供應建材，其中包括了特定的礦物質。

　　在本章中，你將會了解這些礦物質以及其作用。我們也會提供關於達成建議攝取量與增加吸收的祕訣，並探討能夠提供所需礦物質的各種美味植物性食物。我們將仔細研究四種對於純素食者特別重要的礦物質：鈣、鐵、鋅與碘。然後，還會簡

要地討論其他幾種礦物質。

關於生命各個階段的礦物質詳情，請參閱附錄。有關鈣、鐵與鋅的建議攝取量及食物來源，請參見表 7-2（P.156）。而有關碘的食物來源，則請參見表 7-1（P.153）。

◈ 礦物質的吸收與影響因素

有幾個因素會影響人體吸收礦物質的難易程度，或者稱為生物利用率，包括了烹調方式、某些化學化合物的存在與否，以及個人的整體礦物質狀態。

烹調方式

礦物質可溶於水，因此如果把烹調用的水倒掉，礦物質就會隨之流失，尤其是對於煮沸過的食物而言。不過，用蒸的方式就可以保留較多的礦物質。

植酸

在豆科植物、全穀類、堅果與種子中，含有磷的化合物被稱為植酸鹽（phytate）或植酸（phytic acid），會跟鈣、鐵、鎂和鋅相結合。這些植酸與礦物質結合成的複合物，在消化時不會完全被分解，因此這些食物中的一些礦物質無法被人體吸收。存在於這些食物中的植酸酶，在潮濕的狀態下能幫助釋放礦物質，因此浸泡、催芽、榨汁與攪打（blend）植物性食物，都有助於從植酸釋放礦物質，讓身體得以吸收。

發酵也有助於從植酸鹽化合物中釋放礦物質。植物性食物在發酵過程中，像是大豆被製成天貝或味噌時，超過半數的植酸鹽化合物都會被分解。用酵母發酵麵包，對於小麥中的植酸也有類似的效果。

儘管太多植酸會干擾人體獲取足夠的鈣、鐵、鎂與鋅，但植酸鹽化合物並非全都是不好的。一些植酸鹽化合物具有抗氧化的威力，能提供預防癌症、心血管疾病及糖尿病的保護。

草酸鹽

一種稱為草酸（oxalic acid）的天然植物化合物，會與某些礦物質結合，並在消化過程中減少這些礦物質的吸收。因此，人體無法吸收一些食物中大部分的鈣，以及一些鐵和鎂，例如莧籽、甜菜葉、樹薯、韭菜、巴西里、馬齒莧、菠菜與瑞士甜菜等。然而，這些食物仍然在飲食中貢獻了一些鈣。舉例來說，人體仍然可以吸收菠菜中大部分的鐵，以及約 5% 的鈣。而且，想當然爾，這些食物依舊提供了許多其他的

營養素;例如,菠菜提供了豐富的天然葉酸、維生素 K、 β-胡蘿蔔素,以及許多其他營養素與保護性的植化素;這些營養素都不會受到草酸的影響。重要的是,不要僅僅因為食物中含有草酸,就忽視它的營養價值。

需求量與攝取量的關連性

礦物質的吸收也會受到當下你的需求所影響。例如,如果你身體裡存有足夠的鐵,那麼你吸收鐵的效率,就會比鐵儲備量很少的人要低。另外,如果你一次攝取大量的礦物質(例如單劑量 1,000 mg 的鈣補充劑),吸收量可能就會比分成 2 次攝取 500 mg 的劑量要少。

◇ 鈣

正如第 2 章中所討論的,骨骼健康涉及了許多生活型態因素的複雜交互作用;不過,規劃完善的純素飲食會包含蔬果,而這些正是與較高的骨骼密度以及較少的骨質流失有關的食物。不過即便如此,一些純素飲食的含鈣量仍然偏低,無法維持終生的骨骼健康。

從廣告中被灌輸的印象,使人們認為鈣質是促進骨骼健康的主要因素;不過,僅僅靠一種礦物質來預防骨質疏鬆症,就像在棒球比賽中,一個球隊只單靠投手來贏得比賽一樣困難。你會需要球隊裡的其他成員(實際上有 17 個人),在壘包上、本壘板後面,以及外野的關鍵位置上一起合作。這個團隊必須包括蛋白質、必需脂肪酸、礦物質(硼、鈣、銅、氟、鎂、錳、磷和鋅等)、維生素 B_{12}、B_6、C、D、K,以及葉酸。(有關骨骼健康所需的許多維生素以及其他營養素的討論,請參見 P.42 的「骨質疏鬆症」章節。)

透視鈣質

鈣是人體最常見的礦物質,也是地殼中最常見礦物的第 5 名,存在於大理石、石灰岩與白堊岩中。你可以直接從植物性食物與牛奶中獲取鈣質,在母奶中也很豐富。人們相信,在農業出現之前,世界上很多地方人們的飲食中都沒有乳製品,但卻含有相當高的鈣,平均每天提供了 2,000 mg 以上的鈣。然而,許多水果以及其他植物性食物的現代版本,都是以甜度為指標來育種,而非基於出色的營養價值;因此,這些食物中的鈣含量,會遠低於我們祖先當時所食用的。在自然界的鈣循環中,動物的骨頭、海洋生物的殼和鹿角都會分解,讓鈣質回歸到土壤之中,再次被植物吸收。另外,有很多人會用骨頭來熬高湯。

鈣質的功能

鈣質最著名的，就是讓骨骼與牙齒變堅硬的結構性作用。此外，鈣質也有助於凝血、讓肌肉放鬆、幫助神經傳遞訊息，以及調節細胞代謝。攝取建議的鈣量可能也有助於預防高血壓。

在血液和細胞間液的鈣濃度，必須維持在一個狹窄的特定範圍內。如果鈣濃度降得太低，副甲狀腺會分泌一種激素來活化維生素 D，藉由提高腸道的鈣吸收率，來提高血鈣濃度，並減少尿鈣流失；必要時，還會分解一些骨頭來釋出鈣質。

營養教育宣導與乳製品廣告可能都這麼告訴我們——身體需要牛奶來滿足鈣質的營養需求；但在人類歷史上的大部分時間裡，人類大多數所需的鈣質，都是從植物獲取的。

酪農業似乎是相對近期興起的現象，在過去 1 萬年間才出現，而且僅在世界上的特定地區發展。在乳製品對人們的飲食有重大貢獻的地區，出現了一種遺傳適應，讓人們得以在斷奶後還可以繼續喝牛奶。一般而言，在斷奶後，身體所產生可以消化乳糖的乳糖酶就會減少很多。事實上，世界上有多達 70% 的人口，在斷奶後乳糖酶的產量會減少。在南美洲、非洲和亞洲，有超過 50% 的 4 歲以上人口有乳糖不耐症，在喝牛奶之後會出現腹痛、腹脹、胃腸脹氣和腹瀉的症狀。而在一些亞洲國家，幾乎每個人都有乳糖不耐症。

鈣質的建議攝取量

50 歲以下成人的鈣質建議攝取量為每天 1,000 mg，51 歲以上則為每天 1,200 mg。關於其他生命階段的建議攝取量，請參見附錄。在美國，大多數人（也包含純素食者）都沒有達到建議攝取量，尤其是女性以及 50 歲以上的人。達到建議攝取量是很重要的，因為骨折與較低的鈣濃度有直接的關聯，獲得充足的鈣，可以減少骨折的風險。

鈣質補充劑

如果你沒有從飲食中獲得足夠的鈣質，或許就應該要服用補充劑。大部分的鈣質補充劑應該要跟餐點一起服用，因為在有胃酸時的吸收情況會最好；不過檸檬酸鈣（calcium citrate）與檸檬酸蘋果酸鈣（calcium citrate malate）則可以隨時服用。你也可以藉由把每日補充劑分成 2 次以上服用，來增加吸收量。維生素 D 對於鈣質的最佳吸收非常重要，因此請確保你同時也獲得足夠的維生素 D。

鈣質的飲食來源

有許多蔬菜都富含鈣質，特別是草酸鹽含量低的綠色蔬菜，例如綠花椰菜、青江菜、羽衣甘藍、大白菜、西洋菜、芥藍菜、蒲公英葉、芥菜與蘿蔔葉。其他優質來源，還有新鮮水果、果乾、鈣質強化果汁、杏仁與中東芝麻醬。強化植物奶與豆腐中都有添加鈣質，而在這兩種食物中，鈣質的吸收率都會比牛奶要好。一些礦泉水也是很好的來源；請檢視產品標示來確定何者為佳。

使骨骼更強健的堅實對策

以下章節提供了如何確保骨骼強健的訣竅。此外，遵循第 14 章〈純素飲食指南〉的建議，也有助於確保獲得造骨所需的整個營養素團隊。

將深綠色蔬菜納入每日菜單中。在飲食中規律地包含綠花椰菜、青江菜、寬葉羽衣甘藍、羽衣甘藍與大白菜。一些礦物質（以及維生素）會在烹煮時流失到水裡，所以這些蔬菜最好用蒸的，或者用富含礦物質的水來燉湯或烹調穀物。

食用使用鈣為凝固劑的豆腐。豆腐是以鹽滷（氯化鎂）或硫酸鈣 [1] 凝結豆漿製成的。如果你想增加鈣質的攝取，那麼很顯然地，用鈣鹽（例如硫酸鹽）所製成的種類會是你所需要的。檢查營養標示；每份的鈣含量範圍，可以從 120 mg 到 600 mg。豆腐是種難得的多用途食物，從湯品到甜點的各種料理，都可以添加豆腐，因此請經常使用。而像是豆腐、天貝與豆漿裡的異黃酮，也跟降低骨折的風險有關。

飲用鈣質強化飲品。鈣質強化的植物奶和果汁，有助於提高整體的鈣質攝取量。

將杏仁、杏仁醬、黑糖蜜、無花果與中東芝麻醬包含在正餐和零食之中。每次當你將 2 大匙（30 ml）的花生醬換成等量的杏仁醬，就能使鈣質的攝取量增加 73 mg。而將 1 大匙（15 ml）的果醬換成等量的黑糖蜜，則可以使鈣質攝取量大幅提高到驚人的 168 mg。這些美味的選擇，不僅能提升鈣質，也提供了鐵和鋅。

別跟鈣質小偷作伴。避免飲酒，限制咖啡因的攝取，當然，也不要吸菸。每天將鈉攝取量保持在 2,300 mg 以下。如果你對鹽很敏感、患有高血壓，或者人過中年，請將每日的鈉攝取量保持在 1,500 mg 以下。

曬曬太陽（或補充維生素 D）。在午休時間，趁機伸展一下雙腿，到附近走一走。除了可獲得運動的好處，在適當的條件下，還能讓身體製造出一日所需的維生

---

1 編注：硫酸鈣，也就是俗稱的食用石膏。

素 D。（更多關於維生素 D 的資訊，詳見 P.117）如果曬不到太陽，請服用維生素 D 補充劑。

多運動。一些形式的負重訓練，例如散步、慢跑、跳舞、健行或階梯有氧課程，對於終生骨骼健康都非常重要。對於骨骼而言，就是用進廢退的道理。

用補充劑補足攝取量。如果你認為自己從飲食中沒有獲得足夠的鈣質以及其他造骨營養素，可以用補充劑的形式來攝取。

◇ 鐵

對於人類健康而言，鐵是種珍貴的金屬。鐵質作為紅血球的一部分，在輸送氧氣到全身與帶走代謝廢物二氧化碳上，扮演了主要的角色。鐵質也是許多酵素系統的一部分，在能量產生、免疫系統功能，以及關於學習和行為的心智發展過程中，都發揮了關鍵的作用。

我們每天都會從皮膚與腸道內壁脫落的細胞中，損失少量的鐵質。想當然，不論任何原因（例如潰瘍或捐血）而失血的人，都會增加鐵的需求。女性在經期會流失鐵質，通常每個月會需要 30 ～ 45 mg 額外的鐵，使得她們對鐵的需求顯著高於男性。生長與建構新細胞需要消耗來自於飲食與儲備的鐵，可能會耗盡嬰兒及兒童體內儲備的少量鐵質。對於青少年而言，快速成長與眾所皆知的不良飲食習慣，可能會對鐵質需求帶來雙重挑戰。而運動員由於氧氣需求的增加，對於鐵質的需求也比較高。（更多關於滿足運動員鐵質需求的資訊，詳見 P.282。）人體可以有效地回收鐵質，然而一旦流失，就必須藉由飲食或透過補充劑來補充。

透視鐵質

與非素食者相比，許多素食者的鐵儲備（稱為血清儲鐵蛋白〔serum ferritin〕）都比非素食者更低。只要經常吃含鐵的食物，就可以補充流失的鐵質，因此這種常見的情況，並不會影響我們的感知，也不會造成問題。事實上，較低的儲鐵蛋白濃度可能是一種優勢，因為有助於改善胰島素敏感性，並降低第二型糖尿病的風險。此外，高儲鐵蛋白可能與冠狀動脈心臟病與大腸癌有關。

即使素食者與純素食者的鐵儲備較低，但他們罹患缺鐵性貧血的情況，並沒有比非素食者來得常見。然而，缺鐵是全球最常見的營養缺乏問題，尤其會發生在育

齡婦女[2]、嬰兒與青少年身上,因此在這些階段的純素食者需要特別留意。當血紅素濃度低於正常範圍時,就會開始出現問題。身體將氧氣輸送到細胞的能力會降低,而這個人看上去會臉色蒼白、頭痛,感到精疲力盡、煩躁與嗜睡。缺鐵很容易被診斷出來,因此如果你有任何疑慮的話,請至檢驗所進行檢測。

鐵質的建議攝取量

由於植物性食物所含的鐵質不如肉類的容易吸收,美國國家醫學院將素食者的建議攝取量,設定成非素食者的 1.8 倍。但是這個建議是有爭議的,因為它建立在單一一項盡力減少鐵質吸收研究的飲食上。素食育齡婦女建議每天應攝取 32.4 mg 的鐵質,其他素食的成人則應攝取 14.4 mg(關於其他年齡層的建議攝取量,詳見 P.303,而素食者要將數值乘以 1.8 倍)。[3] 攝取大量富含維生素 C 的食物,且不常喝茶、咖啡或使用鈣質補充劑的純素食者與其他素食者,所需的攝取量可能會比較少。

鐵質補充劑,或者綜合維生素—礦物質補充劑中的鐵,都可以作為任何鐵質含量可能偏低的飲食重要的額外添加來源,對於鐵質狀態很低或處於邊緣的人會很有幫助。

鐵質的飲食來源

如果我們食用各式各樣的豆科植物、堅果、種子、蔬菜、全穀類與果乾,很快就能達到鐵質的建議攝取量。我們可以從 1 杯(250 ml)豆類、豌豆、扁豆或燕麥粥,1/2 杯(125 ml)大豆或豆腐,或者一整把南瓜籽中,獲得 4 ~ 6 mg 的鐵。1 份鐵質強化的早餐穀麥片,更可以提供多達 18 mg 的鐵。

如果想要用甜食的方式來增加 1 ~ 3 mg 的鐵,可以用 30 g 的黑巧克力當點心,或者在塗有中東芝麻醬或杏仁醬的吐司上,再抹上 1 大匙(15 ml)的黑糖蜜。

鐵質的吸收

儘管身體不斷地分解並製造新的紅血球,卻也有效地從老舊的紅血球中回收鐵質。身體會在需要時多吸收鐵,不需要時少吸收一點,但鈣質以及諸如植酸鹽化合物、單寧與多酚(polyphenols,在茶、咖啡與可可中的成分)等化合物,會使身體吸收的鐵量減少。如果你有缺鐵的情況,或者需要盡可能增加鐵質的攝取,請避免跟主要的鐵質來源同時食用這些食物。

---

2 編注:指 15 ~ 49 歲處於生育年齡的女性,簡稱育齡婦女。

3 審訂注:依據台灣衛福部「國人膳食營養素參考攝取量」第八版(民國 109 年):關於鐵之每日建議攝取量,51 歲以上男女之建議攝取量為 10 mg;10 ~ 50 歲女性 15 mg。

另一方面，富含維生素 C 的食物（例如紅椒和草莓）或者檸檬酸含量高的食物（例如柑橘類水果），都會增加鐵質的吸收。這些酸性食物會將植物性食物中的鐵，轉變成容易吸收的可溶形式。例如，150 ml 的柳橙汁含有 75 mg 的維生素 C，跟含鐵食物同時食用時，可以讓鐵的吸收量增為 4 倍。純素食者通常都食用了大量蔬果，所獲得的維生素 C 是非素食者的 150% 以上。這在鐵質吸收上絕對是個優勢。

正如先前所述，浸泡、發酵、釀造與催芽能夠分解穀類、豆類、豌豆與扁豆中的植酸鹽化合物，釋放出鐵與其他礦物質，讓它們更容易被吸收。在洋蔥與大蒜中的化合物，也有助於增加穀類與豆科植物中鐵（與鋅）的可利用率，因此可以考慮添加在豆類與穀類料理中。

◈ 鋅

鋅對於細胞分裂不可或缺，並且在懷孕期間以及從嬰兒期到青春期的成長過程中，都扮演重要的角色。鋅對於免疫系統的運作很重要，也是傷口癒合與神經發育所必需。此外，鋅還是高達 300 種不同酵素系統運作的要角。我們的味覺能力也高度倚賴鋅。眼睛的虹膜和視網膜，以及攝護腺、精子和精液都含有高濃度的鋅；而在調節男性血清睪固酮的濃度上，鋅可能也扮演了重要的角色。

充足的鋅攝取量在發育期（從妊娠與出生到青少年期）特別重要。嚴重的缺乏鋅，會導致生長發育遲緩、免疫功能下降、腹瀉、食欲不振以及味覺受損。邊緣性的缺乏鋅可能很難被檢驗出來，但在北美這種情況比嚴重的缺乏鋅還要常見，特別會出現在低收入家庭的兒童以及孕婦身上，有時也會導致早產。

鋅的建議攝取量

女性的鋅建議攝取量為每天 8 mg，男性則為 11 mg。[4] 然而，純素飲食通常包含了更多抑制鋅吸收的物質，因此實際上需要攝取比建議值多 50% 的鋅。低熱量或仰賴精製食品的純素食者，可能會具有不良的鋅攝取量。

在最近期的研究中，純素食者都有達到或超過鋅的建議攝取量；不過在兩項研究中，純素食者的平均鋅攝取量，比建議攝取量少了約 10%。因此為了安全起見，每天都要吃富含鋅的食物。跟鐵一樣，浸泡、發酵、釀造與催芽，能夠大幅改善鋅的生物利用率。大蒜也能提升吸收率，因此可以考慮把大蒜[5]加進鷹嘴豆泥醬、米

---

4 審訂注：依據台灣衛福部「國人膳食營養素參考攝取量」第八版（民國 109 年）：關於鋅之每日建議攝取量，13 歲以上女性為 12 mg，男性 15 mg。
5 審訂注：不食用大蒜者，可改以酸性物質調味，如：醋、檸檬汁等，來提升鋅的吸收率。

飯，以及其他豆科植物與穀類中。

鋅的飲食來源

含鐵的純素食物通常也都含有鋅：種子、堅果（特別是腰果）、豆科植物、豆腐，以及包含燕麥與糙米在內的全穀類。種子與種子醬是素食飲食中提供最多鋅的超級巨星。因此，抹上鷹嘴豆泥醬的全穀物麵包或薄脆餅乾，是特別富含鋅的組合。值得注意的是，嚴重仰賴精製食品的飲食，通常鋅含量都很低，因為精製過程會去除食物中的鋅。

◇ 碘

人體只需要微量的碘，但它對生命與健康不可或缺。碘是甲狀腺荷爾蒙（三碘甲狀腺素〔triiodothyronine〕或簡稱 T3、四碘甲狀腺素〔thyroxin〕或簡稱 T4）的重要成分，它們會影響體內大部分器官系統。碘對能量代謝極為重要，缺碘會導致代謝功能下降或加速，也就是分別被稱為甲狀腺機能低下（hypothyroidism）或甲狀腺機能亢進（hyperthyroidism）的狀況。

甲狀腺機能低下會導致甲狀腺腫大，這是由於甲狀腺為了努力吸收碘而變得極度腫脹[6]。缺碘的其他症狀，還包括了皮膚問題、體重增加，以及膽固醇濃度升高，這些問題都可以藉由飲食中充足的碘來逆轉。缺碘也可能會導致乳房纖維囊腫（Fibrocystic breast disease）。

在懷孕期缺碘的話，會造成悲劇性的後果。在妊娠期中，充足的甲狀腺荷爾蒙濃度對於胎兒的腦部發育非常重要。缺碘會導致一種被稱為呆小症（cretinism）的不可逆轉疾病，但這是完全可以預防的發育障礙。

碘的建議攝取量

成人的建議攝取量為每天 150 µg。關於其他生命階段的建議攝取量，請參見附錄。最好每週分成多次少量但頻繁地攝取碘，而不要集中吃得太多。

純素食者的碘攝取量可能會不足，除非他們使用加碘鹽、食用海藻類，或者服用含有碘的綜合維生素─礦物質補充劑；否則純素飲食的碘攝取量，很可能只提供了建議值的 10% 左右。不過，監控整體的碘攝取量仍然很重要，因為過量的碘會

---

6 審訂注：當人體缺乏碘時，會引起甲狀腺素的合成減少，此時身體會透過負回饋的作用，來刺激腦下垂體增加 TSH 的分泌，這會刺激甲狀腺濾泡的上皮增加。與此同時，因為甲狀腺球蛋白沒有「碘化」，故不能被上皮細胞利用，而這會造成濾泡腔充滿膠質，引起甲狀腺代償性的腫大。

造成甲狀腺腫大、喉嚨灼熱以及其他問題。

碘的飲食來源

地球上大多數的碘都存在於海洋中。土壤中的碘含量會因地區不同而有很大差異，因此某些作物會富含碘，而某些的含量就很少。自 1924 年以來，美國食鹽加工商就開始自行在食鹽中添加碘，為一般大眾提供這種必需營養素，以預防在某些地區先前因為缺碘而經常發生的悲劇。添加碘被證明是非常有效的方法，但不是每個地方都規定必須這麼做。此外，海鹽的含碘量通常不高。[7] 購買鹽的時候，請務必檢查營養標示，因為並非所有類別的鹽都含有碘。

在加拿大和美國，約 1/2 小匙（2.5 ml 或 2.5 g）的加碘鹽，應該可以提供一天中的碘建議攝取量 150 µg。實際上，加碘鹽的碘含量在不同品牌的食物中可能會有差異。熱門的純素鹹味食材，例如溜醬油、醬油、布拉格胺基酸醬油和味噌，都沒有添加碘。

種植在富含碘土壤中的植物，是這種礦物質的良好來源，但人們通常無法得知農產品中的碘含量，因此難以確定攝取量。海藻類（有時稱為海菜）也是碘的極佳來源；然而，不同批次採集的海藻，碘含量差異可能多達 8 倍，因此很難確認所攝取的份量。要找到精確標示出碘含量的產品供應商也不容易。雖然羊栖菜（一種海藻）富含礦物質，但卻不是合適的選擇，因為通常都含有過量的砷，不僅有毒而且致癌。

碘含量也可能由於海藻的乾燥和保存方式而有所不同。要確認鹽與海藻類的碘含量，請檢查產品標示，並考慮跟提供產品碘含量的製造商聯繫。值得注意的是，這些產品中的碘含量有時會相當高，在這種情況下，大量食用或經常食用的話，很容易就會超過上限攝取量。碘補充劑經過嚴謹地標準化製程，因此其碘含量往往是可靠的。表 7-1 提供了一些碘含量的指導原則，不過如先前所述，實際含量可能會有很大的差異。

關於碘的特殊問題

一些營養的食物，像是大豆製品、亞麻仁籽、十字花科蔬菜（綠花椰菜與高麗菜）、花生、松子、桃子、西洋梨、草莓、菠菜以及地瓜，都含有甲狀腺致腫物質（goitrogen）。這些物質**唯有**在缺碘的情況下會干擾甲狀腺的代謝。解決的方法，並不

---

7 審訂注：「海鹽」大多數沒有額外強化碘，除非包裝上有額外寫「加碘鹽」。台灣本土廠商製造販售的海鹽有些有強化，而且一定會額外標註在外包裝上；但如果是超市賣的進口海鹽，基本上沒有強化，除非有標註「iodized sea salt」才是有加碘的海鹽。

表 7-1 鹽與乾燥海藻類的碘含量

碘的食物來源	提供 150 μg 碘的食物份量	提供碘上限攝取量（1,100 μg）的食物份量
加碘的海鹽或食鹽	1/2 小匙（2.5 ml）	4 小匙（20 ml）
未加碘的海鹽或食鹽	非碘的食物來源	非碘的食物來源
荒布★（arame）	1/2 小匙（2.5 ml）	3 又 1/2 小匙（約 18 ml）
食用紫紅藻顆粒	1/2 小匙（2.5 ml）	3 又 1/3 小匙（約 17 ml）
昆布	少於 1/16 小匙（0.3 ml）	大約 2/5 小匙（2 ml）
海苔	1 又 1/2 張	10 又 1/2 張
裙帶菜	1 又 1/8 小匙（約 6 ml）	2 大匙加 2 小匙（40 ml）

資料來源：ESHA 研究公司，食物處理軟體，10.12.0 版。Eden Foods edenfoods.com。Crohn, D. M., "Perchlorate Controversy Calls for Improving Iodine Nutrition," *Vegetarian Journal* no. 2 (2006).
★ 審訂注：荒布通常以乾燥細條的型態販售，很容易泡開，約 5~10 分鐘即可，故很容易運用至料理中，是日本料理常會運用的一種藻類。

是要避免這些食物，而是要在每日的飲食中確保碘的可靠來源。烹調有助於減少食物中的甲狀腺致腫物質。

稱為高氯酸鹽（perchlorate，固體燃料的副產物）的水汙染物質，以及來自於化學肥料與農藥的各種礦物質，也都會讓缺碘或碘攝取量低所造成的甲狀腺問題變得更嚴重。最後，缺硒也會使在碘缺乏邊緣的甲狀腺問題惡化。

◇ 其他重要的礦物質

在計畫健康飲食時，純素食者可能還需要一併考慮下列名單中的其他礦物質：鉻、銅、鎂、錳、磷、鉀、硒與鈉。幸好，大部分的純素飲食都很容易滿足或超過這些礦物質的需求。

鉻

成人每日建議攝取量：女性：50 歲以下為 25 μg，51 歲以上為 20 μg。男性：50 歲以下為 35 μg，51 歲以上為 30 μg。

功能：支持胰島素作用。幫助碳水化合物代謝。

主要的植物性來源：蘋果、綠花椰菜、黑巧克力、葡萄柚汁、葡萄汁、奇異果、韭蔥、柳橙與全穀類。

特殊問題：測量食物中的鉻含量是項挑戰；可提供的數據有限。

銅

成人每日建議攝取量：900 µg。

功能：幫助形成能量代謝中扮演關鍵角色的酶。幫助預防自由基損害，對於大腦與神經系統功能也很重要。

主要的植物性來源：扁豆、菇類、堅果、種子與全穀類。

特殊問題：純素飲食的攝取量通常都綽綽有餘。

鎂

成人每日建議攝取量：女性：30 歲以下為 310 mg，31 歲以上為 320 mg。男性：30 歲以下為 400 mg，31 歲以上為 420 mg。[8]

功能：是骨骼、牙齒、肌肉與細胞膜的基本成分。支持神經脈衝傳導，並影響肌肉收縮。在製造能量與建構 DNA 上發揮了作用。良好的鎂狀態，跟降低血壓與降低糖尿病、心臟病以及中風的風險有關。

主要的植物性來源：綠色葉菜、其他蔬菜、水果、全穀類與堅果。

特殊問題：純素飲食的攝取量通常都很充足。

錳

成人每日建議攝取量：女性：1.8 mg。男性：2.3 mg。

功能：支持酶的活性。骨骼與軟骨形成以及傷口癒合所需。

主要的植物性來源：椰子、葉菜、豆科植物、鳳梨、覆盆子、茶、堅果與全穀類。

特殊問題：純素飲食很容易滿足或超過建議攝取量。

磷

成人每日建議攝取量：700 mg。

功能：骨骼的建構成分。參與了從食物中產生與儲存能量的過程。

主要的植物性來源：果乾、大蒜、豆科植物、堅果、番茄與全穀類。

特殊問題：純素飲食通常都提供了建議值以上的攝取量。含有大量汽水的飲食，磷含量可能會過高。服用含鋁抗酸劑的人會導致缺磷的風險。

---

8 審訂注：台灣衛福部「國人膳食營養素參考攝取量」第八版（民國 109 年）：關於鎂之每日建議攝取量，13 ～ 15 歲女性為 320 mg、男性 350 mg；16 ～ 18 歲女性 330 mg、男性 390 mg；19 ～ 50 歲女性 320 mg、男性 380 mg；51 ～ 70 歲女性 310 mg、男性 360 mg；71 歲以上女性 300 mg、男性 350 mg。

鉀

成人每日建議攝取量：4,700 mg。

功能：神經脈衝傳導所必需，其中也包含了心臟跳動。在濃度足夠時，可能會降低骨質疏鬆症、中風、高血壓與腎結石的風險。

主要的植物性來源：香蕉、大麥、深綠色葉菜、果乾、豆科植物、木瓜、防風草根、馬鈴薯、南瓜與番茄。香蕉是鉀最密集來源的這個概念，其實是個迷思；事實上，抱子甘藍、哈密瓜、四季豆、葡萄柚、草莓和番茄，每大卡所提供的鉀量都比香蕉來得多。

特殊問題：純素飲食所提供的鉀，遠遠超過了非素食，不過還是有些人可能達不到建議值。達成建議攝取量需要大量的蔬果，所以來吃 9 份蔬果吧！

硒

成人每日建議攝取量：55 µg。[9]

功能：硒是種能保護細胞免受自由基損害的抗氧化成分。能減少癌症與心臟病的風險。有助於調節甲狀腺功能。

主要的植物性來源：豆類、巴西堅果與其他堅果、種子與全穀類。

特殊問題：美國與英國的純素食者往往都能達成或超過建議攝取量。

鈉

成人每日建議攝取量：50 歲以下的人，鈉攝取量的建議範圍，從 1,500 mg 到上限的 2,300 mg。51 ～ 70 歲的攝取量範圍為 1,300 ～ 1,500 mg，71 歲以上則為 1,200 ～ 1,500 mg。

功能：維持細胞之間適當的液體量。使神經脈衝得以順利傳導。在胰腺功能中發揮作用。補充從汗液、尿液與淚液中流失的鈉。

主要的植物性來源：在北美的人口中，大部分的鈉都來自於加工食品；只有 6% 來自於食鹽，而 5% 是在烹調過程中添加的。全食物所提供的鈉，會比加工食品的量要少很多，也安全得多。

特殊問題：對於老年人、非裔美國人，以及患有糖尿病、高血壓或慢性腎臟病的人來說，高鈉攝取量可能會造成問題。對於這些族群，鈉攝取量應該要落在建議攝取範圍的低端。美國人平均每天攝取將近 3,500 mg 的鈉。

---

9 審訂注：台灣衛福部「國人膳食營養素參考攝取量」第八版（民國 109 年）：關於硒之每日建議攝取量，16 歲以上男女性為 55 µg，孕婦 60 µg，哺乳婦 70 µg。

◈ 獲得足夠礦物質的三大守則

要確保你獲得足夠所需的礦物質並不難,尤其是對於純素食者而言,只要記住以下三大守則:

1. 吃植物性**全食物**。礦物質存在於所有不同的食物類別之中,但有很多在精製過程中流失了。請遵循第 14 章〈純素飲食指南〉中的建議。
2. 攝取足夠的熱量。如果你正在實行減重飲食,不妨考慮服用綜合維生素—礦物質補充劑。
3. 檢視食物標示。考慮食用一些以鈣、鋅、鐵與碘強化的食品。

表 7-2 純素食物中的礦物質

* 審訂注:台灣衛福部「國人膳食營養素參考攝取量」第八版(民國 109 年):
鐵:19 ～ 50 歲女性每日 15 mg、男性 10 mg;51 歲以上女性、男性每日 10 mg。
鎂:19 ～ 50 歲女性每日 320 mg、男性 380 mg;51 ～ 70 歲女性每日 310 mg、男性 360 mg;71 歲以上女性每日 300 mg、男性 350 mg。
鋅:13 歲以上,女性每日 12 mg、男性 15 mg(以上各數值建議建議不包含孕婦、哺乳婦)。

食物 \ 礦物質(單位)	鈣 (mg)	銅 (μg)	鐵 (mg)	鎂 (mg)	錳 (mg)	磷 (mg)	鉀 (mg)	硒 (μg)	鈉 (mg)	鋅 (mg)
女性建議攝取量 *	1,000	900	14–32 (8–18) **	310–320	1.8	700	4,700	55	1,200–1,500	8
男性建議攝取量 *	1,000	900	(14) 8**	400–420	2.3	700	4,700	55	1,200–1,500	11
水果										
中型蘋果,1 個	11	50	0.2	9	0	20	195	0	2	0.1
中型杏桃,1 個	5	27	0.1	4	0	8	91	0	0	0.1
杏桃乾,1/4 杯(32 g)	18	110	0.9	11	…	23	383	1	3	0.1
杏桃,切片,1 杯(165 g)	21	129	0.6	16	0.1	38	427	0	2	0
香蕉乾,1/4 杯(25 g)	5	98	0.3	27	0.1	19	373	1	0	0.1
中型香蕉,1 根	6	90	0.3	32	0.3	26	422	1	1	0.2
香蕉,切片,1 杯(150 g)	8	117	0.4	40	0.4	33	537	2	2	0
黑莓,1 杯(144 g)	42	238	0.9	29	0.9	32	233	1	3	0.8
藍莓,1 杯(145 g)	9	83	0.4	9	0.5	17	112	0	1	0.2
哈密瓜切丁,1 杯(156 g)	14	64	0.3	19	0	23	417	1	25	0.3
祕魯番荔枝,切塊,1 杯(156 g)	16	110	0.4	27	0.2	42	459	…	11	0.3
椰肉乾,1/4 杯(29 g)	6	160	0.8	21	0.8	48	126	4	9	0.5
野生酸蘋果,切片,1 杯(110 g)	20	74	0.4	8	0.1	16	213	…	1	…

食物 \ 礦物質（單位）	鈣 (mg)	銅 (μg)	鐵 (mg)	鎂 (mg)	錳 (mg)	磷 (mg)	鉀 (mg)	硒 (μg)	鈉 (mg)	鋅 (mg)
女性建議攝取量 *	1,000	900	14–32（8–18）**	310–320	1.8	700	4,700	55	1,200–1,500	8
男性建議攝取量 *	1,000	900	（14）8**	400–420	2.3	700	4,700	55	1,200–1,500	11
桑特無籽小葡萄乾，1/4 杯（36 g）	31	170	1.2	15	0.2	46	326	0	3	0.2
椰棗切碎，1/4 杯（37 g）	14	80	0.4	16	0.5	23	245	1	1	0.1
榴槤切塊，1 杯（243 g）	15	503	1	73	0.8	95	1,059	…	5	0.7
中型無花果，1 個	18	35	0.2	8	0	7	116	0	0	0.1
無花果乾，1/4 杯（50 g）	61	110	0.8	26	0	25	257	0	4	0.2
歐洲醋栗，1 杯（150 g）	38	105	0.5	15	0.2	40	297	1	2	0.2
中型葡萄柚，1 個	54	79	0.2	22	0	44	332	0	0	0.2
紅葡萄柚汁，1 杯（247 g）	22	80	0.5	30	0	37	400	0	2	0.1
葡萄柚瓣，1 杯（230 g）	28	108	0.2	18	0	18	320	3	0	0.1
葡萄，1 杯（160 g）	16	0	0.6	11	0.1	32	306	0	3	0.1
芭樂，切丁，1 杯（165 g）	33	170	0.5	16	0.2	41	469	1	5	0.4
香瓜，切丁，1 杯（170 g）	10	41	0.3	17	0	19	388	1	31	0.2
越橘莓，1 杯（145 g）	8.7	82	0.4	9	0.5	17	112	0	1	0.2
中型奇異果，1 個	23	99	0.2	12	0	23	215	0	2	0.1
羅甘莓，1 杯（144 g）	42	238	0.9	29	0.9	32	233	1	1	0.8
中型芒果，1 個	37	370	0.5	34	0	47	564	2	3	0.3
芒果，切片，1 杯（165 g）	17	181	0.2	15	0	18	257	1	3	0.1
中型柳橙，1 個	52	59	0.1	13	0	18	237	1	0	0.1
柳橙汁，1 杯（248 g）	27	109	0.5	28	0	42	496	0	2	0.1
木瓜，切大丁，1 杯（140 g）	34	22	0.1	14	0	7	360	1	4	0.1
中型桃子，1 個	6	67	0.2	9	0.1	20	186	0	0	0.2
桃子，切片，1/2 杯（77 g）	10	116	0.4	15	0.1	34	323	0	0	0.3
西洋梨，切片，1/2 杯（70 g）	7	60	0.1	5	0.1	8	88	0	1	0.1
剖半的西洋梨乾，1 杯（180 g）	61	668	3.8	59	0.6	106	959	0	11	0.7
鳳梨，切丁，1 杯（155 g）	20	153	0.4	19	1.8	12	178	1	2	0.2
李子乾，1/4 杯（30 g）	15	91	0.3	12	0.1	15	220	1	4	0.1
李子，切片，1 杯（165 g）	6.6	71	0.2	12	0.1	16	289	1	0	0.2
加州蜜棗，1 杯（174 g）	73	478	1.6	70	0.5	117	1,244	1	3	0.7
包裝無籽葡萄乾，1/4 杯（41 g）	21	130	0.8	13	0.1	42	313	1	5	0.1
覆盆子，1 杯（123 g）	31	111	0.9	27	0.8	36	186	1	1	0.5
草莓，1 杯（144 g）	23	69	0.6	19	0.5	35	220	0	1	0.2
西瓜，切丁，1 杯（152 g）	11	64	0.4	15	0.1	17	170	1	2	0.2

食物	礦物質（單位）	鈣 (mg)	銅 (µg)	鐵 (mg)	鎂 (mg)	錳 (mg)	磷 (mg)	鉀 (mg)	硒 (µg)	鈉 (mg)	鋅 (mg)
女性建議攝取量 *		1,000	900	14–32 (8–18) **	310–320	1.8	700	4,700	55	1,200–1,500	8
男性建議攝取量 *		1,000	900	(14) 8**	400–420	2.3	700	4,700	55	1,200–1,500	11
蔬菜（除特別標明，否則都是生的）											
芝麻葉，切碎，1杯（20g）		34	0	0.3	10	0.1	11	78	0	6	0.1
蘆筍，切片，1杯（134g）		32	253	2.9	19	0.2	70	271	39	3	0.7
中型蘆筍莖，1根		4	…	0.1	…	…	…	46	…	0	…
中型加州酪梨，1個		18	230	0.8	39	0.3	73	690	1	11	1.0
中型佛羅里達酪梨，1個		30	945	0.5	73	0.3	122	1,067	0	6	1.2
新鮮羅勒，切碎，1杯（42g）		79	170	1.4	29	0.6	25	132	0	2	0.4
綠色／黃色四季豆，1杯（110g）		41	76	1.1	28	0.2	42	230	1	7	0.2
甜菜葉，切碎，1杯（38g）		46	80	1	28	0.1	16	305	0	91	0.2
甜菜根，切片，1杯（136g）		22	102	1.1	31	0.4	54	442	1	106	0.5
青江菜，切片，1杯（70g）		74	15	0.6	13	0.1	26	176	0	46	0.1
綠花椰菜，切碎，1杯（71g）		34	32	0.6	18	0.2	47	231	2	19	0.3
抱子甘藍，1杯（88g）		37	62	1.2	20	0.3	61	342	1	22	0.4
高麗菜，切碎，1杯（89g）		38	20	0.4	11	0.1	24	160	0	17	0.2
大白菜，切碎，1杯（85g）		59	27	0.2	10	0.1	22	181	0.5	7	0.2
紫高麗菜，切絲，1杯（70g）		32	12	0.6	11	0.2	21	170	0	19	0.2
胡蘿蔔，切塊，1杯（128g）		42	58	0.4	15	0.2	45	410	0	88	0.3
中型胡蘿蔔，1根		20	30	0.2	7	0.1	21	195	0	42	0.2
胡蘿蔔汁，1杯（236g）		57	109	1.1	33	0.3	99	689	1	156	0.4
白花椰菜，切塊，1杯（100g）		22	42	0.4	15	0.1	44	303	1	30	0.3
西洋芹，切丁，1杯（101g）		48	42	0.2	13	0.1	29	312	0	96	0.2
西洋芹梗，1根		26	22	0.1	7	0.1	15	166	0	64	0.1
西洋芹塊根，切丁，1杯（156g）		67	109	1.1	31	0.3	179	468	1	156	0.5
青辣椒，1杯（150g）		27	261	1.8	38	0.4	69	510	1	10	0.4
紅辣椒，1杯（150g）		21	194	1.5	34	0.3	64	483	1	14	0.4
香菜葉，1杯（46g）		31	103	0.8	12	0.2	25	235	0	25	0
寬葉羽衣甘藍，切碎，1杯（36g）		55	14	0.1	3	0.1	4	64	0	8	0
白色／黃色玉米粒，1杯（154g）		3	83	0.8	57	0.2	137	416	1	23	0.7
黃瓜去皮，切片，1杯（119g）		17	84	0.3	14	0.1	25	162	0	2	0.2
黃瓜帶皮，切片，1杯（104g）		15	34	0.3	11	0.1	21	150	0	2	0.2
蒲公英葉，切碎，1杯（55g）		103	94	1.7	20	0.2	36	218	0	42	0.2
茄子，切大丁，1杯（82g）		7	67	0.2	11	0.2	20	189	0	2	0.1
苦苣，切碎，1杯（50g）		27	0	0.4	8	0.2	15	166	0	12	0.4

食物 \ 礦物質（單位）	鈣 (mg)	銅 (µg)	鐵 (mg)	鎂 (mg)	錳 (mg)	磷 (mg)	鉀 (mg)	硒 (µg)	鈉 (mg)	鋅 (mg)
女性建議攝取量 *	1,000	900	14–32 (8–18) **	310–320	1.8	700	4,700	55	1,200–1,500	8
男性建議攝取量 *	1,000	900	(14) 8**	400–420	2.3	700	4,700	55	1,200–1,500	11
中型蒜瓣，1 個	5	9	0	0.8	0	5	12	0	1	0
菊芋，切片，1 杯（150 g）	21	210	5	25	0.1	117	644	1	6	0.2
羽衣甘藍，切碎，1 杯（67 g）	90	194	1.1	23	0.5	38	299	1	29	0.3
新鮮昆布，切碎，1 杯（80 g）	134	104	2.3	97	0.2	34	71	1	186	1
韭蔥，切碎，1 杯（89 g）	53	107	1.9	25	0.4	31	160	1	18	0.1
貝比／波士頓／奶油萵苣切碎，1 杯（55 g）	20	10	0.7	7	0.1	19	138	0	3	0.1
結球萵苣，切碎，1 杯（55 g）	14	20	0.3	5	0.1	15	107	0	8	0.1
散葉萵苣，切碎，1 杯（36 g）	20	16	0.5	7	0	16	109	0	16	0.1
紅葉萵苣，切碎，1 杯（28 g）	10	10	0.4	4	0.1	8	55	0	7	0.1
蘿蔓萵苣切碎，1 杯（47 g）	16	20	0.5	7	0.1	15	123	0	4	0.1
乾香菇，1 杯（145 g）	16	7,490	2.5	191	1.7	426	2,224	197	19	11
芥菜，切碎，1 杯（56 g）	58	82	0.8	18	0.3	24	198	1	14	0.1
秋葵，切片，1 杯（100 g）	81	94	0.8	57	1	63	303	1	8	0.6
綠橄欖，1 杯（160 g）	98	545	2.6	35	…	27	88	2	3,840	0.1
青蔥，1 根	11	12	0.2	3	0	6	41	0	2	0.1
青蔥，切碎，1 杯（100 g）	72	83	1.5	20	0.2	37	276	1	16	0.4
紫／白／黃洋蔥，切碎，1 杯（160 g）	35	61	0.3	16	0.2	43	230	1	5	0.3
巴西里，1 杯（60 g）	89	100	4	32	0.1	37	356	1	36	0.7
防風草根，切片，1 杯（133 g）	48	160	0.8	39	0.7	94	499	2	13	0.8
荷蘭豆／食用豌豆莢，1 杯（63 g）	27	50	1.3	15	0.2	33	126	0	3	0.1
新鮮豌豆 1 杯（145 g）	36	255	2.1	48	0.6	157	354	3	7	1.8
青椒，切塊，1 杯（149 g）	15	98	0.5	15	0.2	30	261	0	4	0.2
中型青椒，1 個	12	79	0.4	12	0.1	24	208	0	4	0.2
紅椒，切塊，1 杯（149 g）	10	25	0.6	18	0.2	39	314	0	3	0.4
中型紅椒，1 個	8	20	0.5	14	0.1	31	251	0	2	0.3
黃椒，切塊，1 杯（149 g）	16	160	0.7	18	0.2	36	316	0	3	0.2
烤馬鈴薯，1 個（170 g）	26	0.2	1.87	48	0.4	121	926	0.7	17	0.6
煮熟的馬鈴薯，切大丁，1/2 杯（75 g）	6	0.1	0.2	16	0.1	31	256	0.2	4	0.2
白蘿蔔，切塊，1 杯（88 g）	24	101	0.4	14	0	20	200	1	…	0.1
中型白蘿蔔，1 根	91	389	1.4	54	0.1	78	767	2	71	1
中型櫻桃蘿蔔，1 個	1	2	0	0	0	1	10	0	2	0
櫻桃蘿蔔，切片，1 杯（116 g）	29	58	0.4	12	0.1	23	270	1	45	0
蘿蔔嬰，1 杯（38 g）	19	46	0.3	17	0.1	43	33	0	2	0

食物 \ 礦物質（單位）	鈣 (mg)	銅 (μg)	鐵 (mg)	鎂 (mg)	錳 (mg)	磷 (mg)	鉀 (mg)	硒 (μg)	鈉 (mg)	鋅 (mg)
女性建議攝取量 *	1,000	900	14-32（8-18）**	310-320	1.8	700	4,700	55	1,200-1,500	8
男性建議攝取量 *	1,000	900	（14）8**	400-420	2.3	700	4,700	55	1,200-1,500	11
瑞典蕪菁，切塊，1 杯（140 g）	66	56	0.7	32	0.2	81	472	1	28	0.5
菠菜，切碎，1 杯（30 g）	31	40	0.9	25	0.3	16	177	0	25	0.2
彎頸南瓜，切大丁，1 杯（130 g）	27	133	0.6	27	0.2	42	276	0	3	0.4
所有類別的冬南瓜，切大丁，1 杯（116 g）	32	82	0.7	16	0.2	27	406	0	5	0.2
地瓜，切大丁，1 杯（133 g）	40	201	0.8	33	0.3	63	448	1	17	0.4
小番茄，1 顆	2	10	0	2	0	4	40	0	1	0
綠番茄，切塊，1 杯（180 g）	23	162	1	18	0.2	50	367	1	23	0
中型番茄，1 個	12	70	0.3	14	0.2	30	292	0	6	0.2
紅番茄，切塊，1 杯（180 g）	18	106	0.5	20	0.2	43	427	0	9	0.3
羅馬番茄，1 個	6	37	0.2	7	0.1	15	147	0	3	0
黃番茄，切塊，1 杯（139 g）	15	140	0.7	17	0.2	50	359	1	32	0
日曬番茄乾，1 杯（54 g）	59	768	4.9	105	1	192	1,851	3	1,131	1.1
蕪菁，切大丁，1 杯（130 g）	39	110	0.4	14	0.2	35	248	1	87	0.4
蕪菁葉，切碎，1 杯（55 g）	104	192	0.6	17	0.3	23	163	1	22	0.1
西洋菜，切碎，1 杯（34 g）	43	0	0.1	7	0.1	21	119	0	15	0
荸薺，切片，1 杯（124 g）	14	404	0.1	27	0.4	78	724	1	9	0.6
山藥，切大丁，1 杯（150 g）	26	267	0.8	32	0.6	82	1,224	1	14	0.4
迷你櫛瓜，1 根	2	11	0.1	4	0	10	51	0	0	0.1
櫛瓜，切大丁，1 杯（124 g）	19	63	0.4	21	0.2	47	325	0	12	0.4
堅果及種子										
杏仁醬 2 大匙（32 g）	113	300	1.1	91	0.7	165	243	1	3	1.1
杏仁，1/4 杯（35 g）	96	390	1.4	97	0.9	176	256	1	0	1.1
大顆巴西堅果，1 顆	8	82	0.1	18	0.1	34	31	91	0	0.2
巴西堅果，1/4 杯（35 g）	57	620	0.9	133	0.4	257	234	681	1	1.4
腰果醬，2 大匙（32 g）	14	710	1.6	84	0.3	148	177	4	5	1.7
腰果，1/4 杯（33 g）	12	713	2.2	95	0.5	193	215	7	4	1.9
奇亞籽，2 大匙（20 g）	126	185	3.1	67	0.5	172	81	11	3	0.9
磨碎的亞麻仁籽，2 大匙（14 g）	41	195	0.9	63	0.4	103	130	4	5	0.7
榛果，1/4 杯（34 g）	39	582	1.6	55	2.1	98	229	1	0	0.8
胡桃，1/4 杯（27 g）	18	300	0.6	30	1.2	70	103	1	0	1.1
松子，1/4 杯（34 g）	5	450	1.9	85	3	195	203	0	1	2.2
開心果，1/4 杯（32 g）	34	416	1.3	39	0.4	157	33	2	0	0.7

食物 / 礦物質（單位）	鈣 (mg)	銅 (µg)	鐵 (mg)	鎂 (mg)	錳 (mg)	磷 (mg)	鉀 (mg)	硒 (µg)	鈉 (mg)	鋅 (mg)
女性建議攝取量 *	1,000	900	14–32 (8–18) **	310–320	1.8	700	4,700	55	1,200–1,500	8
男性建議攝取量 *	1,000	900	(14) 8**	400–420	2.3	700	4,700	55	1,200–1,500	11
罌粟籽，2 大匙（17 g）	241	275	1.6	56	1.1	143	117	0	3	1.7
洋車前子，2 大匙（19 g）	65	…	3.9	10	0.3	12	158	273	3	0.4
南瓜籽，1/4 杯（35 g）	15	479	5.2	185	1.1	405	279	2	21	2.6
完整的白芝麻粒，2 大匙（18 g）	176	735	2.6	63	0.4	113	84	1	2	1.4
中東芝麻醬，2 大匙（30 g）	43	490	1.4	29	…	240	140	10	11	1.4
葵花籽醬，2 大匙（32 g）	21	520	1.3	101	0.7	216	187	34	1	1.6
葵花籽仁，1/4 杯（36 g）	42	631	2.4	64	0.4	254	248	21	1	1.8
黑核桃，切碎，1/4 杯（31 g）	18	319	0.9	63	1.3	145	164	5	0	1.1
核桃，切碎，1/4 杯（30 g）	29	476	0.9	47	1	104	132	1	1	0.9
豆科植物										
煮熟的紅豆，1 杯（230 g）	64	690	4.6	120	1.3	386	1,224	3	18	4.1
煮熟的黑豆，1 杯（172 g）	46	360	3.6	120	0.8	241	611	2	2	1.9
煮熟的米豆（眉豆），1 杯（171 g）	41	460	4.3	91	0.8	267	475	4	7	2
煮熟的鷹嘴豆，1 杯（164 g）	80	580	4.7	79	1.7	276	477	6	11	2.5
煮熟的蔓越莓豆，1 杯（177 g）	88	410	3.7	88	0.6	239	685	2	2	2
煮熟的毛豆，1 杯（155 g）	103	566	3.7	105	1.7	277	715	…	140	2.2
炸鷹嘴豆泥餅，51 g	28	130	1.7	42	0.4	98	298	0.5	150	0.8
煮熟的大北豆，1 杯（177 g）	120	440	3.8	88	0.9	292	692	2	4	1.6
煮熟的腰豆，1 杯（177 g）	62	380	3.9	74	0.8	244	716	6	4	1.8
煮熟的褐色／綠色扁豆，1 杯（198 g）	38	500	6.6	71	1	356	730	6	4	2.5
生的扁豆芽，1 杯（77 g）	20	290	2.6	30	0.4	141	262	0	9	1.2
煮熟的迷你皇帝豆，1 杯（182 g）	53	390	4.4	96	1.1	231	730	9	5	1.9
生的綠豆芽，1 杯（104 g）	14	180	1	23	0.2	59	164	1	7	0.4
煮熟的海軍豆（白腰豆），1 杯（182 g）	125	380	4.3	96	1	262	708	5	0	1.9
花生，1 杯（146 g）	134	1,670	6.7	245	2.8	549	1,029	10	26	4.8
生的豌豆苗，1 杯（120 g）	46	340	2.9	71	0.5	209	483	1	25	1.3
生豌豆，1 杯（145 g）	36	255	2.1	48	0.6	157	354	3	7	1.8
煮熟的切半豌豆仁，1 杯（196 g）	27	350	2.5	71	0.8	194	710	1	4	2
煮熟的斑豆，1 杯（171 g）	79	370	3.6	86	0.8	251	746	11	2	1.7
煮熟的大豆，1 杯（172 g）	175	700	8.8	148	1.4	421	886	13	2	2
營養強化豆漿，1 杯（243 g）***	299	209	1	36	…	211	284	6	117	0.6
生的天貝，1 杯（166 g）	184	930	4.5	134	2.2	442	684	0	15	1.9

食物 / 礦物質（單位）	鈣 (mg)	銅 (µg)	鐵 (mg)	鎂 (mg)	錳 (mg)	磷 (mg)	鉀 (mg)	硒 (µg)	鈉 (mg)	鋅 (mg)
女性建議攝取量 *	1,000	900	14-32 (8-18) **	310-320	1.8	700	4,700	55	1,200-1,500	8
男性建議攝取量 *	1,000	900	(14) 8**	400-420	2.3	700	4,700	55	1,200-1,500	11
用鈣凝固的生傳統豆腐，切大丁，1 杯（252 g）	315-1,721	953	3-6.7	93-146	3	305-479	373-597	25-44	10-35	2.1-4
煮熟的白豆，1 杯（179 g）	131	270	5.1	122	0.9	303	829	2	4	2
穀類										
煮熟的莧籽，1 杯（246 g）	116	367	5.2	160	2.1	364	332	13	15	2.1
煮熟的大麥仁，1 杯（157 g）	17	165	2.1	35	0.4	85	146	14	5	1.3
煮熟的去殼蕎麥粥，1 杯（168 g）	12	245	1.3	86	0.7	118	148	4	7	10
生的蕎麥芽，1 杯（33 g）	9	86	0.7	27	…	66	56	…	5	0.5
煮熟的卡姆小麥，1 杯（172 g）	17	430	5.7	96	2	304	347	…	10	3
煮熟的小米，1 杯（174 g）	5	280	1.1	77	0.5	174	108	2	3	1.6
煮熟的燕麥粥，1 杯（234 g）	21	170	2.1	63	1.4	180	164	13	9	2.3
煮熟的藜麥，1 杯（185 g）	31	355	2.8	118	1.2	281	318	5	13	2
煮熟的營養強化義大利麵，1 杯（140 g）	10	140	1.8	25	0.5	81	62	37	1	0.7
煮熟的全麥義大利麵，1 杯（140 g）	21	234	1.5	42	1.9	125	62	36	4	1.1
生的小麥草，1 杯（108 g）	30	300	2.4	94	2	228	193	48	18	1.9
煮熟的野米，1 杯（164 g）	5	200	1	52	0.5	134	166	1	5	2.2
其他										
黑巧克力，60 g	17	10	1.2	18	0	29	285	0	3	0
糖蜜，1 大匙（20 g）	41	97	0.9	48	0.3	6	293	3.6	7	0.1
橄欖油，1 大匙（14 g）	0	0	0.1	0	0	0	0	0	0	0
乾燥的螺旋藻，1 大匙（7 g）	8	427	2	14	0.1	8	95	0	73	0.1

資料來源：美國農業部農業研究局，《美國農業部國家營養成分標準參考資料庫》，第 25 版（2012），ndb.nal.usda.gov。ESHA 研究公司，食物處理軟體，10.12.0 版。

* 關於其他年齡層的數值，請參見附錄。

** 素食者與純素食者鐵的建議攝取量，設定為非素食者建議攝取量的 1.8 倍（關於進一步的資訊，詳見 P.148）。

*** 關於特定產品的資訊，請參閱營養標示。

• • •

什麼是「純淨飲食」？就是經過完善規劃的純素飲食，富含維生素與礦物質，並且充滿植化素。在第 8 章中，你將會讀到所有相關的資訊。

純淨的純素飲食

有時候，大家會認為食物之於人體，就像汽油之於車子一樣。健康的食物被認為是高級汽油，而且我們的身體就像車子一樣，在使用純淨汽油時會運作得最好。儘管這樣的類比很有用，但並不完全正確。食物的確是人體的燃料，但這僅僅是它眾多功能的其中一項而已。食物也提供了建構、更新與修復身體組織的建築材料，以及製造腦細胞、肌肉、骨骼、激素與酵素所需要的資源。你絕對就是你所吃的食物，或者更準確地說，就是你所吸收的營養。

◇ 餐盤的力量

正如前一章中所述，植物性食物是抗氧化成分、植化素、植物固醇、膳食纖維、維生素與礦物質的密集來源。這些化合物會跟其他許多營養素通力合作，來支持身體的所有系統、關閉促發疾病的基因、減少發炎、維持胰島素敏感性、提升免疫功能、平衡荷爾蒙、保護胃腸道功能、降低膽固醇濃度，以及控制血糖濃度。雖然這些保護性物質有很多都可以從補充劑中獲得，但研究持續顯示，營養素會協同作用，因此最好從食物中取得。

　　對比於植物性全食物，高度加工食品與動物性產品通常都是與疾病相關的飲食成分來源，例如鈉、精製碳水化合物、飽和脂肪、膽固醇、反式脂肪酸、毒素及化學汙染物質（例如荷爾蒙、抗生素和持久性有機汙染物）。在食用過量時，這些化合物會齊力破壞健康，並促使疾病發生。

◇ 疾病的防護者──酵素與植化素

我們已經介紹過許多關於必需營養素的資訊：蛋白質、脂肪、碳水化合物、維生素與礦物質。跟這些一樣令人印象深刻的是，植物性食物附帶的保護性成分，像是酵素、植化素、植物固醇與益生質等，仍持續使我們讚嘆不已。

酵素

存在於生鮮植物性食物中的酵素,能幫助特定的植化素轉化成活性形式,也能幫助消化。然而,烹調會減少或破壞這些酵素。

迄今為止,已知有兩個植物家族,含有能把植化素轉化成高度有益活性形式的酵素。一個是十字花科蔬菜,例如綠花椰菜、綠花椰菜苗、蘿蔔嬰、抱子甘藍、高麗菜、白花椰菜、羽衣甘藍和蕪菁等;另一個則是蔥屬蔬菜,像是洋蔥、大蒜和細香蔥等。順帶一提,芽菜的植化素含量會比成熟的植物高出很多。十字花科蔬菜中的活性植化素具有出色的解毒效果。最值得注意的是,這些植化素會幫助處理與消除致癌物質。蔥屬蔬菜中的活性植化素具有抗菌作用,有助於對抗細菌、寄生蟲、病毒、真菌、關節炎與癌症,還可以降低膽固醇濃度。

食物中的酵素也可能幫助消化,不過對於消化的整體貢獻非常小。一旦將食物切碎、搗成泥、煮爛或攪打(blend)的時候,酵素就開始分解食物了——甚至在我們食用之前就開始發揮作用。從我們咀嚼開始,到食物抵達胃的下半部之間,酵素會一直持續作用。在胃的下半部,酸性條件會讓大部分的酵素失去活性。食物中的酵素最有機會能夠在胃酸中存活,並完好無損抵達小腸的,就是那些包覆在微生物中的酵素,例如發酵食品。

必須記住的重點:在飲食中應該包含很多十字花科與蔥屬蔬菜,並添加各種芽菜以及發酵食物。要獲得最多蔬果中所含的酵素,至少要有一些是生吃。

植化素

植化素是存在於植物中的化學物質。(植化素的英文為 phytochemical,其中 phyto 在希臘文中的意思就是「植物」。)植物產生植化素,是為了讓自己存活下來與保護自己。一些植化素在吸引授粉者與播種者上,扮演了關鍵性的角色;而其他植化素則發揮了內部防禦系統的作用,保護植物不受病蟲害與潛在惡劣環境的侵擾。植化素在植物性食物的顏色、味道、質地和香氣上,扮演了很重要的角色。

當你吃下植物之後,這些植化素便會對人體發揮有益的作用。植化素藉由多種方法(例如減少發炎及根除致癌物質)來減少慢性疾病的風險,以及對抗現有疾病,來支持最佳的健康狀態。

所有的植物性全食物都含有成千上萬的植化素。選擇各式各樣色彩繽紛的蔬菜、水果、香草、辛香料、豆科植物、堅果、種子與全穀類,是飲食富含廣泛植化素的關鍵。當然,有一些超級巨星,能夠幫忙把良好的飲食模式轉化成植化素盛

宴。其中最值得注意的,就是深綠色葉菜(例如羽衣甘藍、寬葉羽衣甘藍與菠菜)、十字花科蔬菜、芽菜、紫色與藍色水果(例如藍莓與黑莓)、香草與辛香料、番茄、柑橘類水果、豆科植物、堅果、種子(亞麻仁籽與火麻籽)以及可可豆。

　　很多因素可能會影響食物中植化素的含量,以及其生物利用率。土壤、水質、氣候以及化學物質的使用等因素,都會在植物生長過程中影響植化素的含量。在植化素的含量上,有機種植的農產品會優於慣行農法的農產品,這很合理,因為有機食物需要更強大的防禦力。精製會大幅減少食物中的植化素含量,尤其是當植物富含最多植化素的部分被去除(例如小麥麵粉被去除的胚芽和麩皮),或者當加工過程會暴露在刺激性化學物質、高溫或壓力下的時候。一些收成後的儲存方法,也可能會降低植化素的濃度。

如何提升植化素的吸收

大多數的植化素,在生食時能夠更有效地被吸收。切碎、煮爛、打碎、磨碎、搗成泥、刨絲或者打汁,都會破壞或去除膳食纖維,以及其他會減少植化素與別的營養素生物利用率的化合物。因此,飲用去渣的蔬菜汁,是種增加抗氧化成分與植化素攝取量,同時又不會增加飲食體積的可行方法。催芽與發酵也能顯著提高植物性食物的植化素含量或生物利用率。例如,綠花椰菜苗所含有的植化素,就比綠花椰菜多了 10 ～ 100 倍;這種植化素具有解毒、抗癌、抗菌的性質,還可能改善第二型糖尿病患者的胰島素阻抗。

　　烹調往往會降低植化素的含量;加熱的溫度愈高、時間愈久,植化素的損失就愈大。烹調方式也是因素之一。例如,水溶性的植化素在汆燙時,就會比清蒸時流失的量要高。

　　另一方面,烹調會軟化植物的細胞壁,讓身體更容易提取和吸收某些類型的植化素,特別是類胡蘿蔔素。舉例來說,比起生番茄,我們會從煮過的番茄吸收更多的番茄紅素,也會從煮過的胡蘿蔔中獲得比生胡蘿蔔更多的 β - 胡蘿蔔素。此外,無論是生食或熟食,在飲食中包含來自於油品或高脂全食物的少量脂肪,都能提高類胡蘿蔔素的吸收。

　　必須記住的重點:要提升植化素攝取量最好的方法,就是在每個食物類別中食用各種顏色的食物。你餐盤中的食物色彩越繽紛,飲食中植化素的種類與濃度就越豐富。記得選擇有機品種。食用芽菜與發酵食物,並且在蔬菜、水果之外,也要納入豆科植物、堅果、種子與全穀類。

植物固醇

植物固醇（也稱為甾烷醇）是植物細胞膜的必要成分。植物固醇與膽固醇的結構類似，因此能夠抑制膳食膽固醇的吸收，降低總膽固醇與低密度脂蛋白膽固醇的濃度，以及減少發炎反應。

早期人類的飲食，可能提供了高達每日 1,000 mg 左右的植物固醇，不過現今的攝取量，平均只有 150 ～ 450 mg 不等。素食中的植物固醇含量通常比較高，而純素飲食所提供的最多。生食純素飲食每天提供了 500 ～ 1,200 mg 的植物固醇，有時候甚至更多。每天攝取 2,000 mg 左右的植物固醇，能為那些血膽固醇濃度高的人，降低約 9 ～ 15% 的低密度脂蛋白膽固醇；不過，想要達到 2,000 mg，就必須服用補充劑，或者食用植物固醇強化食品。

雖然所有的植物性全食物都含有植物固醇，但最為密集的天然來源是種子、堅果、小麥胚芽、酪梨、豆科植物、芽菜與植物油。

由於植物固醇可以降低膽固醇的特性，食品工業如今都會用植物固醇來強化各種產品，例如人造奶油、早餐穀物麥片和果汁等。雖然這些植物固醇強化產品可能會為高膽固醇的人提供一些好處，不過為了提高植物固醇攝取量，而在飲食中加入不健康的食物，卻是荒謬之舉。更合理的做法，是食用更多植物性食物。採用健康飲食的純素食者，根本不需要考慮這些產品。他們所攝取的植物固醇，已經遠比其他飲食族群要多得多；而且，他們的膽固醇濃度通常也都比較低。

對於那些實際上服用植物固醇補充劑或食用植物固醇強化食品的人，每天超過 2,000 mg 的攝取量並未顯示出額外的好處；而對於某些人來說，高攝取量反而有害無益。

必須記住的重點：要增加植物固醇攝取量最安全有效的方法，就是食用全食物純素飲食，包含高脂植物性食物，例如種子、堅果、小麥胚芽與酪梨等。純素食者並不需要植物固醇強化的加工食品。

益生質與益生菌

人體腸道裡存在了數兆的微生物，統稱為腸道菌群或腸道微生物相（microbiota）。雖然這些微生物有 99% 都同屬於 30 ～ 40 種微生物種，但全部至少有 400 種不同種類是腸道的已知居民。令人驚訝的是，這些腸道的居民，佔了糞便重量的 50%。

雖然身體與腸道菌群的關係絕大部分是互惠的，但有些客人會比其他人更受歡

迎。受歡迎的菌株[1]能提供以下好處：

- 增加營養素的吸收
- 合成維生素
- 改善新陳代謝
- 分解膳食纖維來釋放能量
- 預防大腸癌
- 支持免疫系統功能，預防食物過敏
- 維持健康的腸道組織

如果友善的腸道菌群沒有得到充分維護，比較不受歡迎的客人（比較容易致病的壞菌）就可能繁殖，並帶來一些不良的影響：

- 損害腸道內壁的毒素，使其更具滲透性，或者滲漏
- 降低免疫功能
- 增加慢性低度發炎
- 產生較高的感染風險
- 破壞新陳代謝
- 造成體重增加

食物的選擇，會影響腸道菌群的整體平衡是對人體友善還是有害。以植物為基礎的高纖飲食會維持益菌的存在，而高脂低纖的飲食則會助長壞菌的繁殖。我們的目標不是要徹底根除壞菌（人體也會需要其中一些細菌），而是讓壞菌與好菌維持在良好的平衡狀態。

攝取益生菌會有幫助。益生菌（probiotic）是含有友善微生物群的食物或補充劑。益生菌以活性形式到達腸道，能發揮有益健康的效果。另外一種選擇是益生質（prebiotics）：難以消化的可發酵食物成分，能刺激益菌的生長或活性，通常是作為益菌的食物供應。

提供益生菌的發酵純素食品，包括了非乳製優格、味噌（如果沒有煮沸）、德國酸菜（sauerkraut）與回春水（一種發酵的穀類飲品）。攝取這些食物或者服用益生菌補充劑，可以預防或減少跟乳糖不耐症、腸躁症以及某些類型腹瀉相關的問題。益生菌能減少促進癌症的酶與壞菌所產生的有毒副產品，並且似乎也能保護腸道健康，減少跟發炎性腸道疾病相關的併發症及幽門螺旋桿菌（與潰瘍有關的細

1　審訂注：菌株是指從菌種中，將某群特性、基因相近分離出而得。一個大家庭內（菌種），不同人有不同專長（菌株），因此有明確的特定健康功效的菌株。

菌）的感染。它還能幫助預防流感與普通感冒、泌尿生殖系統感染，以及嬰兒的過敏和皮膚疾病。益生菌也可能有助於降低膽固醇濃度、預防癌症、防止自體免疫疾病，以及促進牙齒健康。

益生質是難以消化的醣類，例如菊糖與寡醣，能刺激消化系統中益菌的生長與活性。益生質存在於蘆筍、香蕉、生菊苣、大蒜、菊芋、韭蔥、洋蔥和地瓜，以及益生質強化的食品之中。

補充劑的購買、服用與保存方式

在購買益生菌補充劑時，你會注意到標示包含了所提供益生菌的屬與種。含有多種乳桿菌（Lactobacillus）及比菲德氏菌（Bifidobacteria）菌株的益生菌，通常會比單株乳酸菌的補充劑更加有效。而且，每種菌株都有特定的健康效果。如果你正在使用益生菌來治療特定的疾病，請研究一下哪些菌株對你的病最為有效。

不論是使用哪種菌株，一旦微生物死亡，就不再是益生菌了。請檢查標示確認有效期限。大部分的益生菌需要冷藏保存。要測試補充劑是否還有用，你可以把一匙益生菌加進一小碗豆漿裡，置於室溫下大約一天左右，然後檢查是否有冒泡或其他活動顯示其中有生物存在。典型的劑量隨產品不同而有所差異，不過一般而言，劑量越高（兒童為每日 50 ～ 100 億菌落形成單位〔colony-forming units，簡稱 CFU〕，成人則為每日 100 ～ 200 億 CFU），效果越好。

請注意熱源會殺死益菌。如果採用發酵食品作為益生菌的來源，請不要用高熱來烹調。舉例來說，味噌應該要用溫水調和，然後跟煮好的料理拌在一起，而不要加在湯裡煮沸。

必須記住的重點：高纖純素飲食有助於促進並維持健康的腸道菌群。要幫助保存腸道菌群，請食用大量生鮮蔬果，並在飲食中添加一些發酵食品。可以考慮定期服用多菌株的益生菌。

◈ 引發疾病的因素

儘管著重於植物性全食物在促進健康與福祉上大有幫助，但如果要發揮飲食最大的優勢，還需要避免會引起疾病的飲食因素。在下面的章節裡，我們將探討一些之前還沒有討論過的罪魁禍首。

食物過敏與敏感的觸發因子

雖然食物敏感並沒有被普遍認為是致病的原因,但不良的食物反應的確會促進疾病的發展。雖然「食物敏感」、「食物過敏」和「食物不耐」這些詞彙經常會交換使用,但食物敏感實際上是食物過敏與食物不耐(也稱非過敏性食物不耐〔nonallergic food hypersensitivity〕)的總稱。真正的食物過敏,是對過敏原(通常是某種蛋白質)的反應,因為免疫系統將其視為外來侵入者。人體針對過敏原產生抗體,會觸發組織胺的釋放,導致過敏的症狀,如蕁麻疹、濕疹、流鼻水、耳朵痛、呼吸短促、腫脹、發炎及腹瀉等。有 90% 的食物過敏,是由以下 8 種食物所引起的:牛奶、蛋、花生、木本堅果[2]、貝類、魚類、小麥與大豆。雖然過敏可能從任何年齡開始,但大多數都出現在幼兒時期,並且在 90% 的案例中,過敏情況在 7 歲左右就會消失。那些具有嚴重威脅到生命的過敏反應,以及對花生、木本堅果或海鮮過敏的人,最容易持續發生過敏的現象。

不會觸發免疫反應的不良食物反應,被稱為非過敏性食物不耐。雖然症狀可能很相似,但跟真正的食物過敏相比,通常比較不嚴重,也較不容易辨認出來。乳糖不耐症這種無法消化乳糖(牛奶中的糖)的症狀,就是食物不耐的好例子。

乳糖不耐症通常發生在大約 4 歲之後,因為這時乳糖酶的產量已經下降了 65% 左右。嬰兒需要乳糖酶,才能消化母奶中的乳糖,而牛奶中也存在乳糖。如果在乳糖酶濃度下降後大量攝取乳製品,大腸中的乳糖就會維持未消化的狀態,造成胃腸道不適。

藥理反應是另一種非過敏性食物不耐的類型。舉例來說,中式餐點裡經常用來增加風味的麩胺酸鈉鹽(monosodium glutamate〔MSG〕,俗稱味精),對某些人而言可能會引起類似藥物的副作用,例如潮紅、頭痛與腹部不適等症狀。其他具有潛在問題的食物成分,還包括了葡萄酒與果乾中的亞硫酸鹽(sulfite)、熟成乾酪中的酪胺(tyramine)、巧克力中的可可鹼(theobromine),以及加工食品中所使用的防腐劑、色素和香精。

胃腸道反應是不良食物反應中,與慢性疾病風險最密切相關的類別。在健康狀況良好時,腸道內壁是一座高選擇性的屏障,有助於吸收必要的營養素,像是脂肪酸、維生素、礦物質、抗氧化成分與植化素,並且能夠避免潛在有害物質的吸收。如果腸壁的完整性受到損害,其中一些物質就可能會滲漏到血液中,引起人體各部位的免疫反應,並且為解毒系統帶來沉重的負擔。這種情況通常被稱為腸漏症。當腸道內壁經常與造成發炎或損傷的食物成分接觸時,就可能會被破壞。藥物、環境

2 審訂注:木本堅果(tree nuts)包括腰果、杏仁、榛果、巴西堅果、栗子、夏威夷豆、胡桃(pecan)、山胡桃(hickory nuts)、松子、開心果、核桃。

汙染物、輻射、壓力、例如克隆氏症等發炎性疾病，或者過量的不友善腸道微生物菌群，也可能會造成損害。

一旦化合物從腸道滲漏到血液中，就會對系統造成嚴重的破壞，導致多種疾病：

- 焦慮或憂鬱
- 氣喘
- 自閉症
- 自體免疫疾病
- 癌症
- 心血管疾病
- 乳糜瀉與麩質不耐
- 慢性疲勞
- 慢性低度發炎
- 糖尿病（第一型與第二型）
- 胃腸道疾病，例如腹瀉、腹脹、腸躁症或潰瘍性結腸炎
- 荷爾蒙素異常（到導致過重或肥胖）
- 胰島素阻抗或代謝症候群
- 關節與肌肉問題，例如慢性疼痛或類風溼性關節炎
- 肝功能障礙
- 偏頭痛
- 皮膚問題，例如發癢、濕疹、蕁麻疹、痤瘡或乾癬

除此之外，如果腸道內壁的上皮細胞受損，將失去將營養輸送進入身體循環的能力，可能會導致營養不良。雖然任何一種食物都可能會造成問題，但跟增加腸道滲透性有最密切關係的，是乳製品及含有麩質（一種存在於小麥、大麥、黑麥、斯佩爾特小麥、黑小麥與卡姆小麥中的蛋白質）的食物。（更多關於麩質的資訊，詳見 P.101。）

促使腸道菌群失衡的飲食（例如高糖飲食），也會對腸道的完整性造成不良的影響。幸好，隨著飲食的改善，腸道內壁就能再生並自我癒合。對於某些人而言，補充左旋麩醯胺酸（L-glutamine）、益生菌、鋅與 omega-3 脂肪酸可能會有所幫助。

正確辨別出有害的食物也很重要，不過傳統的過敏測試通常對辨別非過敏性食物不耐沒有幫助。而且，所有類型的過敏測試都有侷限性，甚至對於真正的過敏診斷也是如此。要確認食源的罪魁禍首，請在飲食中去除所有可疑食物數週。如果沒有出現過敏反應，就可以每隔 2 ～ 3 天重新引入一種可疑食物，並在每次食用後檢

查反應如何。有關食物過敏、非過敏性食物不耐、腸道健康以及過敏原排除飲食的進一步資訊，詳見薇珊托·梅麗娜與喬·史迪潘尼亞克及迪娜·艾倫森（Dina Aronson）所合著的《食物過敏生存指南》（The Food Allergy Survival Guide，圖書出版公司，2004）。

　　必須記住的重點：在許多疾病的進程中，非過敏性食物不耐與過敏可能扮演了重要的角色。如果你受無法解決的健康問題所苦，或許值得考慮一下不良食物反應是否為潛在的原因。在某些情況下，過敏原排除飲食可能是必要的。

化學汙染物

在作物生長、收成、儲存、加工、包裝或製備過程中，進入食物鏈的有害物質可能會汙染食物，其中也包括了農用化學品[3]的使用。不幸的是，世界的汙染變得越嚴重，我們暴露於有毒汙染物的程度就越高。這些物質有很多都會在環境中持續存在，並在食物鏈一層層往上移動。吃進各種汙染物（例如砷、鎘、鉛、汞、多氯聯苯、DDT、農藥和激素等）已知與許多健康問題有關，包括了癌症、糖尿病、心血管疾病、內分泌干擾、高血壓，以及神經系統損害。

　　化學汙染物最常見的來源是加工食品、動物性產品和慣行農法所栽培的農產品。肉類、魚類與家禽類的汙染物含量可能會很高，因為動物飼料中都有相當可觀的汙染物。因此，純素食者與素食者幾乎對於所有飲食汙染物的接觸都比較少，除了慣行農法所種植作物中的農用化學品之外，因為他們所吃的農產品比葷食者要多。然而，當考慮到所有的汙染物時，純素食者的總量還是比較少。當然，飲食大多數來自於有機食物的純素食者，血液中所具有的化學農藥濃度最低。

　　儘管相較於其他族群，純素食者所接觸的各種化學汙染物已經比較少，但仍然可以採取一些額外的措施，來降低風險：

- 食用有機食物。
- 購買當地食材。當地農夫市集的農產品，即使不是有機栽培的，農藥含量往往也比較少。
- 自家栽種有機農產品。如果沒有院子，也可以用容器栽種。
- 食用前先充分清洗農產品。雖然清洗食物無法完全去除農藥，但的確能減少農藥的總含量。將慣行農法農產品去皮，也能減少農藥含量。
- 避免高度加工食品。加工食品常常都含有食物添加劑、防腐劑和氧化產物，

---

3 編注：農用化學品主要包含了化學肥料、農藥和動物生長調節用藥。

例如酸敗的脂肪（rancid fat）。

- 適量食用米與米製品，以減少砷的接觸。用各種不同的穀麥片來餵食寶寶，而不要完全依賴米麥片。
- 避免羊栖菜。儘管所有的海藻類都可能受到重金屬及其他海洋汙染物的汙染，但羊栖菜的砷含量特別高。如果一定要食用，請先充分浸泡並瀝乾。
- 限制對具有潛在危險包裝材料的接觸。請選用玻璃容器取代塑膠容器，來儲存與加熱食物。如果要使用塑膠材料，請購買不含雙酚A（bisphenol A，簡稱BPA）的產品。至少要避免將熱食放在塑膠容器中或用塑膠容器加熱食物。避免食用進口的罐頭食品（可能會用鉛封罐），也不要用上過鉛釉或含鉛玻璃器皿來儲存食物。
- 使用比較不會產生有毒化合物的烹調方式。蒸、燉、滷所產生的有害副產物，會比油炸、燒烤與炙燒來得少。盡可能減少攝取油炸及長時間高溫烹調的食品。如果要使用高溫烹調，盡量避免燒焦或過度烹調。
- 多吃生食，以減少接觸烹調時所產生的有害副產物。更多資訊，詳見布蘭達・戴維斯與薇珊托・梅麗娜所合著的《邁向生食主義》（Becoming Raw，圖書出版公司，2010）。

必須記住的重點：環境汙染物的主要來源，是動物性產品、加工食品，以及慣行農法栽種的農產品。純素食者血液中汙染物的濃度很低，但還可以降得更低。

◇ 哪一種純素飲食最好？

不論年齡、基因構成、體能活動程度或健康狀況，所有人都有兩項共同的飲食目標：充足的營養，以及避免或逆轉飲食所引起的慢性疾病。你可能會想知道，哪種類型的純素飲食最能夠達成這些任務？如果你去詢問10個不同的權威機構，可能會獲得10個不同的答案。

許多純素飲食都被吹捧是最健康的：低脂飲食、長壽飲食[4]、地中海素食、營養密集素食、生食、澱粉為主的素食、植物性全食物、水果飲食，而且這份名單還在持續增加中。儘管每種飲食方式都各有優缺點，但大部分都能夠設計成營養充足的形式。更大的挑戰，是要找出在疾病預防或治療方面能提供的優勢。

以下章節檢視了一些常見的純素飲食，概述各種飲食的優缺點，並且總結了如

---

4 審訂注：長壽飲食由一位日本哲學家所提倡，飲食模式特色是以低脂、高膳食纖維、高複合性碳水化合物，並以素食為主。

何讓每種飲食對健康產生效用的方法。

◎**傳統純素飲食**（生食與熟食的組合；約有 30% 的熱量來自於脂肪）

優點：傳統純素飲食要達成營養充足並不困難，關鍵的食材也很容易取得。這種飲食方式在社會適應上有較好的彈性，食材的取得也相對容易。

缺點：如果食物選擇不當，傳統純素飲食可能會缺乏富含蛋白質、鐵、鋅（例如豆科植物）或鈣的食物。

有效實踐：均衡食用生食與熟食，並適度使用即食食品。

◎**快速且簡單的素食**（高度使用即食食品與速食）

優點：這種飲食簡單又方便。由於這種飲食依賴預先調理好的食品，通常會包含添加了鐵質、維生素 B_{12} 和維生素 D 的強化食品。

缺點：即食食品中所添加的脂肪、糖分和鈉含量很高，保護性植化素、抗氧化成分和膳食纖維含量很低。這些食物也可能很昂貴。

有效實踐：選擇成分列表短，以及添加脂肪、糖分與鹽分較少的食物。採用營養的即食食品，例如鷹嘴豆泥醬、扁豆湯，以及強化過的植物奶、非乳製優格與早餐穀麥片等。

◎**水果飲食**

優點：水果飲食具有低卡、低脂、高植化素與高抗氧化成分的特性，能夠避免一般的過敏原。

缺點：水果可能無法提供足夠的蛋白質、必需脂肪酸，或者重要的維生素和礦物質。這種飲食也不適合兒童。

有效實踐：納入有機綠色蔬菜、堅果、種子，以及發芽或煮熟的豆科植物。請確保獲得足夠的碘、維生素 B_{12} 與維生素 D。

◎**低脂純素飲食**（脂肪少於總熱量的 15%）

優點：低脂純素飲食會將有害的脂肪減到最低，對於減重以及治療心血管疾病與第二型糖尿病都很有效。

缺點：這類飲食的必需脂肪酸與維生素 E 含量可能會很低，因此會減少礦物質的吸收。如果在飲食中著重於精製碳水化合物，可能會增加三酸甘油酯。低脂飲食可能會妨礙一些維生素與植化素的吸收。此外，可能無法為兒童或體重過輕的人提供足夠的熱量。

有效實踐：食用蔬菜、水果、豆科植物、全穀類，以及每天至少 30 g 的堅果與種子，包含能提供 omega-3 脂肪酸的來源。

◎長壽飲食

優點：長壽飲食著重於全食物，並且加工食品（包含麵粉製品）所佔的比例很低。

缺點：這種飲食可能無法提供足夠的鐵、鋅、離胺酸、必需脂肪酸，或者維生素 B_{12} 以及維生素 D。由於這種飲食非常依賴穀類，因此所含的營養密度可能也會偏低。

有效實踐：在飲食中包含大量的蔬菜、水果、豆科植物、堅果和種子。確保獲得足夠的碘、維生素 B_{12} 和維生素 D。

◎地中海素食

優點：地中海素食包含了大量的豆科植物、蔬菜、水果、全穀類、堅果和種子，以及有限制的加工食品。

缺點：這種飲食對於過重或高膽固醇的人而言，脂肪量可能會太高。假如飲用太多葡萄酒的話，可能會增加罹癌風險。

有效實踐：多攝取來自於堅果、種子、酪梨與橄欖的脂肪，少攝取油品。確保獲得足夠的碘、維生素 B_{12} 和維生素 D。

◎營養密集素食

優點：營養密集素食著重於蔬菜及其他全食物，並提供了豐富的維生素和礦物質，同時盡可能減少加工食品和油品的攝取。

缺點：這種飲食不一定會將有害因子納入考量，例如環境汙染物與自由基等。

有效實踐：請確保獲得足夠的碘、維生素 B_{12} 和維生素 D。將所有保護性飲食成分與潛在有害物質都納入考量（詳見表 8-1）。

◎生食

優點：生食飲食採用了最少的加工食品，並避免了一般過敏原。生食飲食所含有的損害性飲食成分很低，保護性成分也很高，並且能避免烹調所產生的問題，例如營養素與植化素流失，以及致癌物質的形成。

缺點：如果規劃不當，生食飲食可能無法達到蛋白質、鐵、鋅、鈣、碘以及維生素 B_{12} 與維生素 D 的建議攝取量。準備食材可能要花很多力氣。如果生食是以特殊產品為基礎，則可能會所費不貲。不建議讓嬰兒與兒童採取生食。

有效實踐：要確保滿足所有的營養與熱量需求。食用發芽或煮熟的豆類，來提升蛋白質、鐵與鋅的攝取量。（「生食」飲食最多可以包含 25% 的熟食。）將食物採取浸泡、催芽、榨汁、打碎、脫水與發酵的處理方式，來增加營養素的濃度與可利用率。

◎澱粉為主的素食

優點：以澱粉為主的素食很經濟實惠，具有低脂特性，也只包含適量的加工食品。

缺點：由於穀類提供的礦物質、維生素與蛋白質，都比蔬菜和豆科植物來得少，這種飲食的營養密度可能會偏低。穀類在必需脂肪酸與離胺酸的含量上也較低，可能會造成低熱量需求的人在達成這些營養素需求上的困難。

有效實踐：每天食用 9 份蔬菜和水果，以及至少 30 g 的堅果與種子。在飲食中包含豆科植物以獲取濃度更高的蛋白質，並選擇營養密集的澱粉，像是藜麥和山藥。確保獲得足夠的碘、維生素 B_{12} 和維生素 D。

◎植物性全食物

優點：如果規劃得當，植物性全食物飲食會有高含量的抗氧化成分、植化素、膳食纖維、維生素與礦物質。這種飲食經濟實惠，並且也具有低鈉、低添加脂肪與低糖的特性。

缺點：著重於全食物的飲食可能會缺乏碘、維生素 B_{12} 與維生素 D。準備食材可能要花不少精力。

有效實踐：在飲食中包含一些輕度加工食品（例如豆腐、強化的植物奶，以及非乳製優格），來提升營養素的攝取量，也可以節省準備食材的精力。請確保獲得足夠的碘、維生素 B_{12} 和維生素 D。

轉換到健康的純素飲食

轉換到健康的純素飲食，可能會是一場愉悅的美食之旅。從菜單上去除動物性產品後，你將會開啟一個全新的世界：新鮮的風味、誘人的質地與顏色，以及奇妙的國際影響力。當你把焦點轉向健康的植物性全食物——蔬菜、水果、豆科植物、全穀類、堅果與種子，請在每個類別都採用最純淨的選擇，就如表 8-1 所概述。也請遵循純素飲食指南（詳見 P.291 ～ 295），以確保能達成所有的營養需求！

表 8-1 純淨與環保的食物選擇

食物類別	最佳選擇	選擇的考量
蔬菜	所有的蔬菜與蔬菜汁，特別是深綠色葉菜	盡可能選擇有機蔬菜。食用低草酸鹽的綠色蔬菜（青江菜、羽衣甘藍、大白菜、西洋菜、芥藍菜、蒲公英菜、芥菜與蘿蔔葉）以獲取鈣質。至少一半的蔬菜採取生食。主要採用濕煮法，也不要過度烹調。在沙拉醬裡添加一種脂肪來源。選擇柳橙或者黃色的澱粉類蔬菜（地瓜與南瓜）。用新鮮蔬菜汁*作為抗氧化成分與植化素的來源。
水果	所有的水果，包含新鮮水果、冷凍水果與果乾	主要食用新鮮的有機水果與果汁；烹調會破壞維生素 C。使用新鮮水果或果乾作為甜味劑。水果冰砂是一種近乎即食的餐點，而且非常營養，特別是加了綠色蔬菜之後。
豆科植物	豆類、扁豆、豌豆以及它們的豆芽，還有大豆製品與花生	每天以 3 份為目標。在烹調前將乾燥的豆類浸泡或催芽。選擇有機的大豆製品。選擇使用整顆大豆而非分離物所製成的強化豆漿。適量使用植物肉，因為它們通常經過高度加工。
全穀類	發芽、完整、切開或者軋製的全穀類與「類穀物」（莧籽、蕎麥、藜麥、野米）	催芽會大幅增加植化素與離胺酸的含量，並且減少妨礙營養吸收的化合物。類穀物比其他穀物的營養更密集，而且不含麩質。盡可能使用完整的穀物。適量使用粉類產品，即使是全穀粉也一樣。限制加工產品的使用，像是製成薄片或膨化**的全穀物麥片。盡量減少食用精製穀物。
堅果	堅果、堅果醬與堅果乳酪***	浸泡堅果可以增進消化率、提高植化素含量，並減少妨礙營養吸收的化合物。核桃提供了 omega-3 脂肪酸。選擇天然堅果醬。限制烘烤堅果的攝取量，特別是用油鹽烘烤或裹上糖的堅果。
種子	種子與種子醬	讓種子發芽，以獲得額外的營養素。浸泡可以增進消化率，增加植化素含量，並減少妨礙營養吸收的化合物。使用天然種子醬與富含 omega-3 的種子（奇亞籽、火麻籽與磨碎的亞麻仁籽）。
海藻類	除了羊栖菜之外的所有海藻類	海藻類提供了必需脂肪酸與碘，但如果源自於汙染的水域，可能會受到汙染。避免食用羊栖菜，以防止砷汙染。
濃縮脂肪與油品	富含 omega-3 脂肪酸，或者具有良好 omega-3 與 omega-6 平衡的機榨油	限制添加油品的使用。選擇有機的油品以減少毒素（因為在萃取時毒素會被濃縮），並冷藏保存。在烹調時，使用少量的有機橄欖油、芥花油、椰子油或高油酸的油類。盡量少用除了椰子油之外的固體脂肪，例如人造奶油。
濃縮甜味劑	果乾類的糖、黑糖蜜	儘量減少濃縮糖的使用。像是椰棗之類的全食物所製成的糖，是比較營養的選擇。黑糖蜜是最營養的甜味劑。請選擇有機產品。

資料來源詳列於：布蘭達・戴維斯與薇珊托・梅麗娜的《全植物飲食・營養全書》（漫遊者文化，2020）。
★　審訂注：新鮮蔬菜汁與蔬果汁不同，指純蔬菜製作無額外添加水果的飲品。
★★　審訂注：諸如爆米花、爆米香、爆薏仁、爆小麥仁等，都屬膨化穀物。
★★★ 編注：堅果乳酪是由堅果發酵熟成的純素乳酪。

原始人飲食 VS. 素食飲食

高蛋白低碳水的飲食，通常會吸引各式各樣的運動員、減重者與追求健康的人，而「原始人」飲食就是個例子。這種飲食方法的基本前提很簡單，就是認為人類在農業發展前的舊石器時代所吃的飲食，最符合人類的健康需求。雖然我們無法盲目地假設，這些相對短命的原始人所吃的食物，對於人類健康必定是最佳的選擇，不過營養人類學家已經針對真正的舊石器時代飲食進行了廣泛的研究。

舊石器時代的飲食，基本上是以野生的植物與動物所組成的，飲食內容變化很大，取決於所在地、季節、狩獵與採集技巧，以及可使用的工具等因素。我們知道，在農業發展前的人類，不吃油、糖、鹽、任何盒裝或袋裝的東西，也不喝其他哺乳類動物的奶。現今新原始人飲食的追隨者，試圖透過食用肉類、家禽、魚類、蔬菜、水果、堅果與種子，以及在大多數情況下，避免加工食品、穀類、豆科植物與乳製品，來複製這種飲食方式。

新原始人飲食的追隨者顯然認為，他們所攝取的營養很接近舊石器時代祖先的攝取量；然而，他們錯了。事實證明，比起新原始人飲食，純素飲食與真正的舊石器時代飲食具有更多的共同點。這聽起來可能有點牽強，因此我們幫你計算了一下：我們比較了從熱門原始人飲食網站所建議的 3 日原始人菜單，以及本書第 14 章所推薦的 3 日純素食菜單。我們也比較了真正的舊石器時代人所採用的飲食所提供的平均每日攝取量。表 8-2 總結了比較結果，其中也提供了美國人的膳食營養素參考攝取量（dietary reference intakes，簡稱 DRI，是美國國家科學院〔US National Academy of Sciences〕建議的營養素攝取量）。DRI 值適用於成年男性，或者非孕期與哺乳期的成年女性。在新原始人飲食或純素飲食中，比較接近真正舊石器時代飲食的營養素或其他飲食因子，都以粗體特別標出。

正如你所見，新原始人飲食中蛋白質、維生素 A 與鋅的攝取量，比純素飲食更接近真正的舊石器時代飲食，但膽固醇卻幾乎是真正的舊石器時代飲食的 3 倍。然而，純素飲食中碳水化合物、脂肪、飽和脂肪、膳食纖維、維生素 B_1、維生素 B_2、維生素 C、維生素 E、鐵、鈣、鈉與鉀的攝取量，都比新原始人飲食更接近真正的舊石器時代飲食。

新原始人飲食中，有超過 50% 的熱量來自於脂肪，而 20% 的熱量則是來自於飽和脂肪。換句話說，現代崇尚原始人飲食的人所攝取的脂肪量，可能是真正舊石器時代人類的 2 倍，而飽和脂肪則是 3 倍。新原始人飲食的膳食纖維攝取量，在 3,000 大卡的飲食中，大約是每天 30 g；而純素菜單則提供了大約 80 g 的膳食纖維。然而，即使是 100% 以植物為主的純素飲食，跟我們舊石器時代祖先所攝取的 104 g 膳食纖維相比，仍然相形見絀；後者顯然吃了更大量的植物性食物。

為什麼新原始人飲食和真正的舊石器時代飲食相比，會一敗塗地？答案就在於現今所食用的肉類和蔬菜，跟舊石器時代有很大的不同。舊石器時代所食用的野生動物，比最瘦的豢養動物還要瘦得多；而野生植物比起現今大多數商業種植的農作物，富含了更多膳食纖維和其他營養素。此外，採用新原始人飲食的人，往往也比大多數的祖先更加依賴肉食。

表 8-2 新原始人飲食、真正的舊石器時代飲食與純素飲食的比較

★ 審訂注：下表數據來自美國的國人膳食營養素參考攝取量（DRIs），台灣衛福部之國人膳食營養素參考攝取量，請至 P.301 掃描 QR Code 查詢。

	DRI	新原始人飲食	真正的舊石器時代飲食	純素飲食
熱量（kcal/day）	2,200–2,900	3,000	3,000	3,000
巨量營養素				
蛋白質（%）	10–35	**32**	25–30	14
碳水化合物（%）	45–65	15	35–65	**57**
脂肪（%）	15–30	53	20–35	29
飽和脂肪（%）	<10	19	6–12	**6**
膽固醇（mg）		**1,308**	500+	0
omega-6：omega-3（比例）		11：1	2：1	**4：1**
膳食纖維（g/day）	25（女性） 38（男性）	31	70–150	**70**
維生素				
維生素 B₂（mg）	1.3（女性） 1.7（男性）	2.6	6.5	**2.8**
維生素 B₁（mg）	1.1（女性） 1.2（男性）	2.7	3.9	**4.6**
維生素 C（mg）	75（女性） 90（男性）	226	500	**417**
維生素 A（μg RE）	700（女性） 900（男性）	**2,436**	3,797	1,513
維生素 E（mg）	15	24	32.8	**31.3**
礦物質				
鐵（mg）	18（女性）* 8（男性）	25	87.4	**32.3**
鋅（mg）	8（女性） 11（男性）	**33**	43.4	21.3
鈣（mg）	1,000–1,200	643	1,000–1,500	**1,847**
鈉（mg）	<2,300	4,193	768	**2,005**
鉀（mg）	2,600–3,400	4,762	7,000	**6,724**

資料來源：新原始人飲食的數據，出自 Paleo Plan 網站（paleoplan.com/resources/sampler menu-meal-plan/）上推薦菜單中的 3 日（週三、週四與週五）餐點的平均值，調整為 3,000 大卡。真正的舊石器時代飲食數據，來自於 Eaton, S. B., et al., "Paleolithic Nutrition Revisited: A Twelve-Year Retrospective on Its Nature and Implications," *European Journal of Clinical Nutrition* 51, no. 4 (1997): 207–216。純素飲食數據，則是基於第 14 章菜單中的 3 日平均，調整為 3,000 大卡。

重點：新原始人飲食是對早期人類飲食東施效顰，往往著重於攝取大量的肉類上。而且，這種飲食模式忽略了讓食用食物鏈中較底層的食物成為生態律令（Ecological Imperative，編注：自然界中生物生存與環境因素、無機物關係的基本規律，以及影響、約束人在自然中生存活動的生態法則）的環境危機、因為增加了食用動物需求所導致的道德問題，以及跟食用肉類相關的諸多健康風險。如果人們想要貼近真正的舊石器時代飲食，或許應該把注意力放在成為純素食者上；因為純素飲食是大多數現代人所能達到最接近真正舊石器時代飲食的方式。

偶爾的放縱

很少有食物還沒被「純素食化」。純素的花生醬巧克力、雞塊、牛角麵包、披薩、奶油乳酪、棉花糖、冰棒、美乃滋、肋排，甚至是炸花枝圈到處都買得到，而這種普及性，讓轉變為純素飲食的過程，變得不那麼折騰人了。不過，你可能會好奇，這些即食食品是否能在健康的純素飲食中佔有一席之地？

對大多數人而言，偶爾放縱一下自己是無傷大雅的。最終，答案還是取決於你的健康狀況與能量需求。

健康且經常運動的人，比不健康且少動的人在飲食上具有更多的餘裕。如果你正在對抗嚴重的疾病，我們就會建議你的飲食越純淨越好。請記住，所有的身體系統都是相連的，當一個系統受到損害，其他的系統也會被波及。即使是對純素食者而言，太多熱量或者太多高度加工的食品，也會損害健康與療效。

在沿著純素食烹調的道路前進時，你會發現加工預製食品的味道，根本比不上新鮮的全食物。例如，純素冰淇淋很美味，但僅僅由冷凍水果（例如香蕉和芒果）製成的甜點卻更勝一籌。久而久之，你可能會發現，市售產品嚐起來太甜、太油膩、太鹹，並且逐漸失去吸引力。

• • •

接下來，我們要來解決本世紀最普遍的其中一個健康問題：過重與肥胖。

第 9 章

戰勝過重

純素飲食最大的吸引力之一，就是對於身材苗條的保證。這是對純素食者既定的刻板印象。過重的純素食者如果提到自己的飲食偏好，可能會引起許多驚訝的眼光。即使沒有說出口，但大家的反應經常很清楚地在說：「你看起來不像純素食者。」如果你有過重的情形，而且採用了純素飲食，但體重卻不見減輕，這可能會很令人沮喪。而如果你在成為純素食者後體重反而增加了，更可能會氣死人。但事實是，純素食者有各種體型和尺寸，而且儘管成為純素食者可能是減重的有效助力，但並不能保證一定會瘦下來。

◇ 過重的代價

純素飲食能有效預防過重與肥胖。純素食者的體型偏瘦，跟其他飲食族群相比，身體質量指數（BMI）和體脂肪的比例都比較低。純素食者的平均 BMI 大約是 22，而美國人平均的 BMI 則是 28。[1] 美國是全世界最胖的國家之一，幾乎有 70% 的成年人口都有過重或肥胖的情形。在英國的一項大型研究中，只有 2% 的純素食者是肥胖的；相比之下，注重健康的葷食者肥胖率超過了 5%。不過，雖然這些統計數字再度證實了優勢，但對於過重或肥胖的純素食者來說，可能提供不了什麼安慰。

過重與肥胖會付出沉重的代價。在 2008 年，美國與肥胖相關的醫療費用，就高達了 4 兆 3,455 億台幣。多餘的體脂肪會對身體的基本生理機能會造成有害的改變，進而對於血壓、膽固醇、三酸甘油酯、呼吸道、生育能力、皮膚與關節健康、荷爾蒙以及胰島素作用產生負面的影響。更明確地說，多餘的脂肪會明顯增加許多讓人衰弱，而且通常也會致命的病症風險：

- **第二型糖尿病。**第二型糖尿病的風險與多餘的體脂肪有直接的關係，尤其是當脂肪堆積在腹部的時候。隨著體脂肪增加，胰島素敏感性會下降，而胰島素阻抗則會增加。

---

1 審訂注：台灣衛福部「國人膳食營養素參考攝取量」第八版（民國 109 年）：18 歲以上成人體位依 BMI 分為：過輕（BMI<18.5）、健康體重（18.5 ≦ BMI<24）、過重（24 ≦ BMI<27）、肥胖（BMI ≧ 27）。

- **心臟病與中風。**體重過重會造成高血壓、高膽固醇、高三酸甘油酯，以及心絞痛，也會顯著增加突發性心臟病、中風或鬱血性心臟衰竭的機會。
- **癌症。**過重的女性比較容易罹患乳癌、子宮癌、子宮頸癌、卵巢癌、膽囊癌與大腸癌；而過重的男性則會提高罹患大腸癌、直腸癌與攝護腺癌的風險。
- **退化性關節炎。**多餘的體重會增加罹患退化性關節炎的風險，這可能是由於關節承受了額外的壓力，並且侵蝕可緩衝與保護關節的軟骨組織所致。
- **睡眠呼吸中止症。**睡眠呼吸中止症（sleep apnea）會在睡眠期間引發呼吸暫停，一般的特徵為鼾聲很大，以及濃重的呼吸聲，有時會伴隨著相當長的呼吸間隔。過重的人罹患睡眠呼吸中止症的風險明顯高出很多。
- **痛風。**痛風（gout）是血液中高濃度尿酸的產物，會導致關節腫痛，通常一次影響一個關節，最常被影響的是腳的大拇趾。體重越是增加，罹患痛風的風險也越大。
- **膽囊疾病。**體重明顯過重會增加罹患膽囊疾病與形成膽結石的風險；不過，快速減掉大量體重也會增加形成膽結石的機會。每週逐漸減去 0.4 ～ 0.9 kg 的體重，比較不會引起膽囊疼痛。
- **多囊性卵巢症候群。**多囊性卵巢症候群（polycystic ovarian syndrome）是種發生在育齡婦女身上惱人的失調，特徵包括卵巢上的小囊腫、月經不規則、臉上長鬍毛、冒青春痘、脖子上出現深色皮膚斑塊，以及體重增加。這種疾病跟胰島素阻抗以及腹部肥胖有關，會大幅增加罹患第二型糖尿病、心臟病與中風的風險。

你可能會好奇，如果採用健康的純素飲食，一些多餘的體重會造成多大的麻煩。儘管已發表的研究還不能回答這個問題，但已經有證據顯示，健康的生活習慣能夠顯著降低所有人的死亡率，包括了正常體重、過重與肥胖者；而觀察後發現其中獲益最大的，就是肥胖族群。

由於純素飲食通常能夠降低罹患慢性疾病的風險，因此人們可能會預期過重與肥胖的純素食者，也會比過重與肥胖的雜食者享有一些健康優勢。然而，純素食者如果食用大量精製穀物與添加脂肪、糖和鹽的加工食品，健康情況鐵定會比注重健康的葷食者要糟糕得多。

◇ 健康的體重範圍

儘管大家普遍都這麼認為，但並非所有身高相同的人，都有相同的理想體重。健康

的體重取決於骨骼結構、肌肉量、體脂肪以及體型。不過，以下的定義，搭配身體質量指數（BMI；概述於表 9-1），還是有助於確定一個人是否過重或肥胖。

「過重」通常定義為體重超過健康體重 10% 以上；對大多數人而言，等於比健康體重多了 4.5 ～ 14 kg。「肥胖」通常定義為體重超過健康體重 20% 以上；對大多數人而言，等於比健康體重多了 14 kg 以上。

要知道自己的體重是否在健康範圍內的最好方法，就是決定體重有多少比例是脂肪。通常會建議採用一種稱為身體質量指數（BMI）的簡單工具來估算。正如表 9-1（P.184）所示，BMI 18.5 ～ 24.9 是健康體重範圍。BMI 小於 18.5 就屬於體重過輕，而 BMI 25 ～ 29.9 則被視為過重。肥胖通常被定義為 BMI 在 30 以上，而 BMI 在 35 以上屬於嚴重肥胖，BMI 在 40 以上則是極度肥胖。[2]

儘管 BMI 對於大多數人都很有用，但也有幾項明顯的限制。最重要的，是 BMI 沒有考慮到性別、種族、族裔或不同年齡所造成的身體組成成分差異。此外，BMI 被認為只適用於 20 ～ 65 歲之間的人，而且對於身高低於 150 cm 的人較不準確，而對於健美運動員或其他肌肉非常發達的人來說，則幾乎沒有參考價值。BMI 對於孕婦也不適用。

◇ 體型的意義

一旦你弄清楚自己的 BMI，並大致了解自己體脂肪的程度後，就需要考慮一個更重要的因素：體型。最常見的體型描述方式，是「蘋果型」和「西洋梨型」。如果你的體重堆積在髖部以上（主要在腹部），就具有蘋果型身材。蘋果型身材的人，有時候腰圍甚至會比臀圍還要寬，如果你是蘋果型身材，在體重增加時，容易先胖肚子。這種體型在男性中較為普遍。

如果你多餘的體重累積在髖部、大腿與臀部，就具有西洋梨型身材。西洋梨型身材的人，臀圍通常會比腰圍大。這種體型在女性中比較常見。

你也可以簡單藉由計算腰臀比，來確認你的體型是蘋果型還是西洋梨型。只需要測量你的腰圍跟臀圍，然後用腰圍除以臀圍。女性的腰臀比小於 0.8，男性的腰臀比小於 0.9，都被認定為是西洋梨型身材。

只有在過重的時候，體型是蘋果型或西洋梨型才會成為問題。在體重過重或肥胖的情況下，蘋果型身材會大幅增加罹患心臟病、第二型糖尿病、高血壓與數種癌症的風險。對於那些只要體重增加，體型就自然成為蘋果型身材的人來說，維持健康體重就變得特別重要。

---

2 審訂注：此為美國的 BMI 標準，台灣衛福部之建議標準請見 P.181 注 1 說明。

表 9-1 身體質量指數（BMI）

體重(kg)	身高（cm）																
	152.5	155	157.5	160	162.5	165	167.5	170	172.5	175.5	178	180.5	183	185.5	188	190.5	193
45.5	20	19	18	18	17	17	16	16	15	15	14	14	14	13	13	12	12
47.5	21	20	19	19	18	17	17	16	16	16	15	15	14	14	13	13	13
50	21	21	20	19	19	18	18	17	17	16	16	15	15	15	14	14	13
52	22	22	21	20	20	19	19	18	17	17	16	16	15	15	14	14	14
54.5	23	23	22	21	21	20	19	19	18	18	17	17	16	16	15	15	15
56.5	24	24	23	22	21	21	20	20	19	18	18	17	17	16	16	16	15
59	25	25	24	23	22	22	21	20	20	19	19	18	18	17	17	16	16
61	26	26	25	24	23	22	22	21	21	20	19	19	18	18	17	17	16
63.5	27	26	26	25	24	23	23	22	21	21	20	20	19	18	18	17	17
66	28	27	26	26	25	24	23	23	22	21	21	20	20	19	19	18	18
68	29	28	27	27	26	25	24	23	23	22	22	21	20	20	19	19	18
70.5	30	29	28	27	27	26	25	24	24	23	22	22	21	20	20	19	19
72.5	31	30	29	28	27	27	26	25	24	24	23	22	22	21	21	20	19
75	32	31	30	29	28	27	27	26	25	24	24	23	22	22	21	21	20
77	33	32	31	30	29	28	27	27	26	25	24	24	23	22	22	21	21
79.5	34	33	32	31	30	29	28	27	27	26	25	24	24	23	22	22	21
81.5	35	34	33	32	31	30	29	28	27	27	26	25	24	24	23	22	22
84	36	35	34	33	32	31	30	29	28	27	27	26	25	24	24	23	23
86	37	36	35	34	33	32	31	30	29	28	27	26	26	25	24	24	23
88.5	38	37	36	35	34	33	32	31	30	29	28	28	27	26	25	24	24
90.5	39	38	37	35	34	33	32	31	31	30	29	28	27	26	26	25	24
93	40	39	37	36	35	34	33	32	31	30	29	29	28	27	26	26	25
95.5	41	40	38	37	36	35	34	33	32	31	30	29	29	28	27	26	26
97.5	42	41	39	38	37	36	35	34	33	32	31	30	29	28	28	27	26
100	43	42	40	39	38	37	36	35	34	33	32	31	30	29	28	27	27
102	44	43	41	40	39	38	37	36	35	34	33	32	31	31	30	29	28
104.5	45	43	42	41	39	38	37	36	35	34	33	32	31	30	30	29	28
106.5	46	44	43	42	40	39	38	37	36	35	34	33	32	31	31	29	29
109	47	45	44	43	41	40	39	38	36	35	34	33	33	31	31	30	29
111	48	46	45	43	42	41	40	39	37	36	35	34	33	32	32	30	30
113.5	49	47	46	44	43	42	40	39	38	37	36	35	34	33	32	31	30

了解 BMI	
BMI <18.5：可能意味著體重過輕	BMI 30 ～ 34.9：第一級肥胖
BMI 18.5 ～ 24.9：大多數人的健康體重	BMI 35 ～ 39.9：第二級肥胖或嚴重肥胖
BMI 25 ～ 29.9：體重過重	BMI ≥40：第三級肥胖或極度肥胖

★ 審訂注：上表為美國的 BMI 標準，台灣衛福部之建議標準請見 P.181 注 1 說明。

還有另一個方法可以判斷你是否超重——只要量腰圍就可以了。如果女性的腰圍超過 32 吋（81 cm），男性超過 37 吋（94 cm）[3]，就建議不應該再增加任何體重了。而女性腰圍超過 35 吋（89 cm），男性超過 40 吋（102 cm）就意味著可能過重，減重後能夠增進健康。（請注意，對於骨架非常大與非常小的人，這些數字都需要加以調整。）

過重或肥胖並不是很多人會渴望或選擇的。那麼為什麼有這麼多美國人過重或肥胖呢？為什麼不是所有食用羽衣甘藍的純素食者都能避免這樣的命運？讓我們一起來探究看看。

◈ 過重的根本原因

大家都知道，吃得太多和動得太少是過重與肥胖在全球流行的根本原因。很明顯地，問題就在於能量的平衡。如果你吃得比所需要的多，體重就會增加；反之，體重就會減少。

雖然這聽起來很簡單，但有很多因素都會破壞這個「能量進，能量出」的理論。多年來，關於減重被廣為接受的公理，是 0.45 kg 的脂肪包含了 3,500 大卡。因此如果你想要每週減輕 0.45 kg，就需要減少 3,500 大卡的食物攝取量、增加 3,500 大卡的能量輸出，或者從事一些將兩者結合起來的行動。儘管這個方法在紙上談兵時很完美，但在實際生活中的結果卻遠遠不如預期。

人體是種適應性非常強的機器，當生存受到威脅時，就會依靠能量儲備來維持生命。因此，3,500 大卡的規則對於大多數人而言，可能高估了減重的效果。舉例來說，如果你每天減少 500 大卡，可能在幾週內達到每週減輕 0.45 kg 的成果，但身體很快就會適應這種新的現實，因此體重下降的速度就會趨緩，或者停滯。

在這個過程中，具有很大的個體差異性。吃著相同飲食並進行同樣運動的兩個人，可能會以相當不同的速率減（或增）重。事實證明，在預定減少相同能量（熱量的攝取少於使用）的情況下，具有較多脂肪儲備的成人，照理說會比脂肪較少的人減輕更多的體重。而儘管減重的速度可能不會像 3,500 大卡的公式預期的那麼快，但熱量攝取上小小的改變，長久下來仍然可以發揮明顯的減重效果。

而長久以來所有熱量都一樣的看法，最近也飽受抨擊。證據顯示，並非所有熱量對身體的作用都相同；有些食物或食物組合在消耗熱量上的效果，會比其他食物更好。

另外，睡眠、壓力與接觸環境毒素等因素，都可能會干擾激素，進而影響脂肪

---

3 審訂注：我國建議腰圍數值女性應小於 80cm、男性小於 90cm。

的儲存與分解、熱量消耗以及體重。所有這些因素對於純素食者的影響，可能跟對於非素食者一樣大。重點是，雖然過重及肥胖的確是能量不平衡的結果，但不平衡的程度，卻是身體、環境與情緒因素複雜交互作用下的產物。

生理因素

有些人似乎只要在經過麵包店時吸進太多香氣就會變胖，而有些人則可以吃掉整條麵包當開胃菜，卻不增加一丁點重量。假如你屬於前者，可能代表食物代謝吸收的效率很好。這意味著如果你被丟在一座沒有食物的荒島上，你的身體會儲存脂肪，並且慢慢地釋放所儲存的能量，以延長你生存的時間。好消息是，你或許可以存活幾週的時間。壞消息是，在現今的世界裡，你更可能整天面對能量密集食品源源不絕供應的誘惑。雖然人類自然而然會受到這一層安全感所吸引，但這通常會導致體重增加，並且提高許多疾病的風險。在饑荒中最容易存活的人，在富裕的環境下最難生存。對於這一類人而言，需要適中的食物攝取量與積極的體能活動。

不意外的是，過重的風險會受到基因、年齡與性別的影響。男性通常會比女性消耗更多的熱量，而且對大多數人而言，在 40 歲以後，新陳代謝會逐漸變慢。非常低熱量的飲食與溜溜球式節食[4]只會讓情況更糟，因為這些方式會對身體發出強烈的信號，讓代謝踩下剎車，並保存珍貴的能量。

較不常見的狀況，是由於甲狀腺機能低下所引發的過重和肥胖。甲狀腺機能低下會降低代謝率，引發體重增加，並且通常會讓患者感到發冷、疲倦、虛弱與憂鬱。慢性缺碘可能會引發甲狀腺機能低下，或使症狀惡化，不過在北美很罕見，因為食鹽中都添加了碘。然而，絕大部分都使用天然非加碘食鹽的人，會有較高的風險。（更多關於碘的資訊，詳見 P.151。）

最後，皮質類固醇（corticosteroid）、抗憂鬱及抗癲癇的藥物，也會減緩新陳代謝、增加食欲，或者引起水腫，這些都會導致體重增加。（當然，如果你正在服用這些藥物，你所具有的潛在健康威脅，可能會比多餘的體重要嚴重很多。無論如何，在未經醫療照護者批准與指導的情況下，請勿擅自停藥。）

環境因素

美國是造成過重與肥胖的理想環境。在這裡，食物的選擇或許比世界上其他任何一個地方都要更多樣化，而且在家裡、工作場所以及介於兩者之間的每個地方，到處都有豐富且容易取得的食物。不幸的是，一頓美式餐點往往都包含太多缺乏營養的

4　編注：溜溜球式節食（Yo-Yo Dieting），指的是為了快速減肥而採用極端的節食方式，導致體重快速下降。但一旦恢復平日的飲食習慣，就會快速復胖，體重曲線就會如同溜溜球般劇烈地上上下下。

加工食品或速食，充滿了脂肪、鹽與糖。

　　人類天生就喜歡脂肪、糖與鹽的味道。這些味道在自然界中很淡，一度是人們確知食物是安全營養的方法。然而，當這些味道濃縮在加工食品（例如汽水、熱巧克力奶油聖代、雙層起司漢堡、芝心披薩，以及油炸甜甜圈等）中，結果將會是一場災難。人體與生俱來控制食欲的能力會變得失常，因為含有濃縮的糖、脂肪與鹽的食物，會讓身體上癮，就跟海洛因、尼古丁和酒精一樣，會刺激大腦的快感中樞。基本上，它們提供了非常多的快感，因此會讓人嘴饞到不行。而且不要自欺欺人：這些食物的純素版本，也會有一樣的問題。

　　另一項挑戰是，食物的份量一直不斷在增加。根據美國疾病管制與預防中心的資料顯示，現今餐廳餐點的平均份量，是 1950 年代的 4 倍。汽水的份量從 210 ml 增加到 1,250 ml。薯條的份量，則從過去的 68 g，變成現在的 190 g。而一般的漢堡在過去只有 111 g，現在則為 340 g。難怪一般成人的平均體重，會比 60 年前重了 11.8 kg！毫無意外地，隨著份量增加，人們（不論是否為純素食者）也吃得更多。

　　現在，幾乎任何一種即食食品、零食與速食，都有純素食的版本任君挑選。如今，「純素食」一詞似乎為產品提供了健康光環，但千萬別被騙了。僅僅憑藉著標示上的「純素食」，並不能保證這項產品對你有好處；「低熱量」、「低脂」、「低糖」，或者任何標榜「低」的標籤也是如此。

　　讓問題變得更加複雜的是，近幾十年來，世界上許多地方的體能活動需求程度都急劇下降。越來越多人在辦公室工作，而大多數人都開車或乘坐大眾運輸工具上下班。即使人們想要增加自己的活動程度，許多住家附近也缺乏人行道與安全的戶外運動場所。因此人們往往會把休閒時間花在看電視、打電動、上網，以及其他的靜態活動上。此外，各種便利的設施也被開發出來，幫助減少體能的消耗：電梯、電扶梯、遙控器、電動攪拌機、麵包機、洗碗機，甚至是電動開罐器。

　　關於體重增加，另一個比較少被注意到的潛在誘因，就是缺乏睡眠。雖然你可能會認為，睡得比較少，意味著會消耗更多的熱量；但證據顯示，缺乏睡眠會促進體重增加。這可能是因為睡眠不足的人會被熱量密度較高的食物吸引，而這種食物會導致食用過量與體重增加。此外，研究發現，缺乏睡眠會減少胰島素敏感性，增加飢餓素[5]（ghrelin，一種增進飢餓感的激素）的濃度，並且降低瘦體素（leptin，一種抑制飢餓的激素）的濃度。

5　審訂注：飢餓素又稱餓鬼素。

◈ 永久性的解決方法

瘦身行業在銷售承諾、行銷奇蹟與令人失望沮喪各方面，都有著傲人的業績。節食通常都被設計成熱量不足，或者確保人們所攝取的熱量比消耗的少，因此會變瘦。大部分的節食都能成功地完成這項任務。

然而，如果大部分的節食都能成功減重，為什麼長期以來卻有那麼多失敗的例子呢？答案很簡單：因為節食中止了。如果你沒有一個終身改變飲食習慣與生活方式的計畫，舊的習慣就會捲土重來，體重也會回升。遺憾的是，在許多情況下，飲食的缺乏會促使身體進入保存模式，讓新陳代謝急速下降。因此，你可能不只是恢復了減掉的體重，還會額外增加幾公斤的重量。這是因為你的身體會嘗試為下一次的飢荒預先做準備。

普遍來說，節食是個令人沮喪的課題，但這並不代表你必須放棄減重。你只是需要找到更加有效的長期解決方法。只要簡單的三個步驟，就可以幫助你重新設定好方向，讓減重成為更重大、更美好目標的附加好處：將健康設定成目標、正面思考，以及建立健康的習慣。

第一步：將健康設定成目標

要不惜一切代價，甩掉節食者的瘦身心態，把重點轉移到健康上。把健康當成你的優先考量。對於保證能夠擺脫幾公斤的任何東西，基本的檢視就是一個簡單的問題：它是否能支持並促進健康的最佳狀態？如果答案是肯定的，就是通過檢視成為你有利的盟友；如果答案是否定的，那麼就連想都不要再想。而如果它會損害健康，則是比沒用還更糟。

你體內的每一個細胞，都是你所吃食物的產物；因為食物提供了人體的基本建構材料。你必須抗拒根據熱量或者顯見效果來選擇食物的衝動。相反的，應該要根據能滋養和保護身體的能力來選擇食物。在你咬下由白麵粉、部分氫化植物油與人工甜味劑所製成的無糖減肥餅乾之前，先問問自己，這些是重建大腦細胞或任何其他細胞最好的材料嗎？請緊盯著你的目標不放。

建立一個能有效重設新陳代謝機制的環境。盡力減輕發炎反應，並儘量減少接觸毒素（我們馬上就會談到關於這些因素如何影響體重的更多資訊）。這將有助於確保影響飢餓、新陳代謝與體重的激素不會受到損害。

第二步：正面思考

堅持你的夢想。無論這些夢想看起來離你有多遠，要知道你朝著正確方向所邁出的

每一步,都值得慶祝。即使只是在走向目標的道路上緩慢前進,踏上正確的路,比你到了哪裡更重要。仔細聆聽你的身體;它會不斷誠實地與你溝通。讓它在你逐步恢復健康的過程中指引你。

害怕失敗通常是最大的絆腳石,會滋生負面的想法,而這些負面想法會強力地壓垮你的信念。在這段旅程中,沒有考試,也沒有報復。沒有什麼好怕的。只要擔起你準備好且有能力承擔的。用正面的肯定來排除任何負面的想法。提醒自己,你將會實現立志要達成的目標,別人說什麼或做什麼都無法澆熄你的熱情。

在你努力養成正面的習慣時,請做好心理準備,以備面對絆腳石和阻力。當事情不如預期時,不要苛責自己,而是要把每次的失望當成寶貴的經驗,了解什麼是有效的,什麼是無效的。

第三步:建立健康的習慣

追求健康最大的挑戰之一,就是要打破舊有的壞習慣,以真正能支持與促進健康的習慣來取而代之。一種行為需要重複很多次,才能變成習慣。

壞習慣很難打破,因為它的出現是為了滿足需要。找出這種需求,並考慮使用這種習慣來滿足需求的代價與好處。你可能會發現,持續寫幾週日誌,能幫助你更加意識到自己的行為。如果一個習慣對你沒有幫助,就該用有幫助的習慣來取代才對。用任何能夠改善你的福祉,並且讓你對自己感覺更好的事情來滿足這項需求。舉例來說,假如在晚餐後看電視,會讓你的飲食掉入垃圾食品的深淵,就用跟電視無關的活動來填滿你的夜晚。建立新的常規,並在一段時間之內確實遵循。一個月是個很好的目標。如果你為自己設置了時限,就會讓遵循常規更容易一些。一旦一個行為重複了一個月後,就差不多會變成新習慣了。為了使計畫萬無一失,請確保你身邊的親朋好友都對此採取支持態度。

◇ 調整飲食前的準備

以下的指導原則,能夠在擺脫多餘體重及相關慢性疾病風險的旅途上,幫助你確保成功。

進行身體檢查。完成一些檢測,來確保你的血壓以及甲狀腺激素、膽固醇、三酸甘油酯、血糖、維生素 B_{12}、維生素 D、鐵質與 C 反應蛋白(發炎評估指標)的濃度。如果你正在使用處方藥物,請確保你的醫療照護者了解你新的健康計畫。在重拾健康的過程中,密切監控你的病情是很重要的,因為有可能會需要調整或取消某些藥物的治療(在醫療照護者的指導之下)。

記錄 **3 天的飲食與生活方式**。在 3 個整天中，追蹤所有你吃過與喝過的東西。（有絕佳的網站與應用程式可以協助你進行這項任務。）試著在 3 天中包含至少一個週末假日。在記錄中包含以下資訊：

- 所攝取食物的類別與份量
- 進食的時間
- 進食的地點
- 所使用的烹調方式
- 選擇該食物的理由
- 以 0～5 來評定實際飢餓程度（0＝不餓，5＝極度飢餓）
- 在食用該食物之前的感覺
- 在食用該食物之後的感覺

此外，記錄下從園藝活動到買菜等所有活動，包含任何運動或其他健身活動，並明確記錄運動持續的時間。記錄你的睡眠模式：在何時何地、睡了多久，以及睡得多好。也別忘了寫下你好好照顧自己所做的一切，像是按摩、做指甲、祈禱時間、靜坐，以及愉快的社交活動。最後，記錄所有使用過的成癮性物質，例如香菸、酒精或娛樂性毒品。僅僅這樣的紀錄，就能提供有力的現況檢驗工具。

設定短期與長期的健康目標。在設定目標時，務必要明確。這些目標應該要可以量度並且能做得到。主要的目標不應該是減重，而應該是增進體適能、增加膳食纖維攝取量、食用更多綠色葉菜、降低膽固醇指數等。一次完成一個目標，如此一來你就不會感到負荷不了。即使是很小的變化，在健康方面也會產生很大的回饋。

擺脫誘惑。擺脫會誘惑你的不健康食品和飲料。你不需要那種壓力。將它們拿去食物銀行或者流浪漢收容所，送給別人或者丟掉。如果家裡的其他人不希望你把這些東西送出去，請說明你的行為和理由，以尊重的態度尋求他們的支持。請務必對於他們願意做出的任何犧牲表示感謝。

重新儲備食物。健康飲食與剝奪無關。高度健康的食物，比它所替代的不健康食物要更美味。採購符合你新標準的品項。選擇你想嘗試的食譜，並收集所有需要的食材。如果可以的話，請考慮投資購買一些高品質的食物調理設備。

稍微跨出自己的舒適圈。如果你一直吃很多垃圾食品或速食，可能會需要學習如何烹調健康的食物。可以從做一些簡單的料理開始。試著每天至少嘗試一、兩樣新食譜，即使只是沙拉醬也可以。嘗試將豆類與堅果進行脫水、打汁、催芽或浸泡。

◈ 重新恢復健康的六項目標

其他人無法幫你帶來健康。醫生與營養師無法替你吃東西、替你運動，或者替你管理壓力。改變你生活與重新恢復健康的力量，掌握在你自己手中。成為純素食者是了不起的第一步。而下一步，則是成為真正健康的純素食者。

在討論特定的食物選擇之前，先瞭解為什麼這些建議的改變是成功的關鍵，會對你有所幫助。某些飲食選擇，基本上會造成代謝功能障礙的連鎖反應，進而損害所有的身體系統。你可以藉由攝取豐富多樣的健康食物，來建立起能夠對抗這類攻擊的強大防禦。以下是六個健康目標，對於你的康復，以及實現與維持健康體重，每一個都必不可少。

克服食物成癮與嘴饞

雖然聽起來有點極端，但我們鼓勵你將富含脂肪、糖或鹽的過度加工食品視為毒品。為了擺脫成癮的情形，你必須要停止食用這些東西。雖然擺脫食物成癮並不容易，但用真正對健康有價值的食物來取代成癮食品，會帶來驚人的效果。你的身體可以恢復到平衡的狀態，讓你擺脫成癮的情形。當你走到這一步，就不太可能會嘴饞，而你的身體在處理偶爾出現的成癮食物上，也會更得心應手。

要克服食物成癮，你需要保持血糖濃度的穩定。食用包含均衡蛋白質、碳水化合物與脂肪的餐點。例如，如果你吃穀麥片當早餐，就在上面撒些堅果與種子。喝無糖的植物奶。在午餐與晚餐食用豆科植物、豆腐或天貝。考慮在早餐中包含豆科植物，讓你在整個早上都能維持活力。避免高熱量飲料、糖與人工甜味劑。排除油炸食品。避開過度加工食品。還要注意任何食物過敏，這也是較不為人知的嘴饞原因之一。諷刺的是，人們通常會對自己過敏的食物感到嘴饞，而對越來越多的人而言，小麥或麩質似乎成了問題。

控制發炎反應

發炎是過重、肥胖、胰島素阻抗、糖尿病、心臟病、失智症，以及幾乎所有慢性疾病的關鍵推手之一。飲食因素會經由多種方式造成發炎。過重也會引起發炎。健康的脂肪細胞，會產生平衡的促炎激素（proinflammatory hormone）與抗炎激素（anti-inflammatory hormone）。當脂肪細胞被過量的脂肪塞滿，促炎激素的生產會增加，而抗炎激素的生產則會減少。這種失衡的狀態，會促進胰島素阻抗的發生。

引起發炎的其他常見原因，還有食物敏感與過敏。同樣地，麩質可能特別容易造成問題。環境汙染物、長期壓力及缺乏某些營養素（尤其是維生素 D 和 omega-3

脂肪酸）也會助長發炎。幸好，在高纖的植物性全食物中富含蔬菜、水果、豆科植物、全穀類、堅果、種子、香草與辛香料，不僅有助於預防過重與肥胖，還提供了一系列的抗發炎化合物。

改善消化

不健康的腸道會導致肥胖和疾病。這裡有兩個關鍵的問題：腸漏症與腸道細菌失衡。我們將會在此簡短地探討這些問題；關於更多資訊，詳見 P.169 的「食物過敏與敏感的觸發因子」。

跟腸漏症有關最常見的食物，就是含有麩質的穀類（小麥、斯佩爾特小麥、卡姆小麥、黑麥、大麥與黑小麥）、乳製品，以及過度加工的包裝即食食品（例如糖和高度精製的麵粉產品）。

毫無疑問地，好的食物會餵養出好菌，而壞的食物則會餵養出壞菌。低脂、高纖且富含大量蔬菜的飲食，可促進有益腸道健康細菌的生長。高品質的益生菌產品，也有助於重新建立起健康的腸道菌群。

避免毒素

人們對於體內脂肪的累積與環境汙染物（例如 BPA、重金屬、持久性有機汙染物和農藥）之間關聯性的意識越來越高。儘管你無法完全避免接觸這些化合物，卻可以把接觸量降到最低。你也可以增強那些有助於中和與排泄這些化合物的身體系統。

幸運的是，純素食者在這兩方面可能都具有優勢。動物性產品（包括魚類）都處於食物鏈較高的層級，因此含有較高濃度的環境毒素。當然，這些毒素都不存在於純素飲食中。盡可能食用有機食物能進一步減少對毒物的接觸。純素食者往往也會大量攝取十字花科蔬菜（綠花椰菜、高麗菜、白花椰菜等），這類的蔬菜富含支持解毒的植化素。有很多維生素、礦物質、胺基酸、植化素與抗氧化成分都在解毒過程中發揮了作用，因此良好的營養狀態很重要。

提升你的營養狀態

雖然純素食者往往會吃較多富含營養素的蔬果，也具有較高的膳食纖維攝取量，以及許多植化素、抗氧化成分和其他營養素，但營養缺乏的狀況並不罕見。即使你選擇了健康的食物，但當你透過限制熱量來減重，很容易就會錯失一些營養素，特別是維生素 B_{12}、維生素 D 和碘。此外，確保你獲得了足夠的蛋白質、鐵、鋅、鈣、鎂和硒很重要。請遵循純素飲食指南，而如果你的飲食仍然有營養不足的情況，請

服用補充劑來滿足你的需求。（詳見第 3 章、第 6 章和第 7 章。）

在減少熱量時，請把重點放在每大卡含有大量營養素的食物上。最好的選擇是蔬菜（尤其是綠色葉菜）、豆科植物、水果、堅果、種子及整顆全穀物（而非經過加工或碾成粉的穀物）。用高品質的有機植物性全食物來為身體增添燃料，能改變基因表現，進而減少過重、肥胖與慢性疾病的風險。

平衡荷爾蒙與促進代謝

促進代謝是各地追求瘦身者的終極目標，但身體燃燒熱量的速度取決於許多因素。最佳的健康狀態與新陳代謝，高度仰賴許多系統的作用，來製造與釋放荷爾蒙（包括甲狀腺激素與壓力荷爾蒙）。

甲狀腺激素控制了新陳代謝，對於體重有很重要的影響。純素食者（尤其是那些避免加碘鹽、海藻類及補充劑的純素食者）可能會有碘濃度偏低的情形，而甲狀腺激素在製造時會需要碘。硒與維生素 D 不足也會對甲狀腺功能造成不良的影響。

皮質醇（cortisol）是一種荷爾蒙，能幫忙把適當類型與數量的碳水化合物、脂肪與蛋白質運送到身體組織。在長期壓力或熱量缺乏的情況下，皮質醇的濃度會升高，造成在重要器官周圍的腹部脂肪堆積。這些堆積的脂肪，被稱為內臟脂肪，跟胰島素阻抗和心血管疾病有關。皮質醇的升高也與食欲增加，以及嗜吃糖分和脂肪有關。

要平衡這些荷爾蒙與促進代謝的幾個關鍵，就是攝取營養密集的植物性全食物，這種飲食強調了低升糖負荷的食物，並且在需要時服用補充劑，管理壓力，以及獲得足夠的運動。

◇ 學習規劃美味健康的純素飲食

在這章中，到目前為止，你已經學到了關於過重和肥胖問題的根本原因，以及實現與維持終身健康體重所需的必要步驟。現在，讓我們把注意力轉移到如何設計美味的純素飲食上，好讓這些飲食在這個過程中能夠支持你。

每天至少吃 6 份非澱粉類的蔬菜

1 份等於 1 杯（250 ml）生的蔬菜，或者 1/2 杯（125 ml）煮熟的蔬菜。蔬菜在自然狀態下，是地球上營養密度最高的食物。以彩虹上的每個顏色為目標：綠色蔬菜至少要 3 份，包括了深綠色葉菜；而紅色、橘黃色、紫藍色與米白色的蔬菜，每天則至少要各有 1 份。每天都要吃各式各樣的生蔬菜。烹調蔬菜不要用水燙煮，用稍微

蒸過的方式是最營養的。限制澱粉類蔬菜（例如地瓜和玉米）的份量，每天不要超過 1 ～ 2 次，每次份量不要超過 1/2 杯（125 ml）。

學著愛上豆科植物

在蛋白質、鐵與鋅方面，豆類、扁豆與豌豆是植物王國中的大本營。它們也是膳食纖維最豐富的來源之一，提供了餐與餐之間的飽足感以及可持久的耐力。對於想要減重的人來說，扁豆、切半豌豆仁或新鮮豌豆（包含或不包含豆莢皆可）都是非常棒的選擇，因為它們的脂肪含量都極低，但營養素與膳食纖維含量卻很高。扁豆、綠豆和乾豌豆是用來催芽的最佳豆科植物。豆腐和天貝由大豆製成，也都是營養豐富的選擇。

　　每天至少食用 3 份 1/2 杯（125 ml）的豆科植物。除了豆類、豌豆和扁豆之外，其他的選擇還包含了豆腐、天貝、無糖豆漿、一些蛋白粉和一些植物肉。如果需要的話，可以從較少的份量開始，在幾週內逐漸增加份量，給身體一些時間調整，來適應增加的膳食纖維攝取量。可以將豆類加入燉菜、湯品及沙拉中，或者用豆類來製作餡餅、麵包和抹醬。

對穀類要節制使用

一旦你滿足了蔬菜、水果、豆科植物，以及堅果與種子的建議份數（詳見第 14 章）後，再加入穀類來滿足你的能量需求。當你的熱量需求減少時（例如因為步入中老年、更年期或體能活動量減少等原因），你的穀類攝取量也應隨之減少。大多數試著減重的人，都應該限制穀類的攝取量，每餐不應超過 1/2 杯（125 ml）；而有較高熱量需求的人，則可以在飲食中包含更多的穀類。

　　請著重在整顆的全穀物，像是藜麥、野米、蕎麥、脫殼燕麥和大麥。製備穀物最健康的一種方式，就是催芽。將發芽的穀物加進沙拉裡，或者當做早餐穀麥片來食用。（將發芽的穀物加進一碗水果或非乳製優格中，再撒上種子。）切碎或軋製的穀物也是種選擇，不過還是不如整顆全穀物理想，因為加工過程會損害或摧毀其中的一些營養素。由於加工的每個階段都會進一步減損營養素，並增加對血糖的影響，因此最好減少對於任何類型碾碎穀物或麵粉的攝取，即使是全穀類的品項也一樣。這包含了大部分的全穀類麵包、薄脆餅乾、椒鹽捲餅、甜餅乾，以及其他烘焙食品。要完全避免高度精製的穀類，例如白米和白麵粉製成的產品，還要避免添加了糖與鹽的加工穀麥片。

　　如果你正在避免含有麩質的食物，千萬不要用加工精製食材的包裝無麩質食品來代替。相反的，要食用無麩質的全食物，像是煮熟的藜麥、小米、糙米、野米或

蕎麥等。

用新鮮水果來滿足你的甜點胃

水果是天然的糖果，並且還提供了維生素、抗氧化成分和膳食纖維等額外的好處。請食用水果所有可以吃的部分，包括果皮與種子，因為這些通常都含有最多的膳食纖維和植化素。

雖然可能要花一點時間，才能習慣用水果當甜點的想法，但有很多方法可以讓水果看起來更吸引人。簡單將水果切片，然後運用創意來擺盤，就能讓水果看起來很別緻。製作水果沙拉，然後在上面加一些原味的非乳製優格。要製作美味的「霜淇淋」，只要把冷凍的水果（例如莓果、去皮的香蕉，或者切成小塊的鳳梨和芒果）放進食物調理機或榨汁機中，並將濾網移除。另一種選擇是，把冷凍水果放進果汁機中，加一點植物奶或非乳製優格，攪打至非常細滑。

如果你有高血糖的情形，請將水果限制在每天 3 ～ 4 份之內。1 份的量，等於 1 杯（250 ml）的新鮮水果、1 個中型水果，或者 1/2 杯（125 ml）果汁或煮過的水果。果乾的份量則要限制在每天 1/4 杯（60 ml）以內，因為果乾的天然糖分比較高。

從堅果、種子與酪梨中獲得脂肪

儘管堅果、種子和酪梨具有高脂肪且富含熱量，但它們卻是減重方面意想不到的盟友。這些食物富含植化素、植物固醇及健康的脂肪，而且因為它們含有大量的膳食纖維，也會具有高度的飽足感。儘管如此，份量仍然很重要。對於減重的每日合理攝取量，是半個小型酪梨，以及 30 ～ 60 g 的堅果與種子。攝取奇亞籽、亞麻仁籽、火麻籽和核桃的綜合食品，能夠確保必需脂肪酸的均衡。包含 1 ～ 2 顆巴西堅果，來提升硒的攝取量。浸泡堅果與種子，可以減少干擾營養素吸收的化合物，增加這些食物的營養價值。

善用香草與辛香料

香草與辛香料是促進健康的英雄。它們不僅增添了食物的風味，同時沒有增加鈉和脂肪的攝取量。好幾種香草與辛香料也被證明是減重的可靠盟友，因為它們能夠促進代謝、緩解發炎，或者平衡血糖濃度。辛香料中的超級巨星，有黑胡椒、小荳蔻、卡宴辣椒（cayenne）、肉桂、丁香、小茴香、薑、芥菜籽、奧勒岡、迷迭香與薑黃。可以在窗台上自己種植香草。大多數的香草都是耐寒植物，可以全年生長。香草還可以冷凍或脫水保存備用。

限制加工與即食食品的使用

在整本書中，我們已經談過加工與即食食品在支持健康上，是最糟糕的選擇。然而，並非所有的加工食品都不好。好的選擇包括了冷凍香草、裝在不含 BPA 罐頭中的低鈉罐頭豆類、帶殼的冷凍毛豆、一些發芽穀物製成的麵包、有機的水果堅果棒，以及一些瓶裝番茄醬汁等。請閱讀成分表；如果有你唸不出來的成分，就把它放回架子上吧。

盡量減少使用濃縮甜味劑，並避免人工甜味劑

不論是來自於高果糖玉米糖漿或有機濃縮甘蔗汁的糖，攝取的**份量**都很重要。無論來源為何，糖就是糖，充滿了毫無營養的空熱量。

要避免人工甜味劑。人工甜味劑對於健康沒有實質幫助，還可能對代謝與食欲控制產生負面的影響。如果你一定要在咖啡或茶中增添甜味，使用甜菊糖是個合理的選擇。（更多資訊，詳見 P.105 的「糖類替代品安全嗎？」）

限制脂肪攝取，並避免部分氫化油品

雖然脂肪與油品是從全食物中萃取而來的，但加工過程剔除了膳食纖維、礦物質、植化素，甚至是脂溶性的維生素，因此最好要謹慎使用。每 1 大匙（15 ml）的脂肪與油品含有大約 120 大卡的熱量，而每單位重量中，它們所含的熱量是蛋白質或碳水化合物的 2.5 倍左右。避免人造奶油及其他含有部分氫化油的食物，因為這些食物含有反式脂肪，而反式脂肪與許多健康問題（包括胰島素阻抗）有密切的關係。

機榨油（最好選有機的）是最好的選擇，因為富含必需脂肪酸。然而，機榨油不應用於烹煮，因為遇熱會被破壞。如果你使用其他油品，而且試著減重，1 大匙（15 ml）是上限，而且越少越好。

避免吃零食

戒掉零食，除非你真的很餓。如果真的要吃零食，堅持只吃生的蔬菜、生的水果、豆科植物、堅果或種子。其他可以接受的零食，還包括原味爆米花和調味海苔。

靠水解渴

水是最解渴的飲料，而且不含熱量。如果可能的話，請用過濾器濾除氯、鉛、硝酸鹽、微生物與其他環境汙染物質，同時保留鈣與鎂等礦物質。

茶也是健康的飲料選擇；而研究顯示，綠茶能稍微提高代謝，也許可以幫助減

減肥輔助藥物有幫助嗎？

減肥輔助藥物設計成可以阻斷脂肪或碳水化合物吸收、刺激產熱作用（thermogenesis，即熱量消耗）、增加代謝，或者抑制食欲。研究並未顯示這些藥物特別有效。那些含有興奮劑（例如咖啡因、麻黃鹼〔ephedrine〕和辛弗林〔synephrine〕）的藥物，會引發失眠、易怒、躁動不安、焦慮，而且長期下來會造成依賴性與疲憊感，因此最好要避免。一些以食物為基礎的補充劑，像是綠茶或綠茶萃取物，以及某些類型的食物纖維，隨著時間的累積可能有助於防止體重增加，而且相對安全。減肥輔助藥物不是必要的，不過如果你想要使用的話，請一定要使用能夠支持健康、以食物為基礎的產品。

重。想要以最少的熱量補充營養的話，蔬菜汁（尤其是綠色蔬菜汁或番茄汁）或小麥草汁都是很好的選擇。如果你想要喝一些甜的飲料，可以試著用氣泡水加上一點純果汁，或者喝些甜的花草茶，例如蘋果肉桂茶。

儘管某些飲料是營養素的優質來源，但一般而言，最好還是從全食物獲得這些營養素，因為全食物提供了更大的飽足感，對於體重管理非常有幫助。如果你攝取較高熱量的營養飲品（例如新鮮果汁、果昔或植物奶），請把它當成食物，而非飲料。這些飲品通常 1 杯（250 ml）就含有 100 ～ 150 大卡的熱量。由水果、綠色蔬菜與種子所製成的果昔，每 3 杯（750 ml）的份量就有 400 ～ 500 大卡，可以作為健康的代餐；但假如你採用這種方式的話，請限制在每天 1 份就好。

請留意其他的大多數飲品。我們很容易低估飲料所貢獻的熱量。1 杯 375 ml 的檸檬水、水果調酒或汽水，含有 120 ～ 150 大卡的熱量，但卻幾乎沒有任何營養價值；375 ml 的啤酒，含有 110 ～ 170 大卡的熱量；45 ml 的蒸餾酒，大約有 110 大卡；45 ml 的利口酒，大約有 150 ～ 190 大卡；而 125 ml 的葡萄酒，則有 80 大卡左右。當然，這些數字並不包含任何混合多種飲料的雞尾酒。

還要避免含有人工甜味劑的零熱量飲品。這種飲品會混淆你的食欲控制中心以及代謝激素，對於健康沒有任何價值。

◇ 一日飲食菜單的調整訣竅

你可以在第 14 章中找到入門的簡單菜單，包括基本的 1,600 大卡菜單與 2,000 大卡菜單。這些菜單都可以調整，來符合你的能量需求與食物偏好。大多數人每天都應該攝取至少 1,600 大卡（或者，身材嬌小的人需要 1,400 大卡），因為更低的熱量

可能會很難滿足你所有的營養需求。

　　極低熱量的飲食，還可能會誘發身體在代謝上猛踩剎車，讓甩掉多餘的體重變得更加困難。P.297 的 1,600 大卡飲食菜單，為大多數以減重為目標的人提供了一個合理的藍圖。P.298 的 2,000 大卡飲食菜單，則可能更適合較常運動的人，或者體格較魁梧的男性。要增加這些基礎飲食在營養、激素與代謝上的優勢，以下是幾個實用的祕訣：

- 增加額外的綠色蔬菜或其他非澱粉類蔬菜，包括芽菜。
- 加入大量的香草與辛香料，例如薑黃、薑和大蒜。
- 用綠茶取代咖啡。
- 選擇較高纖的水果，例如莓果、蘋果、西洋梨和無花果。
- 使用無糖的強化植物奶，像是原味的豆漿或米漿，來取代甜味或調味的品項。
- 使用豆腐時，選擇高鈣的種類（以食用石膏作為凝固劑）。
- 選擇用發芽穀物製成的麵包，或者高纖麵包。更好的方法是，用全穀物取代麵包。
- 用吃水果取代喝果汁。
- 飲用大量的水。
- 考慮服用營養補充劑。對大多數人而言，合理的添加量，包括了每週 2 次 1,000 µg 的維生素 B_{12}、每日補充 25 µg（1,000 IU）的維生素 D 與 150 µg 的碘，以及 2 週間每天服用高效益生菌，之後則改為每週 2 次。

◈ 搭配飲食的減重良方

減重不單單只是限制食物的攝取量而已。一些生活方式的改變，跟良好的飲食習慣一起攜手，才能改善你的健康，並支持你達成及維持健康體重的努力。

讓陽光照進來

每天為自己爭取 30 ～ 60 分鐘的新鮮空氣和陽光。陽光可以幫助人體製造維生素 D，並且還可能以其他尚未發現的方式為健康帶來益處。毫無疑問地，陽光對身心都有療癒的力量。（更多關於維生素 D 的資訊，詳見 P.117。）

把運動列為優先事項

計畫每天都運動，或者至少一週 5 天，每天運動 45 ～ 60 分鐘。對你最好的運動，

取決於你的年齡、目前體適能程度、健康狀況，以及個人喜好。（更多關於運動類型與設計運動計畫，詳見第 13 章。）

如果你已經很久沒運動，請從散步或你感到舒服的活動開始入門。可以從一天散步 2～3 次開始，每次 10～15 分鐘，然後逐漸增長時間。隨著你變得更強壯，在你的計畫中結合有氧、肌力與柔軟度的運動。對於燃燒熱量與整體健康的最佳選擇，就是中度的有氧運動（例如快走）結合阻力訓練（例如輕量重量訓練）。運動後請務必要充分伸展。可以考慮將著重於伸展的常規程序（例如瑜伽或皮拉提斯）加進運動組合中。

最後，最好在運動計畫中包含各種不同的活動：散步、慢跑、騎自行車、游泳、爬山、瑜伽、球拍運動、有氧課程等等。所包含的活動強度、持續時間和類型越多，你就會變得越健康。另外，請務必選擇你樂在其中的活動，因為這樣比較有可能堅持下去。

試著在吃完東西後進行一些體能活動。這是你所能做到最有效的改變之一，因為在運動時，肌肉會很快消耗掉循環中的糖，進而避免胰島素激增。這可預防多餘的血糖變成脂肪儲存，並避免糖損害人體組織。中國古諺說的「飯後百步走，活到九十九」的確不無道理。

此外，不要只透過運動來進行活動，而要在整體生活上增加你的活動程度。你所進行的每一個身體動作，都有助於增加能量消耗，例如園藝、購物或工作中的走動、把胡蘿蔔刨絲、打掃房子、鋪床、幫狗洗澡等等。事實上，這類活動對於你的能量消耗，比運動的影響還要來得更大。充分利用你活動身體的每個機會，尤其是在你必須整天坐著的情形下。

充足的睡眠

睡眠不足會導致體重增加，減損生理和心理的表現，也會導致疾病與死亡。睡眠需求隨著年齡、性別、生活方式、壓力甚至遺傳因素而有所不同。如果你睡到自然醒，整天感到精神奕奕，頭腦清醒，就表示你晚上睡得很好。對大多數的成人而言，這種狀態需要 7～8 小時的睡眠時間，不過有些人只需要 6 小時，而有些人則需要 9 小時。請聽從你身體的需求。

良好的睡眠需要充分的準備。在睡前，做一些可以讓自己舒緩與平靜的活動，例如洗個熱水澡或者讀一本書，會有所幫助。（不過，一面喝咖啡一面看新聞或許不能算在裡面！）設定固定的就寢時間，並盡可能遵守規律。確保臥室沒有燈光和噪音很重要。假如你家附近晚上很吵雜或很明亮，請考慮買眼罩、遮光窗簾或耳塞。盡一切努力，營造出平和且友善的睡眠環境。

管理壓力

儘管有壓力很正常，甚至還可能有好處，但持續的嚴重壓力會造成免疫系統的災難，引發盲目飲食[6]或暴飲暴食，並增加生病與死亡的風險。將壓力管理技巧納入你的日常例行工作中，可以在過多的壓力出現時，增加你處理的能力。雖然健康的純素飲食、運動、充足的睡眠，以及獲得新鮮空氣和陽光都很重要，但在應對壓力的時候，態度才是王牌。對很多人來說，祈禱、靜坐或瑜伽練習都很有幫助。跟親朋好友與同事建立健康的關係，也能幫助你應對壓力。

避免會成癮的物質

酒精每公克含有大約 7 大卡的熱量，幾乎是碳水化合物或蛋白質的 2 倍；因此，毫無意外地，它會是過重和肥胖的重要推手。更糟糕的是，攝取任何酒類，都會增加癌症的風險，而飲酒過量則會導致高血壓、肝臟疾病、免疫力受損，以及心臟衰竭。

在所有的個人選擇中，吸菸被認為是對健康的最大威脅。儘管吸菸能稍微增加代謝率，但並不值得用命來換。令人驚訝的是，如果母親在孕期吸菸，尼古丁還會顯著增加嬰兒過重與肥胖的風險。

• • •

接下來，我們將討論關於體重的另一個問題：體重過輕。在第 10 章中，需要增重的人將會學到，如何用全食物純素飲食健康地進行增重。

---

6 編注：所謂的盲目飲食，是指人們沒有意識到自己在吃東西的狀態，無關乎是否饑餓或吃什麼東西，而這往往也是導致人們過度飲食的原因之一。

克服體重過輕

在過重和肥胖急速盛行的世界裡，體重過輕是種反常的現象。但是，那些苦於過瘦的人要增加 1 公斤，會比過重的人想減去 1 公斤，還更有挑戰性。

儘管體重過輕對兩性都有影響，但在女性身上通常較少被視為問題，因為對於女性而言，苗條的身材倍受推崇。男性在體型上則會感受到不同類型的壓力；雖然體脂肪低很好，但纖瘦則不是件好事。男性的目標是精壯的體格，因此他們所追求的，是累積足夠的肌肉量。

如果你認為自己體重過輕，不論是出於什麼原因，請放心，純素飲食可以幫助你達到健康的體重。本章的目標，就是要幫助你做到這一點。

◇ 體重過輕的壞處

有大約 1.6% 的美國人口體重過輕。根據世界衛生組織和美國疾病管制與預防中心的定義，身體質量指數（BMI）低於 18.5，就屬於體重過輕。（更多關於 BMI 的資訊，詳見 P.182 的「健康的體重範圍」一節，以及 P.184 的表 9-1。）BMI 在 17 ～ 18.4 之間，就會被認為是輕度體重過輕，而 16 ～ 16.9 之間為中度，低於 16 則被視為嚴重體重過輕。[1] 這些數值不一定對每個人都準確。例如，骨架小的人雖然 BMI 為 18，但可能不算是過輕；而骨架大的人，即使 BMI 有 20，卻可能已經屬於體重過輕的範圍了。

美國體重過輕的人口數，從 1960 年代初的 4%，一直持續穩定下降。雖然沒有美國純素食者的統計數據可比較，但大多數的純素食者都具有健康的體重和正常範圍的 BMI 值。在飽受過重困擾的文化中，純素食者很幸運，通常都有比奶蛋素食者或一般人更低的 BMI 和體脂肪。然而，純素食者（尤其是生食純素食者）體重過輕的比例，似乎比一般大眾要更高。

---

1 審訂注：台灣衛福部「國人膳食營養素參考攝取量」第八版（民國 109 年）：18 歲以上成人體位依 BMI 分為：過輕（BMI < 18.5）、健康體重（18.5 ≦ BMI<24）、過重（24 ≦ BMI<27）、肥胖（BMI ≧ 27）。

雖然跟過重比起來，大多數人寧可體重過輕，但體重過輕也跟一些負面的健康問題有關。最嚴重的，是會增加死亡率。體重過輕的人，通常比正常體重或過重的人具有更高的死亡風險，不過死亡率仍然低於肥胖的人。研究顯示了 BMI 與死亡率之間有直接的關係：隨著 BMI 降低，死亡率也跟著下降，直到達到臨床診斷上體重過輕的臨界點；在過了臨界點之後，死亡率會隨著體重減輕而上升。然而，這項發現存在著爭議，因為也有證據顯示，具有良好生活習慣且限制熱量的人會活得更久。

雖然研究有限，不過關鍵因素似乎是生活方式與營養狀態。體重過輕對於吸菸、不運動，以及缺乏蔬果攝取的人會造成最大的風險。另一方面，「牛津素食者研究」發現，BMI 低於 18 的人，除了癌症之外，所有其他原因造成的死亡率都有所增加。由於用低熱量飲食不容易滿足所有的營養需求，因此努力滿足身體的能量需求，並盡可能避免體重過輕，是很有道理的。

以下是一些關於體重過輕的其他健康問題：

- **營養失衡**。如果你是因為沒有獲得足夠的熱量而導致體重過輕，可能也無法獲得你需要的所有營養素。這會導致免疫系統下降，以及對感染的防護變少。就算只缺乏一種營養素，也會損害免疫反應，即使缺乏的程度很輕微也一樣。此外，體重過輕的人（尤其是育齡婦女）缺鐵的風險較高，而缺鐵會導致虛弱、疲勞與易怒。

- **荷爾蒙失衡**。體重過輕會影響男性與女性荷爾蒙的製造與作用。對女性而言，低體脂會妨礙排卵、誘發閉經，並降低生育能力。如果已經受孕，但在懷孕期間體重增加不足的話，胎兒就會處於危險之中，而且很可能會小於胎齡。而體重過輕的男性，在精子的數量與精液的品質上，都會有明顯下降的趨勢。

- **虛弱、疲勞，以及肌肉量減少**。如果你沒有攝取足夠的熱量，身體首先會從肝醣（碳水化合物的儲存形式）中提取能量。當肝醣耗盡時，則會使用體脂肪。而當這些儲備都用完時，身體會試著從蛋白質來獲得能量，導致肌肉量下降，造成虛弱和疲勞。

- **骨質疏鬆症**。體重過輕的人（男女皆是）都有骨骼碎裂和骨密度降低的風險，進而增加骨質疏鬆症的罹病率。

◇ 自我健康狀態評估

小心考慮以下因素，將幫助你確認你的體重偏低是否會造成健康風險，以及是否應該要增加體重。一般而言，如果你感到精神不濟和虛弱，經常生病，而且要花很長的時間才能康復，就很可能是體重過輕。當然，排除可能會導致這些症狀的任何潛在疾病很重要。另一方面，如果你的整體健康良好，充滿活力，很少生病，就算生病也能很快康復，即使你的 BMI 偏低，可能還是在健康體重的範圍內。

骨架。如果你的骨架很小，BMI 可能會顯示出你的體重過輕，即使實際上並非如此。例如，一名骨架小的健康女性，身高 163 cm，體重 48.5 kg，BMI 為 18.4，技術上而言，屬於體重過輕。然而，考慮到她的骨骼結構與健康狀態，這名女性很可能具有健康的體重。另一方面，骨架大的女性根據 BMI 可能看起來很健康，但實際上卻體重過輕。例如，一名骨架大的女性，身高 163 cm，有可能體重在 52.6 kg 時還是過輕，即使她的 BMI 等於 20，是落在健康範圍內。

性別。男性的骨架和肌肉往往都比女性要大，因此在任何身高下，男性通常都比女性重，即使他們的體脂肪比較低。儘管男性與女性的 BMI 範圍是相同的，然而男性的 BMI 介於 18.5 ～ 20 之間時，即使技術上來說在體重過輕的標準之上，但仍算是體重過輕，男性這種情況相對常見。

生活方式。如果你因為不健康的生活方式（例如濫用藥物或不良飲食）而導致體重過輕，就可能會有生病的風險。不過，如果你採取健康的植物性飲食、避免會成癮的物質，並且進行規律的體能活動，與體重相關的健康風險就會比較低。

◇ 體重過輕的原因

在食物供應充足的人口中，體重過輕的情況相對罕見。技術上，體重過輕是因為熱量攝取小於能量輸出的結果；就像過重是因為熱量攝取多於能量輸出一樣。然而，就跟過重與肥胖一樣，體重失衡的原因，遠比能量進出要複雜得多。人們之所以會體重過輕的原因五花八門，包括了遺傳、生病、治療與其他藥物，以及心理因素。

遺傳。正如一個人可能會因為遺傳的原因，使得體重容易過重或過輕。我們都知道有些家族全部人都有著「苗條基因」。如果你體重過輕且具有高代謝率，就會比其他身高體重相仿的人需要更多的食物，但仍然不容易增重。成為純素食者，並排除高熱量的肉類與乳製品，可能會造成體重減輕，因為你會用其他普遍較低脂、

較低熱量且高纖的食物來取代。幸好有一些簡單的方法，讓你可以在不需攝取動物性產品的情況下，仍能確保健康的體重（本章稍後將會討論到）。

生病。許多疾病會造成體重減輕，或導致體重過輕。胃腸道疾病會阻礙食物的吸收與代謝，或者引起慢性腹瀉。新陳代謝與荷爾蒙失調會改變食欲控制、代謝率或能量需求，導致飢餓感降低、進食量減少，或者快速燃燒掉所攝取的熱量。

藥物與化學品依賴性[2]。某些藥物可能會造成體重過輕，因此從某種意義上來說，這是可能是導致生病的原因之一。此外，毒品、酒精和香菸會降低食欲、加速新陳代謝，並損害能量的攝取。

心理因素。以下是一些可能會導致體重過輕的常見心理因素：

- **憂鬱。**受到憂鬱所苦的人，通常會對於吃東西以及與他人一起進食失去興趣。
- **飲食失調。**神經性厭食症會導致明顯、持續性的，而且經常是嚴重的體重減輕。（有關飲食失調的深入介紹，可參見布蘭達・戴維斯與薇珊托・梅麗娜的《全植物飲食・營養全書》，漫遊者文化，2020。）
- **壓力。**儘管有些人藉著吃東西來紓解壓力、焦慮和其他形式的心理苦痛，但有些人則會食欲減退和不吃東西。
- **文化壓力。**我們的社會提倡苗條，尤其是對於女性而言。這加強了提倡限制性飲食的飲食行為，例如跳過正餐不吃，或者用吸菸、嚼口香糖等方法來抑制食欲。
- **遭受虐待。**身體或情緒上的虐待所造成的其中一種後果，可能會使人變得退縮，並潛意識地努力讓自己佔據的空間儘量變小，好讓自己隱形。要達成這個目標的一種方法，就是盡可能變瘦。

其他因素

- **習慣。**跳過正餐、避免餐與餐之間的點心、避免高脂食物，以及限制食用份量，都會導致熱量攝取不足，在高代謝率的人身上尤其明顯。
- **飢荒。**放眼全球，體重過輕最常見的原因，就是食物來源不足或飢荒。儘管這個現象在世界上較富裕的地區（例如北美）較不常見，但在西方可能會比我們所認知的更為普遍。
- **過度活動。**過度活動的生活方式，可能會產生體重過輕的狀況：運動過度、

---

2 審訂注：是指人體對於精神活性（可改變思想）物質，在身體和／或心理方面的成癮症狀，例如麻醉劑、酒精或尼古丁。

工作關係，以及投入志願工作等等。在活動花費了大量的時間和精力的情況下，可能會造成能量失衡，或者沒有足夠的時間好好用餐。

- **社會因素。**與食物相關的行為，受到家庭模式與社會互動方式的影響。喜歡跟其他人一起吃飯但卻經常獨自進食的人，可能會吃得比他們需要的還少。如果家中有人選擇大幅改變自己的飲食（例如為了治療健康問題），家中的其他成員可能會陪著一起吃，以提供支持，結果反而讓自己吃得不夠。

◈ 純素食者的增重效益

是否該積極增重，大致上取決於你對自己身體的認知。在大多數情況下，因為社會對於男性與女性的身材在看法上的差異，使得男性往往會比女性有更多的動力，去矯正體重過輕的現象。然而，作為純素食者，你可能會想拓展你的目標。你個人所樹立的榜樣，是最強而有力的工具，能夠鼓勵其他人採取更富有同情心及永續的生活方式。不過，如果你體重過輕，而且經常表現出不健康的形象，可能就無法成為可以激發大家想要改變飲食的榜樣。

或許是時候要更新你對於健康的承諾，並採取必要步驟來達成健康體重。最有效的增重方式，跟減重其實沒有太大的不同：包含了飲食與運動組合的永久性生活型態改變。儘管運動能幫助增重這件事，看起來可能很違反直覺，但建構與維持瘦體組織是成功的關鍵，因此應該列為優先事項。在規劃過程中，請考慮本章的其餘部分，作為你增重的藍圖。

◈ 用飲食增重

很多生活型態因素加在一起，就會影響體重。幸好，大多數的因素都在你的控制範圍內，不出兩種類別：飲食與生活方式。讓我們從考慮多管齊下調整食物的攝取方式開始，以便在健康及達成目標體重上，獲得更好的支持。

將良好的健康設為首要目標

把食物想成你用來重新建構身體的原始材料。最好的建材，就是能同時提供熱量以及豐富的抗氧化成分、植化素與其他營養素的食物。即使你增重的速度不如想像中的快，但很快地你就會發現，你的活力增加、注意力變好、比較不容易生病，而且還能改善情緒。

由於你負擔得起額外的熱量，因此可能會忍不住想要增加純素食的垃圾食品，

例如洋芋片、糖果和甜點等。儘管偶爾的放縱無可厚非，但這些食物不應該成為飲食的主要部分。不健康的飲食，不論體重多寡，都會導致心臟病、中風、癌症及其他疾病。

增加食物攝取量

最典型的增重方法，就是在每天的飲食中增加 500 ～ 1,000 大卡，來達成每週增加 0.45 ～ 0.9 kg 的目標。然而，這對某些人來說其實是低估了。大多數體重過輕的成年人，每天會需要 2,500 ～ 4,000 大卡來增重，而運動員則需要更多。

要達到這個目標，可以選擇能量密集的純素食物，並強調全食物以及增加食用的份量。在第 14 章中，你會發現高熱量的菜單範例，一份提供了每日 2,500 ～ 2,800 大卡，另一份則提供了 4,000 大卡。表 10-1 列出了要達到 2,500 ～ 4,000 大卡的飲食時，每種食物類別每日所需份量的一般原則。這項策略除了提升你的熱量攝取之外，還能確保你獲得所有需要的營養素。（關於每種食物類別的資訊〔包含份量〕，詳見 P.293 的表 14-1。）理想情況下，應該要全天都攝取這些食物，包括睡前點心，並且視需要可增加其他時段的點心。

多吃幾餐

如果你每天只吃一、兩餐，要攝取足夠的熱量會很困難。以一日三餐為目標，加上至少 2 次健康的點心。避免跳過正餐，也不要空腹上床睡覺。容易忘記要吃東西的人，可以用計時器來提醒自己。如果早上時間太緊迫，可以在前一晚就準備好隔天的午餐與點心。

表 10-1 增重的每日建議份量 *

食物類別	每份所含的平均熱量	提供 2,500 大卡飲食的份量 *	提供 4,000 大卡飲食的份量 *
蔬菜	40 大卡	5	7
水果	75 大卡	4	6
豆科植物	120 大卡	5	9
穀類	75 大卡	8	13
堅果與種子	160 大卡	4	6
脂肪與液體油品 **	40 大卡	4	7

* 每種食物類別的份量，詳見第 14 章〈純素飲食指南〉。
** 脂肪與液體油品的 1 份＝ 1 小匙。

每天只要包含 1 份 500 大卡的額外點心，每週就可能達成增重 0.45 kg 的效果。以下是一些點心的選擇，每樣都提供了大約 500 大卡的熱量：

- 3/4 杯（185 ml）什錦乾果（堅果、種子與果乾）
- 2/3 杯（160 ml）堅果
- 1 杯果昔（例如 P.213 的蛋白質能量果昔）
- 1 份杏仁醬香蕉三明治，加上 1 杯（250 ml）豆漿或用豆漿調製的熱巧克力
- 3/4 杯（185 ml）純素格蘭諾拉麥片[3]、1 根香蕉，以及 1 又 1/2 杯（375 ml）豆漿
- 20 片薄脆餅乾、60 g 純素乳酪、4 片純素肉片與 10 顆橄欖
- 1 個純素瑪芬蛋糕或 1 根能量棒、1 杯（250 ml）椰子優格與 1 顆蘋果
- 60 g 烤皮塔脆片（pita chips）與各 1/2 杯（125 ml）的莎莎醬、墨西哥豆泥與墨西哥酪梨醬

偷渡額外的熱量

植物性全食物（特別是蔬菜和水果）具有高纖低脂以及相對低的熱量，能產生飽足感，但卻無法提供足夠的熱量來增重。以下的祕訣能幫助你在全食物飲食中增加熱量，同時增添營養與風味：

- 在沙拉中添加豆類、堅果、種子、豆腐或酪梨，並採用高品質的植物性油品或中東芝麻醬所製成的沙拉醬。
- 在蒸蔬菜上添加些豆腐或堅果製成的濃郁醬汁。
- 在快炒料理、英式或法式砂鍋料理與義大利麵中，加入豆腐、堅果或種子。
- 在水果丁上添加非乳製優格和純素格蘭諾拉麥片。
- 用植物奶取代水來烹煮早餐穀麥片（例如全穀類或燕麥）。加入切碎的堅果、種子和果乾。
- 在瑪芬蛋糕或吐司上塗抹堅果醬。
- 採用全脂植物奶來取代較低脂的種類。
- 在純素冰淇淋上添加堅果、黑巧克力塊與莓果。
- 用水果條沾純素巧克力酪梨慕斯一起吃。
- 在湯品或醬料中加入腰果奶油或椰奶。要製作腰果奶油，可以用 1/2 杯（125 ml）腰果與 1 杯（250 ml）水一起打成泥。

3　編注：一種將傳統燕麥加入各式堅果及果乾，大部分會添加蜂蜜或糖及油脂一起烘烤的酥脆綜合麥片。台灣買得到的市售品，大多都有添加蜂蜜，純素食者在購買前請留意營養標示。

用飲料來增添優勢

你所選擇的飲料,會對總熱量的攝取造成重大的影響。例如,1 杯(250 ml)果汁通常可以提供 120 ～ 180 大卡(最好是鮮榨的),1 杯(250 ml)豆漿提供了 100 ～ 120 大卡,而豆漿水果奶昔則約為 300 ～ 500 大卡。這些富含能量的飲料,是增加熱量的捷徑。然而,最好要限制搭配餐點的液體量,因為低熱量的湯品或無熱量的飲品(例如咖啡或茶)會填飽你的肚子。如果你很難在正餐時間吃下較多的份量,可以試著把液體留到兩餐之間再飲用。

食用脂肪含量較高的全食物

純素飲食通常都比非純素飲食含有較高的膳食纖維與較低的脂肪,可能會干擾增重的計畫。在不會增加太多膳食纖維與食物體積的條件下,想要增加熱量最簡單的方法,就是提高脂肪攝取量。應該從脂肪獲取大約 20 ～ 30% 的熱量。能量密度最高的植物性食物,有堅果、種子、大豆製品、椰子、乳製品替代品(植物奶、素食乳酪與純素優格等)、酪梨、營養的烘焙食品,以及液體油品。表 10-2 提供了一些高熱量純素食物的約略熱量。

以下章節,提供了如何將更多高脂且營養的食物添加進餐點與零食中的祕訣。

表 10-2 高脂食物的熱量含量

食物	份量	熱量 (kcal)
酪梨	中型 1 個	340
胡蘿蔔蛋糕	1 片	400
營養餅乾	2 片	300
堅果(不含花生)	1/2 杯(125 ml)	360-480
花生	1/2 杯(125 ml)	414
南瓜瑪芬蛋糕	大型 1 個	400
豆漿	1 杯(250 ml)	120-160
烘大豆仁(soy nuts)	1/2 杯(125 ml)	405
傳統豆腐	1/2 杯(125 ml)	183
未精煉的油	1 大匙(15 ml)	120

資料來源:美國農業部農業研究局,《美國農業部國家營養成分標準參考資料庫》,第 25 版(2012),以及根據流行的純素烘焙食譜所估算。

堅果與種子

試著將 1/2 ～ 1 杯（125 ～ 250 ml）的堅果與種子加入你每天的飲食中。它們具有高度的營養，同時也方便攜帶。雖然大豆仁屬於豆科植物，不過具有類似的優點，而且可以用相同的方式添加到飲食中。以下是增加這些營養能量來源的一些點子：

- 在你待最久的地方放些堅果和種子，這樣你就可以想到時就吃一點。
- 用堅果和種子來製作純素乳酪或醬料。
- 將堅果和種子加進快炒料理、烘焙食品、美式鬆餅和格子鬆餅中。
- 用堅果和種子來製作炙烤蔬菜、素食漢堡和餡餅。
- 在沙拉上撒一些堅果和種子。
- 食用含有堅果或種子的能量棒。
- 在麵包、蘋果片或切段的西洋芹塗上堅果和種子醬。
- 在沙拉醬中混合堅果和種子醬。

豆腐

豆腐的變化多端、膳食纖維含量低，而且具有相對高含量的脂肪。以下是把豆腐加進飲食中的一些祕訣：

- 將嫩豆腐加進奶昔中，或者運用在甜點裡（例如布丁）。
- 在早餐享用炒碎豆腐。
- 用調味豆腐或豆腐沙拉作為三明治的夾餡。
- 將切小塊的豆腐加進快炒料理、燉菜、咖哩與湯品中。
- 將豆腐壓碎鋪在千層麵裡。
- 用一點油、溜醬油、營養酵母與香草，跟切塊、切片或磨碎的豆腐一起拌炒，來製作沙拉的配料。
- 用豆腐製作炙烤蔬菜、素食漢堡、餡餅和沾醬。
- 試試看用醃製的烘烤或燒烤豆腐當作晚餐的主菜。
- 利用豆腐進行各種料理實驗，尤其是甜點。將豆腐運用於乳酪蛋糕、蛋糕、瑪芬蛋糕與餅乾的製作上。

乳製品替代品

時至今日，大多數的乳製品都有純素的替代品。一些是用大豆製作的，另一些則是由杏仁、米、椰子、火麻籽、穀類或根莖類蔬菜所製成。這些產品持續不斷地改良，通常既美味又營養。然而，一些產品含有部分氫化油、糖與防腐劑，以及其

他不健康的成分，因此在購買前，一定要記得閱讀食品標示。

自己製作一些非乳製食品，是個很棒的選擇。有很多食譜和網路上的資源都提供了杏仁奶或火麻籽奶、發酵堅果乳酪、水果冰淇淋，以及非乳製優格的食譜。如果你使用市售豆漿，請選擇有機大豆製成的全脂豆漿。由於非乳製食品能夠大幅增加你的熱量攝取，因此很值得加進飲食之中。以下是對於該怎麼做的一些建議：

- 在果昔與穀麥片中使用植物奶或非乳製優格。
- 在製作布丁、美式鬆餅、格子鬆餅、麵包、瑪芬蛋糕及其他烘焙食品時，用豆漿來代替水。
- 享用以非乳製優格、莓果與純素格蘭諾拉麥片或堅果製成的簡單甜點。
- 用純素酸奶油作為沾醬的基底或湯品的裝飾。如果想要獲得最健康的產品，你可能會想要自己用腰果或豆腐來做純素酸奶油。
- 在三明治與沙拉中加入純素美乃滋。同樣地，你可以自己用腰果或豆腐來製作純素美乃滋。
- 嘗試製作堅果乳酪。

酪梨

在酪梨小巧可口的果實中，就包含了很多的熱量。以下是一些使用酪梨的美味方式：

- 用酪梨片來裝飾沙拉。
- 酪梨搗碎後添加檸檬汁，就可以作為沾醬、三明治抹醬或配料。
- 在莎莎醬中加入酪梨塊。
- 在三明治和皮塔口袋餅中加入酪梨片。
- 在義大利麵或藜麥沙拉中加入酪梨丁。

甜食

如果用對食材，甜食就可以為每天所需的熱量做出寶貴的貢獻。以下是如何讓甜食也很健康的一些祕訣：

- 生食。諸如純素乳酪蛋糕、派、餅乾與布朗尼等免烤甜點，都好吃得不得了，而且通常也富含健康的熱量，因為它們都是以堅果、椰子、新鮮水果和果乾為基底。
- 在烘焙食品中，用堅果、種子、椰子與其所製成的醬，作為部分或全部的脂肪來源。

- 試著用磨碎的亞麻仁籽（omega-3 脂肪酸的絕佳來源）作為蛋的替代品。可以用 1 大匙（15 ml）磨碎的亞麻仁籽和 3 大匙（45 ml）的水攪打均勻，來代替食譜中 1 顆蛋的份量。
- 在甜點食譜中，用煮過並搗成泥的果乾來代替全部或部分的糖。
- 烘焙時，使用高品質的油來取代氫化脂肪。

大量攝取碳水化合物

高碳水化合物的飲食，可以幫助肌肉在更長的時間裡，更加努力地工作，並且避免蛋白質被當作能量的來源。日常熱量中，應該有 55 ～ 65% 來自於碳水化合物。碳水化合物最密集的來源，是穀類與澱粉類蔬菜。而最佳的選擇，則是類穀物（例如藜麥、蕎麥與莧籽），以及色彩豐富的澱粉類蔬菜（例如山藥、玉米、冬南瓜與紫色馬鈴薯）。以下是一些能激發創意使用碳水化合物的建議：

- 將穀類浸泡或催芽後，運用在穀麥片、沙拉、麵包，以及生食或烘焙的甜食上。
- 將完整的穀物煮熟後，用來製作沙拉、燉菜、香料飯（pilaf）與穀麥片。
- 將煮熟的山藥或地瓜加進沙拉中。
- 想要一次獲得穀類與高碳水的豆科植物，可以用鷹嘴豆泥醬或其他以豆科植物製成的抹醬搭配麵包。
- 將馬鈴薯加進咖哩、燉菜與炒碎豆腐中。
- 享用以全穀類麵粉和小麥胚芽所製成的麵包、瑪芬蛋糕、美式鬆餅與格子鬆餅。
- 將玉米加入沙拉、湯品與燉菜中。

提高植物性蛋白質攝取量

純素飲食可能會缺乏蛋白質，特別是當飲食中只包含最少量的豆科植物、堅果與種子的時候。如果你的肌肉量很低，可以藉由每天攝取每公斤體重 1.2 ～ 1.7 g（g/kg/d）的蛋白質，來建構肌肉量。如果你不需要增加肌肉量，那麼 1.2 g/kg/d 的蛋白質通常就已經足夠。

在計算所需要的蛋白質時，應該採用理想體重，而非實際的體重來計算。舉例來說，如果你的體重是 54 kg，但健康體重是 66 kg，那麼你每天應該至少要以攝取 80 g 蛋白質為目標（66 kg × 1.2 g/kg ＝ 79.2 g）。

請在每餐中都包含優質的蛋白質來源。表 10-3 提供了如何用高蛋白質食物取

代低蛋白質食物的簡單建議。關於植物性食物及其蛋白質含量的完整列表，請參見 P.58 ～ 65 的表 3-3；也請參見 P.225 的表 11-3。

享用果昔

果昔是在飲食中添加蛋白質、熱量和營養素的絕佳載體。如果你在達成蛋白質需求上有困難，在果昔中添加純素蛋白粉是個很棒的選擇。市售產品種類繁多，包含了從火麻籽、豌豆、米、大豆及其他食物中萃取的蛋白質。使用蛋白粉最容易且最美味的方法，就是把它加到果昔中。

在果昔的能量補給與不同配料上發揮創意。高脂的能量補給（例如酪梨、油品、堅果與種子，以及堅果與種子醬）能添加有營養價值的熱量。富含抗氧化成分與植化素的食物（例如羽衣甘藍、角豆粉〔carob powder〕、可可粉、枸杞和辛香料）

表 10-3 提升蛋白質的食物替代建議

被替代食物	蛋白質成分（g）	新選擇	蛋白質成分（g）
糙米 1 杯（250 ml）	5	藜麥 1 杯（250 ml）	8
香脆玉米粒（corn nuts）60 g	5	烘大豆仁 60g	24
早餐玉米片 1 杯（250 ml）	2	燕麥粥 1 杯（250 ml）	6
田園沙拉 4 杯（1 公升），佐義式沙拉醬 2 大匙（30 ml）	4	羽衣甘藍沙拉 4 杯（1 公升），佐中東芝麻醬的沙拉醬含有 2 大匙（15 ml）	12
人造奶油 2 大匙（30 ml）	0	花生醬 2 大匙（30 ml）	8
柳橙汁 1 杯（250 ml）	2	蛋白質能量果昔（P.213）2 又 1/2 杯（625 ml）	40
椒鹽捲餅 30 g	3	南瓜籽 30 g	9
蔬菜湯 1 杯（250 ml）	2	扁豆湯 1 杯（250 ml）	9
米漿 1 杯（250 ml）	1	豆漿 1 杯（250 ml）	8
用全穀類麵包做成的番茄三明治	6	用全穀類麵包做成的番茄三明治，加上素火腿片 *60 g	21
義式番茄醬汁 1 杯（250 ml）	3	義式番茄醬汁 1 杯（250 ml），加上素絞肉 60 g	15
純素美乃滋沾醬 1/4 杯（60 ml）	0	鷹嘴豆泥醬 1/4 杯（60 ml）	5
炒蔬菜 3 杯（750 ml）	6	炒蔬菜 3 杯（750 ml），加上 1/2 杯（125 ml）傳統豆腐 *	26

資料來源：美國農業部農業研究局，《美國農業部國家營養成分標準參考資料庫》，第 25 版（2012）。
* 關於特定產品的資訊，請檢視標示。

蛋白質能量果昔

份量：2 又 1/2 杯（625 ml）

　　如果想要製作冰涼的果昔，可以使用冷凍水果，或者在攪打前加入幾顆冰塊。這杯果昔提供了約 500 大卡的熱量，以及約 40 g 的蛋白質，確切的含量取決於所選擇的蛋白粉。

蛋白粉	1 匙
香蕉	1 根
莓果、切塊桃子或其他水果	1 杯（250 ml）
豆漿	1 又 1/2 杯（375 ml）

　　將所有食材放進果汁機或食物調理機，攪打至細滑。打好後要立即飲用。

有助於提升健康。非乳製優格或益生菌粉則提供了益菌。你可以在任何果昔中（包括上述的蛋白質能量果昔）嘗試添加下列一種或多種的配方，來提升蛋白質含量。

- 想要綠色果昔的話，可以加入 2 杯（500 ml）切碎的羽衣甘藍、1/2 個小型酪梨，或者兩樣都加。
- 喜歡巧克力的人，可以加入 1 ～ 1 又 1/2 大匙（15 ～ 22 ml）的可可粉或角豆粉。
- 想要提升益菌，可以加入 1/2 杯（125 ml）非乳製優格。
- 想要增加必需脂肪酸，可以加入 1 大匙（15 ml）富含 omega-3 的冷壓油品，例如亞麻仁籽油、火麻籽油或奇亞籽油。要達到最佳營養狀態，請選擇有添加 DHA 的油品。或者，也可以添加 2 大匙（30 ml）的火麻籽、亞麻仁籽或奇亞籽。
- 要支持健康的腸道菌，可以添加 1/4 小匙（約 1 ml）的益生菌粉。
- 在水果果昔中加入健康美味的香草和辛香料，例如肉桂、丁香、薑和肉荳蔻，而在綠色果昔中則可以加入新鮮香草，例如羅勒、薄荷和奧勒岡。
- 想要添加蛋白質和健康的脂肪，可以加入 1 大匙（15 ml）堅果醬。
- 加入 2 大匙（30 ml）枸杞（將乾枸杞泡水至少 4 小時，使用之前瀝乾。）

將吃列為優先事項——飲食調整計畫

如果你很少在家吃真正的食物，主要都是吃外食或即食食品的話，那麼是時候在生活方式上做些調整，來實現你增重的目標了。在餐點上做出明確的計畫，能夠幫助

你成功達成任務。以下是你可以嘗試的幾件事：

- 規劃一週的菜單，列出購物清單，並且每週選 1 天作為採購日。（詳見薇珊托‧梅麗娜與約瑟夫‧佛瑞斯特所合著的《純素煮義》，圖書出版公司，2012）。
- 如果你不會做菜，就去上烹飪課吧。你可以拉著朋友一起去，讓上課變得更有趣。
- 讓用餐變成一種社交活動。增加跟朋友與家人一起用餐的頻率。主辦一人一菜的聚會，邀請朋友一起吃晚餐，或者到素食餐廳享用一餐。
- 購買一些簡單的純素食譜書，並且每週嘗試一些新料理。
- 購買一個慢燉鍋。早上將一些食材放進慢燉鍋，例如穀類、蔬菜和豆類或豆腐，讓它煮上一整天。
- 計畫在週末或有空的時候，花點時間煮菜。準備一、兩道主菜、一鍋湯，以及一些健康的烘焙食品。準備足夠吃好幾天的份量，將多餘的部分冷凍起來，以便之後沒時間煮飯時享用。
- 在儲藏室、冰箱冷藏與冷凍庫中充分儲存你喜歡吃的健康點心：什錦乾果、能量棒、瑪芬蛋糕、健康的餅乾、裹了巧克力與堅果的冷凍香蕉、純素乳酪蛋糕……諸如此類的東西。
- 在工作場所、車子裡、背包或背袋裡，或者任何你會長時間待著的地方，都存放一些食物。

增進食欲和營養的秘訣

你可能很少會感覺到餓；也許是因為你的胃口很小，或者胃容量很小。儘管食欲也可能會被心情、壓力與體能活動所影響，還是有一些簡單的食物和營養祕訣，可以幫助你增進食欲：

- 逐漸增加食物的攝取量，讓胃的空間能夠隨時間慢慢擴張，如此一來，你就能自在地多吃一點。
- 以攝取每大卡佔據胃部空間較少的食物為主。堅果、種子、果乾、豆類、酪梨與豆腐都是很好的品項。將食物搗碎或壓成泥，也有助於減少體積。
- 讓你的周圍充滿誘人的香氣。製作麵包，或者購買冷凍麵糰在家烘焙。在水裡放一些肉桂棒與丁香，在爐子上用小火燉煮。多路過吸引你的小吃攤、麵包店與餐廳。
- 閱讀附有精美食物照片的雜誌和食譜來刺激你的感官。然後嘗試照著食譜做做看！

- 讓用餐時間變成一種享受。用蠟燭、漂亮的餐桌布置、輕柔的音樂來營造減壓的氣氛；如果可能的話，邀請好朋友一同愉快地用餐。
- 選擇大一點的碗、盤子、杯子和餐具。研究證明，使用較大的盤子、叉子與湯匙，會增加整體的食物攝取量。
- 分成幾道菜來吃。當你在餐點中包含不同香氣與味道，更容易吸引你的味蕾。不要把食物都裝在同一個大盤子裡，試著分裝成四道菜。
- 重視飢餓感。在你覺得有點餓時，就應該進食。如果你知道自己應該吃些東西，但其實並不餓，可以喝些飲料，像是胡蘿蔔汁、鮮榨柳橙汁、熱巧克力或果昔。
- 避免引起胃腸道不適的食物。這些食物會降低食欲，並減少食物攝取量。

持續記錄食物日誌

你可能會想要記錄自己攝取的食物，你甚至可以上網記錄，有一些免費的網站提供了這項功能。如果你有智慧型手機，也可以下載具有這種功能的免費應用程式。持續追蹤所攝取的食物，能幫助你了解自己的飲食習慣、喜好和傾向。在知道自己目前的狀態與了解有哪些挑戰之後，調整起來會更容易。

小心使用增重輔助品

市面上有很多增重輔助品，不過大多數都是設計給沒有體重過輕問題的健身人士。因此在嘗試新的補充劑之前，要先調查清楚風險與好處。

雖然有些輔助品可能被證明有幫助，但有些只是白白浪費錢，或者具有潛在的傷害。美國食品藥物管理局在網路上提供了關於含有不安全成分健身產品的資訊。

你的醫療照護者可能會建議服用食欲促進劑，來支持增重所做的努力。雖然食欲促進劑可能會有效，但有些具有不良的副作用。因此，最好使用其他方法，來增加食物的攝取量。

考慮使用補充劑

如果你的飲食在過去沒有特別健康，可以考慮服用綜合維生素—礦物質補充劑，直到你的營養狀態改善為止。選擇提供鋅、鎂、鉻、硒，或許還有鐵的補充劑。（不過，最好先檢測體內鐵的狀態，來評估你是否需要額外的鐵，因為鐵過量會很危險。）我們也建議你，要包含維生素 B_{12}、維生素 D（如果接觸的陽光有限）以及碘（如果不使用加碘鹽）的補充劑，就像對於其他所有純素食者的建議一樣。

◇ 改變生活方式，打造更健壯的身體

增重的第二塊拼圖，就是生活方式。讓我們一起來探討你可以在生活方式上進行哪些改變，來健康地增加幾公斤重量。

設定切合實際的目標。決定目標體重。以每週增加 0.45 ～ 0.9 kg 為目標。目標要切合實際；如果你天生的體形又高又瘦，就不要指望一夜之間變身成綠巨人浩克。雖然還有可能可以增加肌肉，但你的身體可能在過程中的每一步都產生抗拒。你可能會需要花上比一般人多一倍的努力，才能增加相同的重量。堅持是能夠產生成果的關鍵，但即使是規律的訓練，大多數男性每年所增加的瘦體組織，也不會超過 9 kg；而女性所增加的瘦體組織，則只有男性的一半左右。

進行阻力訓練。即使你不想要鍛鍊出大塊肌肉，適度的阻力訓練也是促進肌肉生長的最佳方式，能確保你增加的體重所包含的肌肉和脂肪，達到健康的平衡。阻力訓練通常都是透過自由重量訓練或機械式器材來進行，不過你也可以使用阻力帶或自己的體重作為訓練工具，例如伏地挺身或引體向上。以下是一些讓阻力訓練達到最佳效果的祕訣：

- 與專業教練合作。專業教練可以根據你的個人目標與能力來制定計畫，也會追蹤你的進度。
- 每週只進行 2 ～ 3 次的訓練，讓肌肉在 2 次訓練之間，有足夠的時間恢復和增長。
- 一次訓練以 30 ～ 60 分鐘為目標，並將訓練強度保持在中度到高度之間。從輕量開始，然後隨著你的身形越來越趨近理想狀態，再逐漸增加重量。
- 每 6 ～ 8 週改變一次你的運動程序，以保持對肌肉的挑戰性（以及維持興趣）。
- 在肌力訓練前，進行 5 ～ 10 分鐘的熱身，訓練後也要進行 5 ～ 10 分鐘的緩和運動。
- 多喝水。

有氧運動不要過度。在進行馬拉松訓練時，會很難增重。有氧運動可以促進新陳代謝並燃燒熱量，因此在你嘗試增重時可能會有反效果。另一方面，有氧運動可以改善整體的健康狀況，增強心血管與呼吸道功能，並且維持較低的體脂肪，因此請不要完全避免。合理的折衷方法，是進行適度的有氧運動，例如每週進行 2 ～ 3 次，每次 30 ～ 60 分鐘。

進行一些休息與復原的活動（Ｒ＆Ｒ）。身心壓力會影響新陳代謝、食欲和荷爾蒙，並妨礙體重增加。考慮進行瑜伽、太極、氣功、靜坐或其他的放鬆療法。在一天裡休息片刻，並不時自我放鬆一下。請確保睡眠充足；充足的睡眠可以恢復能量，並且讓肌肉得以修復和生長。對於大多數成人而言，每晚 7 ～ 9 小時是合理的睡眠時間。如果你的生活忙到常常忘記吃飯，是時候重新思考你的優先順序，並簡化你的生活了。

避免成癮物質。酒精、香菸和娛樂性毒品除了會損害健康，也會改變你的新陳代謝，干擾食欲，特別是在經常攝取或使用過量的情形下。如果你被成癮所苦，或許這也是導致你體重問題的原因。請朝著有建設性的方向踏出一步，並尋求專業的協助。[4]

傾聽你的身體。每個人的身體都是獨一無二的，因此每個人在最佳狀態所需要的體型和身材也都不同。如果你經常覺得疲勞，可能會需要多睡一點，或者多吃一點。如果你總是覺得痠痛，可能就是運動過度了。（也就是說，一些體重過輕的人，可能不應該相信自己在食物方面的直覺，因為他們的飢餓與飽足機制可能受損。在這種情況下，每天在指定時間吃特定份量的食物會很有幫助。）

• • •

懷孕、哺乳，以及將孩子養育成具有健康的飲食習慣，都可能在營養上面臨特別的挑戰。下一章探討了這些人生階段所特有的飲食問題，以及該如何簡單地調整純素飲食，來確保能滿足在這些關鍵時刻的飲食需求。

---

4 審訂注：台灣有開辦戒菸門診，亦有酒癮治療服務機構，可上網查詢。

第 11 章

從懷孕開始：
養育健壯的孩子

正如我們在全書中所看到的，均衡的純素飲食可以成為通往健康的絕佳途徑。不過，當話題轉移到關於孕婦、寶寶和兒童的最佳飲食上，情感面往往就會開始浮現了。我們很容易受到我們所愛的人出於善意的意見所影響，因此可能會開始質疑自己的決定。父母可能會想知道，適合一般成人的飲食，是否也對孕婦、嬰兒與兒童有益？

我們可以向你保證，在孕期與哺乳期間採取健康的純素飲食，將會為你的寶寶提供最佳的起跑點，也會為你的整個家庭奠定一生健康的基礎。本章將討論均衡的純素飲食如何幫助孕婦與寶寶的健康，以及其如何有助於確保母奶的營養豐富，還有成長中兒童與青少年的絕佳健康與福祉。

◇ 孕期純素飲食的研究實驗

如果你已經是純素食者，在醫生質疑你的飲食或者不了解純素飲食時，請不要感到太過驚訝。醫生可能只有接受過 3 小時的營養學訓練；而這項訓練的重點，也不在於純素食營養。你可以指出美國營養與飲食學會已經聲明支持純素飲食，在孕期、哺乳期、兒童期與青春期也不例外。你可以分享該學會對於素食的意見書文件（詳見 P.304 的參考資源）。如果專業的健康從業人員、你的家人或朋友不知道該如何建立營養充足的純素飲食，他們可能會不確定是否可以這樣做，並且建議不要這樣做。就像所有的先驅一樣，你將會需要做一些研究，掌握一些證據。你也可以考慮跟有疑慮的人分享一些美味的純素餐點。

研究已經顯示，素食和非素食媽媽所生的寶寶，幾乎沒有明顯的健康差異。事實上，在那些存在差異的部分，素食媽媽在某些方面具有優勢。她們所生的寶寶，比較不會發生跟出生體重過高有關的健康問題，也比較不會罹患妊娠糖尿病，尤其是當她們在懷孕期間還是經常運動的情況下。

本章概述了生命中許多階段（孕期、哺乳期、嬰兒期，一直到青春期）對特定營養素的需求。關於特定維生素與礦物質的更多資訊，以及生命中所有階段營養需求的完整細節，請參見第 6 章、第 7 章及附錄。

孕期中要獲得足夠的鐵質是一項考驗。然而，事實證明，素食的孕婦從飲食中所攝取的鐵質，比葷食者要高。植物性食物中的非血基質鐵，已知與寶寶具有較健康的出生體重有關。素食媽媽也比較可能會服用鐵補充劑。

迄今為止最大規模的純素食孕婦與其懷孕結果的研究，已於 1987 年完成。在一個位於美國田納西州薩默敦（Summertown）名為「農場」（The Farm）的純素食社區裡，研究人員檢視了 775 名女性居民的生產護理紀錄。她們的飲食主要包含了大豆製品、穀類、水果與蔬菜，大多數都是在當地種植的有機作物。這些女性在產前都有補充鐵與鈣，定期接受產前檢查，並且具有積極的生活方式。她們不抽菸、不喝酒，也很少喝咖啡。

這份研究獲得了兩項重要的發現。第一，嬰兒全都具有正常體重。第二，只有一名純素食媽媽罹患子癲前症（preeclampsia，一種危險的病症，會出現高血壓、水腫及蛋白尿，可能會導致對母親與嬰兒的傷害，甚至死亡），發生率為 0.13%。在一般人口中，準媽媽的子癲前症發生率則為 5 ～ 10%。

一些研究顯示了純素食女性妊娠結果較差的報告，尤其是發生在不願意服用維生素與礦物質補充劑的嚴格長壽飲食族群，以及飲食採取低熱量且缺乏維生素 B_{12} 的媽媽中。此外，這些對於純素食孕婦較早期的研究，是在許多營養強化的純素食品和營養的純素即食食品普及之前所進行的。現在幾乎每個超市都有鷹嘴豆泥醬、豆腐、鈣質與維生素 D 強化的非乳製飲品，以及維生素 B_{12} 強化的植物肉。

從這些研究結果中，我們可以獲得的訊息是，只要媽媽確保攝取足夠的熱量和營養，純素飲食就可以支持懷孕的健康，就像任何飲食對於任何人一樣。

◇ 懷孕前的準備

迎接新生命的準備，甚至要在你懷孕之前就開始了。如果你打算在未來幾年中懷孕，請立刻開始進行飲食調整。如此一來，直到你懷孕時，你的營養儲備就會處於良好的狀態，而且你也有足夠時間建立能促進你與家人健康的飲食模式。

其中一個準備步驟，就是在**懷孕前**達到你所想要的體重。請參考表 9-1（P.184）來確定你的身體質量指數（BMI）。這會讓你對自己的體重是否在最佳範圍內有很好的概念。

在懷孕的任何階段，都不應該採取任何減重飲食。如果你的 BMI 落在過重或肥胖的範圍內（請參見 P.184），減重能夠減少妊娠糖尿病、高血壓與子癲前症的風險。如果你體重過輕的話，增加足夠的體重達到正常 BMI 值，可以增加懷孕的機會，也能減少早產與嬰兒體重過輕的風險。關於減重與增重的祕訣，請參見第 9章與第 10 章。

不論你的體重為何，請確保飲食中都要富含葉酸。在懷孕早期如果母親缺乏葉酸，可能會導致寶寶發生脊柱裂（spina bifida）及其他神經管缺陷。獲得足夠的葉酸並不困難，因為豆類、綠色蔬菜和柳橙都是這種維生素的絕佳來源。在你進入孕期時，具有這種營養素的豐富儲備非常重要，因為在這 9 個月中，這種營養素會經常被提取。更多關於葉酸的資訊，詳見 P.131 與 P.228。

或許可以考慮服用產前綜合維生素—礦物質的補充劑，或者孕婦專屬的補充劑。請向你的醫生和營養師諮詢。選擇含有維生素 B_{12}、維生素 D、膽鹼、碘、鐵與鋅的補充劑。除非先跟醫生討論過，否則應該要避免使用香草、草藥等保健食品與植物自然療法。

◈ 孕期的純素營養

在懷孕期間，**寶寶**發育所需的營養完全來自於你。儘管在第二與第三孕期間，你只需要 10 ～ 15% 額外的熱量[1]，但你對於特定維生素與礦物質的需要，會比懷孕前的需求增加很多（如 P.302 ～ 303 附錄中所示），在某些情況下還會加倍。你的食物選擇非常重要。幸好，為孕期設計營養充足的純素飲食不但有可能實現，而且也沒有你想像的那麼困難。

表 11-1 顯示了在懷孕與哺乳期間，某些維生素和礦物質的建議攝取量。正如你所見，對於某些營養素（例如鈣質和維生素 D、K）的建議量沒有改變，而有些營養素的需求在哺乳期會增加，有些則會減少。在許多營養素上，只要食用大量多樣的健康純素食物，就可以輕鬆確保足夠的攝取量。還要注意，攝取充足的 omega-3 脂肪酸非常重要，就如 P.70 和 P.229 所述。懷孕期間，通常會建議每天補充200 ～ 300 mg 的 DHA。

---

1 審訂注：台灣衛福部「國人膳食營養素參考攝取量」第 8 版（民國 109 年 4 月修訂）：第二孕期的每日熱量攝取建議增加 300 大卡，第三孕期增加 300 大卡，哺乳期增加 500 大卡。

表 11-1 19 ～ 50 歲懷孕期或哺乳期女性的建議營養攝取量★

★ 審訂注：表 11-1 的鐵質建議量為美國疾病管制與預防中心所提供。台灣衛福部對於國人膳食營養素參考攝取量，請至 P.301 掃描 QR Code 查詢。

營養素	懷孕期的建議攝取量	哺乳期的建議攝取量
鈣	1,000 mg	1,000 mg
碘	220 µg	290 µg
鐵 *	49 mg（27 mg）	16 mg（9 mg）
鎂 **	350 或 360 mg	310 或 320 mg
鋅	11 mg	12 mg
維生素 A（類胡蘿蔔素）	（2,450 IU）770 µg RE	（4,290 IU）1,300 µg RE
維生素 C	85 mg	120 mg
維生素 D	（600 IU）15 µg	（600 IU）15 µg
維生素 E	（22.5 IU）15 mg	（28.5 IU）19 mg
維生素 K	90 µg	90 µg
維生素 B_{12}	2.6 µg	2.8 µg
維生素 B_1	1.4 mg	1.4 mg
維生素 B_2	1.4 mg	1.6 mg
菸鹼酸	18 mg	17 mg
泛酸（維生素 B_5）	6 mg	7 mg
維生素 B_6	1.9 mg	2.0 mg
葉酸	600 µg	500 µg

資料來源：美國國家醫學研究院（IOM）摘要。Mangels, R., *The Everything Vegan Pregnancy Book* (Axon, MA: F+W Media, 2011). Linus Pauling Institute, Micronutrient Information Center, "Micronutrient Needs during Pregnancy and Lactation" (2012), lpi.oregonstate.edu/infocenter/lifestages/pregnancyandlactation.

* 原書注：這裡所顯示的是針對純素食者與其他素食者的鐵質建議攝取量，比非素食者的建議攝取量（數值顯示在括號中）要高。不過，素食者與純素食者是否需要更高的攝取量仍存在爭議，實際需求量可能會更少。

** 原書注：關於鎂，第一個數字是針對 19 ～ 30 歲女性的建議攝取量；第二個則是針對 31 歲以上的女性。

第一孕期

在第一孕期期間，你所需要的額外熱量（如果有的話）會很少。在第一孕期建議增加的平均體重為 1.6 kg。體重過輕的女性，在這段期間增加的體重約為 2.2 kg；而過重的女性則通常為 0.9 kg 左右。關於整體體重增加的建議，詳見表 11-2。

　　孕吐可能是許多女性懷孕的第一個徵兆。幸好，孕吐通常在第一孕期過後就會改善。乾燥、低脂的碳水化合物食物（例如薄脆餅乾）似乎有助於緩解孕吐，因為

表 11-2 懷孕期間增加的體重

決定體重增加目標的因素	建議增加的整體體重	第二與第三孕期中，每週的平均體重增加量
正常或最佳孕前體重（BMI 18.5-24.9）	11.5-16 kg	0.35-0.45 kg
懷孕前體重過輕（BMI < 18.5）	12.5-18 kg	0.45-0.59 kg
懷孕前體重過重（BMI 25-29.9）	7-11.5 kg	0.23-0.32 kg
懷孕前肥胖（BMI ≧ 30）	5-9 kg	0.23 kg
青少年	14-20.5 kg	（因人而異）
懷雙胞胎的正常或最佳孕前體重	17-24 kg	（因人而異）

資料來源詳列於：布蘭達・戴維斯與薇珊托・梅麗娜的《全植物飲食・營養全書》（漫遊者文化，2020）。

這些食物很容易消化，會快速通過胃部，減少感到不適的機會。

在早晨醒來時吃幾片薄脆餅乾，似乎對一些女性會有幫助。吃薑味餅乾或者喝點薑茶也可能會有幫助。有時候，噁心實際上是由於飢餓所引起的，因此要經常進食，靠著小份量的正餐和頻繁的點心來避免空腹。塗抹鷹嘴豆泥醬的薄脆餅乾是營養的組合，還有扁豆湯或豆子湯搭配吐司也是。如果你覺得很不舒服，不想吃固體食物，可以喝些果汁、水、豆漿或味噌湯。如果你已經有 24 小時無法進食，也無法飲用足量的液體，就應該聯絡你的醫生。

雖然蛋白質的建議攝取量在第一孕期並沒有增加[2]，但請確保你會著重富含蛋白質與鐵質的食物，來幫助身體建構必須額外製造出來的血液。此外，把重點放在高蛋白質的豆科植物（豆類、豌豆和扁豆），可以減少妊娠糖尿病的風險，而且其中的膳食纖維也有助於防止便祕。（請參見 P.52 的「我們需要多少蛋白質？」來了解根據體重所需的蛋白質相關資訊。）

第二與第三孕期

到了懷孕的第四個月，你會需要更多的熱量。在這段期間的平均體重增加值，大約是每週 0.45 kg。（參見表 11-2。）如果你體重過輕，所增加的體重可能會比這個值要多一點點；而如果你過重的話，則可能會少一點點。平均而言，在第二孕期中，你每天會需要額外攝取大約 340 大卡，第三孕期則是每天 452 大卡。[3]（不同熱量等級的食譜，請參見第 14 章；而關於各種食物的熱量數值，請參見 P.58 的表 3-3。）

---

2 審訂注：台灣衛福部「國人膳食營養素參考攝取量」第八版（民國 109 年）：關於懷孕中婦女之蛋白質建議攝取量，第一至第三孕期的蛋白質攝取每日建議皆增加 10 g，哺乳期增加 15 g。

3 審訂注：台灣衛福部「國人膳食營養素參考攝取量」第八版（民國 109 年）：關於第二孕期的每日熱量攝取建議增加 300 大卡，第三孕期增加 300 大卡，哺乳期增加 500 大卡。

在這個重要階段，選擇營養豐富的食物非常關鍵。

◈ 孕期所需的特定營養素

在以下的章節裡，我們將檢視一些懷孕期間最需要注意的營養素，也會討論應避免的物質，並提供一些建議的菜單。然後，我們會把重點轉移到哺乳期的營養需求上，並探討類似的細節。

蛋白質

從懷孕的第四個月開始，你每天的建議蛋白質攝取量會增加 25 g。[4] 如果你懷的是雙胞胎，則需要雙倍的份量。表 11-3 顯示了能提供 15 g 蛋白質的各種食物，個別的份量列在最左欄裡。（其中一些份量很大，不過你的食量可能也會增加。）在每餐與大多數的點心裡，至少應該包含一種富含蛋白質的食物，是很合理的做法，特別是這些食物通常也提供了鐵、鋅、葉酸和膽鹼。

儘管生食純素飲食對成人而言既健康又能瘦身，但我們不建議孕婦或兒童採取100% 的生食飲食。在 P.225 的表 11-3 上，看看為了獲得 15 g 蛋白質所需要的生豌豆莢數量有多麼驚人！建議你不妨用一些煮熟的豆科植物來取代吧。（關於食物及其蛋白質含量更詳細的列表，請參見 P.58 的表 3-3。你也可以在 P.212 的表 10-3 中看到能增加蛋白質攝取量的替代品。）

鐵

不論採取的飲食方式是純素食、素食或葷食，缺鐵是女性都可能會面臨的問題。許多人無法達到建議攝取量，尤其是在懷孕期間；在孕期中，人體的血液供應會增加40 ～ 50%，以將氧氣輸送給胎兒與其周圍組織。鐵質支持了神經系統的發育，也是胎兒建立鐵儲備所必需的，特別是在第三孕期。在孕期間充足的鐵攝取量，能夠減少早產的可能性，也與較重的出生體重有關。

在懷孕期間，女性會需要更多的鐵，特別是在第二孕期，自然天性會插上一腳，大量增加從植物性食物吸收鐵的效率。還有，一般每個月在月經時所流失的鐵，在懷孕期間很明顯地不會發生，因此有更多的鐵能提供給媽媽和寶寶使用。

---

4 審訂注：台灣衛福部「國人膳食營養素參考攝取量」第 8 版（民國 109 年）：第一至第三孕期的蛋白質攝取每日建議皆增加 10 g，哺乳期增加 15 g。

表 11-3 每份可提供 15 g 蛋白質的食物

食物與份量	熱量 (kcal)	鐵 (mg)	鋅 (mg)	葉酸 (μg)
豆科植物				
煮熟的黑豆，1 杯（250 ml）	230	3.6	1.9	256
煮熟的鷹嘴豆，1 杯（250 ml）	270	4.7	2.5	282
煮熟的毛豆，1 杯（250 ml）	165	3.2	2.0	454
煮熟的扁豆，將近 1 杯（220 ml）	201	5.8	2.2	314
花生醬，1/4 杯（60 ml）	379	1.2	1.9	47
生的花生，1/2 杯（125 ml）	427	1.6	2.4	106
生的荷蘭豆或帶莢豌豆，5.5 杯（1.4 公升）	226	11.2	1.5	226
弄碎的天貝，1/2 杯（125 ml）	160	2.2	1.0	20
切小塊的傳統豆腐，6 大匙（100 g）	140	2.6	1.5	27
豆類（或堅果）與穀類的組合				
塗有花生醬或杏仁醬 2 大匙（30 ml）的全麥麵包，2 片（60 g）	330	2.0	2.0	37–52
豆漿 1 杯（250 ml），搭配燕麥片 2 杯（500 ml）	320	4.0	2.2	77
素食漢堡肉搭配漢堡包（檢查營養成分標示）	208	1.4	1.4	100
穀類				
全麥麵包，4 片（120 g）	277	2.7	2.0	56
煮熟的營養強化義大利麵，1 又 3/4 杯（435 ml）	387	3.1	1.2	179
煮熟的全麥義大利麵，2 杯（500 ml）	347	3.0	2.3	14
煮熟的藜麥，2 杯（500 ml）	444	5.5	4.0	155
煮熟的糙米，3 杯（750 ml）	649	2.5	3.7	23
堅果與種子				
杏仁，1/2 杯（125 ml）	411	2.7	2.2	36
榛果，3/4 杯（185 ml）	636	4.8	2.5	114
南瓜籽，6 大匙（90 ml）	361	4.3	3.8	28
葵花籽，1/2 杯（125 ml）	410	3.7	3.5	159

資料來源：美國農業部農業研究局，《美國農業部國家營養成分標準參考資料庫》，第 25 版（2012），以及基於流行的純素烘焙食譜所估計而來。

孕婦對於鐵的每日建議攝取量是 27 mg。[5] 由於一些植物性食物含有降低鐵質吸收的物質（例如植酸鹽化合物），因此會建議素食的孕婦攝取非素食者 1.8 倍的鐵量：也就是說，素食者的每日建議攝取量要達到 49 mg 才行。然而對於純素食者的

---

5 審訂注：台灣衛福部「國人膳食營養素參考攝取量」第 8 版（民國 109 年）：第一、第二孕期懷孕婦女鐵的每日建議攝取量為 15 mg，第三孕期為 45 mg。

建議量是否需要到這麼高，也有一些質疑，因為他們的飲食中已經有很高的維生素C含量，會大幅增加鐵質的吸收。在任何情況下，純素飲食往往都有很高的含鐵量，研究一再顯示，純素食者比非素食者攝取了更多的鐵。

　　醫生通常會開給孕婦 30 mg 鐵質補充劑的處方。最理想的作法是，以採取富含鐵質的飲食型態為主軸，並搭配鐵質補充劑。大劑量補充鐵質可能會有毒，因此請不要服用超過醫療人員所建議的劑量。

有效滿足鐵質需求的建議

- 食用富含鐵的食物，例如豆類、黑糖蜜、果乾、綠色葉菜、扁豆、種子、大豆製品、全穀類，以及強化穀類產品。
- 在食用富含鐵的食物時，同時食用豐富維生素 C 的食物，例如甜椒、柑橘類水果和番茄，以增加鐵的吸收。
- 服用含鐵的產前補充劑，或者每日 30 mg 的鐵質補充劑。較好的作法是，在餐與餐之間服用補充劑，並搭配柳橙汁。
- 避免飲用咖啡和各種茶（包含紅茶、綠茶，甚至一些花草茶，例如洋甘菊茶和薄荷茶）；這些飲料會降低鐵的吸收。

鋅

鋅是細胞分化所需的成分；在這個過程中，細胞會產生改變，來執行體內特定的功能。這種礦物質也參與了細胞複製，而這個過程是發育的基礎。在懷孕期間，鋅的攝取量不足可能會導致早產、出生體重過低、產程延長以及其他問題。孕期每日的鋅建議攝取量，會從懷孕前的 8 mg 增加到 11 mg，而懷孕的青少女則為 12 mg。[6]幸好，身體在孕期也會增加鋅的吸收。

　　很多具有高蛋白質與鐵含量的食物（例如豆類）也都富含鋅。其他的優質來源，包括了蘆筍、腰果、玉米、菇類、花生、豌豆、藜麥、種子、中東芝麻醬、豆腐，以及強化穀麥片和植物肉。

鈣

雖然胎兒需要鈣質來建構骨骼，但女性對於鈣的建議攝取量，在 19 ～ 50 歲之間都是 1,000 mg，不會因為懷孕或哺乳而增加。如同鐵與鋅一樣，身體在懷孕期間對鈣的吸收會更有效率。然而，請注意大多數的純素食者都沒有達到建議值，因此要留

6　審訂注：台灣衛福部「國人膳食營養素參考攝取量」第 8 版（民國 109 年）：關於鋅之每日建議攝取量，
　　19 歲以上成人女性為 12 mg，懷孕期 15 mg，哺乳期 15 mg。

意你的鈣攝取量。如果你的攝取量不足，身體將會挪用骨質中的鈣，來彌補不足的部分。

許多植物性食物都是鈣質的絕佳來源，包括了杏仁、黑糖蜜、青江菜、綠花椰菜、大白菜、寬葉羽衣甘藍、無花果、羽衣甘藍、秋葵和（以鈣凝固的）傳統豆腐。你也應該要在飲食中包含鈣質強化的食品，例如柳橙汁、非乳製飲品和穀麥片，來幫助你達到每日所需的量。

碘

碘是甲狀腺激素的必要成分。微量的碘是嬰兒大腦與中樞神經系統正常發育所需要的，以避免引發呆小症的悲劇。呆小症是種可預防的腦損傷形式，會發生在母親懷孕時缺乏碘的嬰兒身上。

並非所有的產前補充劑都含有碘，因此請確保你使用的含有碘。每日建議攝取量為 220 µg。[7] 大多數的碘補充劑都只含有 150 µg。然而，如果你在每天的飲食中加入 1/4 小匙（約 1 ml）加碘鹽，就會添加 70 µg 的碘，並且在達到建議攝取量的同時，也能避免攝取過多的鈉。

一些純素食者傾向於使用海藻類作為碘的來源，但這並不理想，因為每一個批次的碘含量可能會有很大的差異。如果包裝上有標示，請檢查標示以了解是否有列出碘的含量（許多產品都沒有）。碘的滴劑也是種可能的選擇，每滴能夠提供定量的碘。請注意每日的碘攝取量是有上限的，青少年為 900 µg，而成人則為 1,100 µg（不論懷孕與否）。[8]

維生素 D

不論懷孕與否，女性的維生素 D 每日建議攝取量都是 15 µg（600 IU）。[9] 這種維生素具有許多作用，其中也包括了幫助鈣的吸收。在懷孕期間，維生素 D 不足可能會增加子癲前症的風險。一些專家建議，所有孕婦及哺乳的媽媽，在冬季月分都應該要每天服用 50 µg（2,000 IU）的維生素 D，以維持足夠的維生素 D 濃度。

---

7 審訂注：台灣衛福部「國人膳食營養素參考攝取量」第八版（民國 109 年）：關於懷孕婦女之碘建議攝取量，孕期第一至三期為每日 225 µg。

8 審訂注：台灣衛福部「國人膳食營養素參考攝取量」第八版（民國 109 年）：關於碘之每日上限攝取量，13 ～ 15 歲為 800 µg，16 歲以上無論懷孕與否均為 1000 µg。

9 審訂注：台灣衛福部「國人膳食營養素參考攝取量」第八版（民國 109 年）：關於維生素 D 之每日建議攝取量，0 ～ 50 歲為 10 µg（400 IU），51 歲以上為 15 µg（600 IU）。

維生素 B₁₂

孕婦必須獲得足夠的維生素 B_{12}，不論來源是飲食還是補充劑。如果沒有足夠的維生素 B_{12}，寶寶患有神經管缺陷、腦損傷、早產、癲癇的風險就會增加，甚至導致死亡。此外，如果媽媽本身的維生素 B_{12} 濃度很低，母奶中的維生素 B_{12} 濃度也會很低，因此寶寶就無法獲得足夠的量。

除了造成寶寶與整個家庭的悲劇之外，這樣的結果也會讓純素飲食被汙名化；不過，純素飲食早就已經背負了許多不白之冤。基於這類的悲劇，一些醫療協會已經站在反對純素飲食的立場。重要的是，要了解你的 B_{12} 需求，以及如何達到這樣的需求，並將這些概念傳播給其他女性知道。簡言之，**所有的孕婦**都應該至少要採取以下的其中一種做法：

- 每日服用含有至少 25 μg 維生素 B_{12} 的補充劑。
- 一週服用 2 ～ 3 次含有 1,000 μg 的維生素 B_{12}。
- 每天食用 3 份 B_{12} 強化食品——例如早餐穀麥片、植物肉，或者紅星營養酵母〔素食者支持配方〕。每份應該提供至少 1.5 μg 的維生素 B_{12}，或者至少 25% 的每日營養素參考值百分比（DV）。如果大部分的維生素 B_{12} 來源是仰賴強化食品，請考慮每週用 1 次 1,000 μg 的補充劑。

葉酸

葉酸對於建構胎兒的遺傳物質（DNA）以及其他方面的發育都非常重要，也是發展神經管所必需（神經管會發育成大腦與脊髓）。純素食者很可能會獲得足夠的葉酸，因為他們食用了大量的豆類、綠色蔬菜和柳橙。然而，對於孕婦的葉酸建議攝取量可能會很複雜。孕婦每天應該攝取 600 μg 的葉酸。食物中的天然葉酸能充分被人體利用。純素食的孕婦每天可以從 1 杯（250 ml）柳橙汁、3 杯（750 ml）蘿蔓萵苣、1 杯（250 ml）煮熟的藜麥和 1 杯（250 ml）黑豆中，獲得一天所需的葉酸。

人工合成的葉酸稱為合成葉酸，用於補充劑和強化食品（例如麵包、義大利麵、米、麵粉、穀麥片，以及其他營養強化的穀類產品）中。人體會將合成葉酸轉化成天然葉酸，但並沒有可靠的方法可以判斷出人體藉此獲得了多少葉酸。儘管從食物獲取大量的天然葉酸安全無虞，但初步的證據顯示，合成葉酸的高攝取量與一些癌症有關。因此，明智的作法，就是將每天攝取的合成葉酸限制在 600 μg 以下；而在懷孕初期，葉酸補充劑的好處會遠大於可能的風險。飲食包含大量富含葉酸的植物性食物，能夠輕易滿足建議攝取量，不過仍然建議服用補充劑，尤其是當你處於食慾不佳的情況下。

Omega-3 脂肪酸

Omega-3 必需脂肪酸是懷孕前、懷孕中及懷孕後都需要的關鍵營養素。長鏈的 ome-ga-3 脂肪酸：二十二碳六烯酸（DHA）和二十碳五烯酸（EPA），是嬰兒的視網膜、大腦與中樞神經系統發育的關鍵建構成分。我們都有能力將 α-次亞麻油酸（ALA）轉換成 EPA 和 DHA，但孕婦的身體在這方面更發展出超凡的能力。即使如此，由於純素食者的 DHA 和 EPA 濃度比非素食者更低，她們的母奶也是如此，因此許多專家建議，懷孕及哺乳中的純素食者應該要服用 DHA 和 EPA 的補充劑。請將 ome-ga-6：omega-3 脂肪酸的比例，設定在 2：1 ～ 4：1 之間。（更多關於 omega-3 與 omega-6 脂肪酸的資訊，詳見 P.70。）

在孕期與哺乳期間，攝取足夠的 α-次亞麻油酸非常必要，因為身體可以將 α-次亞麻油酸轉換成 EPA 和 DHA。α-次亞麻油酸的優質來源有奇亞籽、火麻籽、核桃、磨碎的亞麻仁籽，以及這些食物所製成的油品。

某些飲食習慣會影響 α-次亞麻油酸轉換成 DHA 的能力。當我們限制反式脂肪酸和含有高 omega-6 脂肪酸的油品（玉米油、棉籽油、紅花油、芝麻油和葵花油），還有當我們在飲食中排除這些油品與脂肪所製成的加工與油炸食品時，身體製造 DHA 的效率會最好。含有反式脂肪酸的食物會抑制 DHA 的產生，包括了一些人造奶油、薄脆餅乾、甜餅乾、糕點，以及任何在標示上列有「部分氫化植物油」的食品。

如果媽媽在飲食中包含純素的 DHA 直接來源，像是以微藻類為基底的 DHA 補充劑，或者由藻類萃取 DHA 所強化的食物和油品，嬰兒可能會獲得一些健康上的好處。含有少量 EPA 的 DHA 補充劑也是很適合的來源。如果有食用的話，請每天服用 200 ～ 300 mg。

◈ 孕期應避免的有害成分

酒精對於發育中的腦細胞有毒，因此在整個懷孕期間都應該避免。酒精會從血液中直接流入胎盤，而嬰兒的肝臟還沒有成熟到可以處理這種物質。如果在懷孕初期（也就是在你知道自己進入這場偉大的旅程之前）喝了幾杯酒，倒不用因此感到壓力；不過在知道自己懷孕後，就不要再飲用酒精了。同樣道理也適用於香菸和大麻。

目前尚不確定多少份量的咖啡因才算安全，但通常認為少量（每天最多 200 mg）是安全的。請注意，1 杯（250 ml）咖啡含有 100 ～ 200 mg 的咖啡因，1 杯（250 ml）茶含有 40 ～ 75 mg，360 ml 的可樂含有 40 ～ 60 mg，而 30 g 的黑巧克力則含有 15 mg。

胎盤可以過濾一定大小的毒素，但無法完全保護胎兒，因此你必須盡到責任，一開始就不要讓有毒物質進入體內。這些毒素也包括了農藥，因此請務必儘量選擇有機食物。

◇ 持續運動

在孕期持續活動有許多好處。運動會讓你感覺比較舒服，也能幫助你維持健康與身材（即使是大肚子的狀態），還能強化肌肉來幫助順利生產。雖然你不應該滑雪、潛水、溜冰、練習體操、騎馬或進行有跌倒風險的運動，但還有很多其他可以做的活動。游泳、水中有氧、孕婦瑜伽或者散步，都是很好的選擇。如果你在懷孕前就有慢跑或騎自行車的習慣，在懷孕後繼續進行大概也不成問題。以每天至少運動30分鐘為目標。不過，如果你沒有運動習慣、有所擔憂，或者具有妊娠高風險的話，請向你的醫生諮詢。

◇ 理想的孕期純素菜單

讓我們一起來看看，要如何將先前討論過的所有營養素，合併成一份對於你和寶寶而言都很理想的純素飲食。每天試著吃至少3份穀類、3份豆科植物、5份蔬菜、4份水果和1份堅果或種子。請確保這些食物中，有6份都是高鈣。

以下的菜單範例包含了這些建議，也在每份餐點和點心裡都提供了富含蛋白質的食物，而且沒有熱量浪費在糖或其他無法為你與寶寶提供營養的精製食品上。蔬菜、水果和豆類提供了鉀、膽鹼和葉酸。高膳食纖維攝取量有助於預防便祕，而喝大量的水和運動也會有所幫助。豆類、鷹嘴豆泥醬、大豆製品、穀麥片，以及堅果或種子都提供了鋅和鐵，不過其中所含的鐵還是不及孕期的建議攝取量那麼多。因此，我們建議服用產前補充劑，來提供維生素 B12 和額外的維生素 D、碘和鐵。

正如菜單下方所列出的變化，你可以用不同的食物來替換，同時仍可確保滿足自己的營養需求。請注意，這份計畫沒有為非酒精性飲料、甜食、洋芋片和油膩的點心留下餘裕，因此當你想要放縱一下，請選擇一些以全食物為主的品項，例如用冷凍水果自製的冰淇淋，或者用全穀類麵粉、堅果和果乾做成的餅乾和能量棒。

在你檢視菜單之前，我們想為大豆製品澄清一下，因為大豆製品似乎很容易引發謠言。在某種程度上，這可以追溯到競爭性產業所散布的訊息，而非真實的研究結果。在一些案例中，研究顯示大豆有負面影響，是以鳥類為研究對象。有一份報告，則是關於2個人不太明智地在幾個月內，每天大量食用 12 ～ 14 份大豆製品的

結果。也就是說，如果你有甲狀腺問題及低碘狀態，那麼在你攝取足夠的碘並且解決甲狀腺問題之前，就不該食用大豆。在問題解決之後，大豆應該就不再是問題了。一般而言，在孕期與哺乳期間，每天吃 1 ～ 3 份大豆製品應該不成問題。

孕期菜單範例

早餐

1 杯（250 ml）穀麥片搭配 1/2 杯（125 ml）藍莓或其他水果，以及 1 杯（250 ml）營養強化豆漿
1 片全麥吐司塗上 2 大匙（30 ml）杏仁醬或種子醬
1 杯（250 ml）鮮榨柳橙汁或水果

點心

1/2 杯（125ml）胡蘿蔔條搭配 1/4 杯（60 ml）鷹嘴豆泥醬

午餐

以 1/2 杯（125 ml）調味豆腐加上萵苣與 2 片全穀類麵包做成的三明治
2 杯（500 ml）拌勻的沙拉，搭配 1/2 顆酪梨與 2 大匙（30 ml）液態黃金醬汁（P.117）

點心

2 顆無花果或 1 片其他新鮮水果
2 大匙（30 ml）堅果、花生或種子
1 杯（250 ml）營養強化豆漿

晚餐

1 杯（250 ml）豆類搭配 1/2 杯（125 ml）糙米飯
1/2 ～ 1 杯（125 ～ 250 ml）煮熟的羽衣甘藍佐檸檬汁
1 杯（250 ml）番茄片

營養分析：熱量：2,135 kcal（大卡）／蛋白質：97 g（佔熱量的 18%）／脂肪：85 g（佔熱量的34%）／碳水化合物：271 g（佔熱量的48%）／膳食纖維：60 g／鈣：1,400 ～ 2,109 mg（攝取量取決於所選擇的豆腐、堅果與水果）／鐵：22 mg／鎂：791 mg／磷：1,817 mg／鉀：4,938 mg／硒：94 μg／鈉：1,451 mg／鋅：15 mg／維生素 B_1：3.2 mg／維生素 B_2：3.4 mg／菸鹼酸：23 mg／維生素 B_6：2.8 mg／葉酸：911 μg／泛酸（維生素 B_5）：6.1 mg／維生素 B_{12}：5.1 μg／維生素 A：1,928 μg RE／維生素 C：234 mg／維生素 D：5.6 μg／維生素 E：18 mg／維生素 K：497 μg／omega-6 脂肪酸：21 g／omega-3 脂肪酸：6.8 g。

菜單的變化

- 用類似的品項取代，例如選用不同類型的水果、蔬菜或豆類。
- 在不使用大豆的情況下，如果要採用同樣高蛋白的食譜，請使用其他營養強化植物奶，並將點心中的鷹嘴豆泥醬增加到 2/3 杯（185 ml），然後用 1 杯（250 ml）扁豆來取代豆腐。
- 想要 omega-3 的替代來源，可以把液態黃金醬汁換成 2 大匙（30 ml）磨碎的亞麻仁籽、2 小匙（10 ml）的亞麻仁籽油，或者一大把核桃。

◇ 為製乳機增添燃料

出於多種原因，哺餵母奶是對寶寶和媽媽最好的選擇。但如果無法親自哺乳，市售以大豆為基底的嬰兒配方奶也是健康安全的替代品。

　　大自然在造物時，在人類母奶上的表現非常出色。母奶所含的蛋白質、脂肪與碳水化合物，達成了最完美的平衡狀態，讓寶寶很容易消化。母奶中蛋白質和鈉的比例，對於寶寶的腎臟非常理想。母奶提供了充足的維生素、礦物質和保護性化合物，而其中的 DHA 是建構大腦與眼睛組織的成分。母奶也含有許多保護性物質，有助於寶寶的胃腸道系統成熟，並能預防胃腸道疾病。

　　母奶寶寶比較不容易感冒，也較不容易罹患耳道感染、胃部不適、過敏和氣喘。不論是兒童或成人，過重的情況會比較少，而且在校表現也比較出色。他們罹患兒童白血病、糖尿病和心臟病的風險也比較小。此外，母親的身體會隨著寶寶的成長自動調整母奶成分，好滿足嬰兒從出生到學步之間的營養需求。

　　美國兒科學會與世界衛生組織建議，在出生後頭 6 個月內，應該要進行全母奶餵養，之後再引介固體食物。如果可能的話，應該要繼續哺乳至少 6 個月，並根據媽媽與寶寶的需要延長哺乳時間。自然的離乳時間在 2 ～ 4 歲之間。到了 4 歲，分解乳糖的乳糖酶會自動減少。不過，即使是短時間的母奶餵養也是有好處的，因此，請在實際的考量下盡力而為。素食與純素食的媽媽會比非素食者更傾向於給寶寶哺乳，這是個相當好的趨勢。

　　而說到對於媽媽的好處，哺乳的媽媽產後減重更快，尤其是持續哺乳至少 6 個月的情況下。哺乳也能降低日後罹患糖尿病、乳癌與卵巢癌的風險。哺乳很方便，你不需要加熱奶瓶，外出時也不需要帶一大堆瓶瓶罐罐，還給了媽媽與寶寶一對一的親密相處時間，這通常提供了一些最甜蜜的育兒時刻。

　　純素食與素食的媽媽藉由哺乳，還能提供寶寶一項更大的好處：她們的母奶比非素食媽媽具有更少的毒素。遺憾的是，母奶中通常會發現潛在的有毒環境汙染物

質；這些物質的含量如果放在一般嬰兒食品中，是無法上市銷售的。不過素食媽媽的母奶含有的毒素濃度，通常都只有一小部分。有鑑於此，可以想見**有機純素飲食**的好處。

哺乳的媽媽需要大量的熱量、蛋白質及其他營養素。在哺乳的頭 6 個月裡，你每天會需要 330 ～ 500 大卡額外的熱量。（當然，如果你有多個寶寶，像是雙胞胎，就會需要更多。）如果你需要減去一些孕期增加的體重，可以謹守每天只額外攝取大約 330 大卡的熱量。如果你已經回復到期望的體重，則可以每天額外攝取約 400 大卡的熱量。當然，你要吃多少，也取決於寶寶的胃口。如果寶寶食欲旺盛，你可能會需要更多熱量。在寶寶開始吃固體食物後，你需要的熱量就會比較少了。跟懷孕的時候一樣，少量多餐是確保你獲得足夠熱量的好方法。

在哺乳期間，你可以繼續使用 P.231 同樣的孕期菜單範例，然後額外增加一點酪梨、堅果醬或其他維生素 E 的來源，並確保你滿足所有基本營養素的需求，除了兩種營養素是例外。你會需要獲得更多的泛酸與維生素 A，因此以下我們會先討論這兩種營養素。

泛酸

泛酸是建構必要細胞成分、神經傳導物質以及產生能量所必需。在哺乳期間，你會需要更多，不過良好的純素飲食就能提供足夠的量。全穀類是這種維生素的優質來源；而在精製穀物中則會被去除。如果你把菜單中剩下另外半顆的酪梨吃掉、添加 3/4 杯（185 ml）地瓜或菇類，或者食用 2 杯（500 ml）煮熟的燕麥粥配上 1 根大型香蕉當早餐，就能獲得每天額外所需的泛酸。泛酸的其他優質來源，還包括了綠花椰菜、豆科植物、菇類、營養酵母、堅果與種子（例如葵花籽）。

維生素 A

維生素 A 能讓細胞執行特定的任務，且具有多元的效果。骨骼與牙齒的生長、生殖以及激素的建構與調節，都需要維生素 A。純素食者會從橘色、黃色、紅色與綠色蔬果中的類胡蘿蔔素獲取維生素 A。P.231 的孕期菜單範例，從胡蘿蔔、羽衣甘藍、萵苣、番茄和營養強化豆漿中，提供了足以滿足需求的維生素 A。類胡蘿蔔素也存在於杏桃、綠花椰菜、哈密瓜、綠色葉菜、芒果、油桃、木瓜、甜椒、柿子、大蕉、加州蜜棗、南瓜、地瓜、蕪菁和海藻類中。關於其他來源，詳見表 6-2（P.135）。

維生素 B$_{12}$

寶寶需要維生素 B$_{12}$，來促進大腦、神經與血球的正常發育。缺乏這種營養素，寶

寶的大腦就無法正常發育，會造成神經系統的問題。即使媽媽沒有出現維生素 B₁₂ 缺乏的症狀，這種情況也可能會發生，因此哺乳的媽媽獲取足夠的維生素 B₁₂ 非常重要。母奶的 B₁₂ 來源不包含媽媽體內的儲備，因此哺乳的媽媽必須食用維生素 B₁₂ 強化的食品，或者每天服用 B₁₂ 補充劑，也可以每週服用 2 次較大劑量的補充劑（請參見 P.228）。補充劑是比營養強化食品更好的選擇，因為其中的含量受到更嚴格的標準化。

蛋白質

哺乳的媽媽需要獲得跟第二與第三孕期一樣多的蛋白質。[10] 豆科植物、全穀類和蔬菜都提供了大量的蛋白質，以及鐵、鋅、鈣、其他礦物質與許多維生素 B 群。

鐵

女性在哺乳期所需要的鐵質比孕期要少，因為身體不再需要為懷孕增加血液供應，月經也還沒有恢復。母奶提供了充足的鐵，其形式對寶寶來說非常容易吸收。對於純素食與素食哺乳媽媽的鐵建議攝取量是每天 9 mg。[11] 小兒科醫生建議，足月的母奶寶寶從 4 個月開始，應該要接受鐵滴劑。

鋅

在哺乳期間，媽媽每天會需要 12 mg 的鋅，比孕期的 11 mg 稍微多一點。[12] 一些鋅的最佳來源，包括了種子（尤其是南瓜籽、葵花籽和中東芝麻醬）、堅果（尤其是腰果）、各種豆類、豌豆、扁豆、花生、大豆製品、全穀類（包含大麥、糙米、燕麥、全麥製品和小麥胚芽），加上蘆筍、玉米、菇類、菠菜和黑巧克力。一些早餐穀麥片、植物奶、植物肉和能量棒也都有用鋅強化。

鈣

在孕期與哺乳期間，媽媽所需要的鈣是一樣的，都是每日 1,000 mg。在哺乳期間，身體會歷經一些變化，增加鈣的吸收。母體可能也會把一部分儲備在自己骨骼中的

---

10 審訂注：台灣衛福部「國人膳食營養素參考攝取量」第 8 版（民國 109 年）：關於懷孕女性的蛋白質建議攝取量，在第一至第三孕期每日皆增加 10 g，哺乳期增加 15 g。

11 審訂注：台灣衛福部「國人膳食營養素參考攝取量」第 8 版（民國 109 年）：日常國人膳食中之鐵質攝取量，不足以彌補婦女懷孕、分娩失血及泌乳時之損失，建議自第三孕期至分娩後 2 個月內，每日另以鐵鹽供給 30 mg 之鐵質。

12 審訂注：台灣衛福部「國人膳食營養素參考攝取量」第 8 版（民國 109 年）：關於鋅的每日建議攝取量，第一、二、三孕期與哺乳期婦女皆為 15 mg。

鈣，提取到母奶中。攝取更多的鈣質似乎並不能阻止這種情況，但幸好研究顯示，在離乳之後，媽媽的骨骼鈣質成分就會恢復了。

維生素 D

母奶中的維生素 D 含量通常都很低，而且濃度會根據媽媽曬太陽的程度、飲食攝取和是否服用維生素 D 補充劑而有所差異。美國兒科學會建議，所有的嬰幼兒包括青少年，都應該在出生後不久，就開始每天服用至少 10 μg（400 IU）的維生素 D。

Omega-3 脂肪酸

在本章稍早關於 omega-3 的章節（P.208）中，討論了增進身體 DHA 儲備的方法。然而，增加母奶中 DHA 最可靠的方法，就是服用 DHA 補充劑。雖然這些補充劑通常是用魚油製成，但還是有由富含 DHA 微藻類（魚類獲得 DHA 的同樣來源）所製成的純素 DHA 補充劑。補充劑並非絕對必要，但每天服用 200 ～ 300 mg 的 DHA，有助於提升你的 DHA 狀態。另一種選擇，則是食用 DHA 強化的食品和油品。此外，由於這種必需脂肪對於第三孕期相當重要，所以早產兒應該要接受 DHA 補充劑，因為他們還無法自行合成 DHA。早產兒的配方奶中就含有 DHA。

液體

如果你的身體要製造母奶，你就必須飲用大量的液體。你會常常感到口渴，因此應該整天都把水、果汁、豆漿或果昔放在手邊。請確保在哺乳用的舒適座椅旁邊擺放一些飲料，這樣在餵奶時你就可以隨時喝一點。

◇ 用配方奶餵養寶寶

可能有一些充分的理由，讓你必須用嬰兒配方奶作為寶寶主要或偶爾的營養來源。美國兒科學會建議，在寶寶出生的第 1 年內，唯一可以接受的母奶替代品，只有鐵質強化的嬰兒配方奶，因為這種配方奶有助於預防缺鐵性貧血的形成。

　　早產兒由於鐵的儲備量很低，因此缺鐵的風險最高。足月嬰兒的鐵儲備量通常足以支持頭 6 個月的需要，之後就應該引介固體食物。配方奶比母奶含有更高濃度的鐵，不過母奶中的鐵更容易被吸收。嬰兒配方奶還提供了充足的維生素 D 與維生素 B$_{12}$，但缺乏母奶中所含有的許多免疫保護性化合物。

　　標準的配方奶是以牛奶或豆漿為基底，並且經過營養強化，盡可能提供類似於母奶的營養成分。如果你想要避免動物性產品，可以使用大豆配方奶。（不過，大

在懷孕及哺乳期間，良好的營養對於寶寶是否能展開健康的一生，是非常重要的，但限於篇幅，我們無法更詳細地討論這個重要主題。以下是能夠提供更多細節的一些資源：

- 《純素食孕婦百科全書》（*The Everything Vegan Pregnancy Book*），芮德·孟格斯著（亞當斯媒體〔Adams Media〕，2011）。書名已說明了一切。
- 《純素煮義》，薇珊托·梅麗娜與約瑟夫·佛瑞斯特合著（圖書出版公司，2012）。美味的高蛋白質食譜，並附有營養分析，內容完善。
- 《養育素食的孩子》（*Raising Vegetarian Children*），喬·史迪潘尼亞克與薇珊托·梅麗娜合著（麥格勞一希爾教育集團〔Mgraw-Hill〕，2003）。一本完全純素的書，內容充滿實用的祕訣、食譜和菜單。
- 在 vrg.org/nutrition/veganpregnancy.htm 網站上的「懷孕與純素飲食」（Pregnancy and the Vegan Diet）。由素食者資源組織所提供的網路資源。
- 在 vegetariannutrition.net/docs/Pregnancy-Vegetarian-Nutrition.pdf 的「孕期的素食」（Vegetarian Diets in Pregnancy）。由美國營養與飲食學會所提供的網路資源。

關於本書更詳盡的版本、完整的參考資料及對於健康專業人士的資訊，請參見布蘭達·戴維斯與薇珊托·梅麗娜所合著的《全植物飲食·營養全書》（漫遊者文化，2020）。

豆配方奶並不適合早產兒或罹患先天性甲狀腺疾病的嬰兒。更多關於這方面的資訊，詳見 veganhealth.org/articles/soy_wth 網頁中〈大豆：哪裡有害？〉（Soy: What's the Harm?）的「嬰兒配方奶」（Infant Formula）一節。）

在北美，有好幾種市售嬰兒配方奶很接近純素食。在本書付印之際，這些配方奶中唯一非純素的成分，是從羊毛中的綿羊油所提煉出的維生素 D_3。如果有足夠數量的消費者要求的話，更多公司就可能採用維生素 D_2 或地衣萃取的維生素 D_3，來生產完全純素食的配方奶。

請注意，大多數純素食嬰兒營養不良的情況，都可以追溯到營養嚴重不足的自製嬰兒「配方奶」。因此千萬不要用自製配方奶來餵養嬰兒，也不要用一般的乳製品或植物奶來取代配方奶或母奶。使用一般的乳製品或植物奶，或者自製的配方奶，可能會導致兒童發育不良，甚至更嚴重的健康問題，**包括死亡**。寶寶需要一定份量的特定營養素。除了母奶與嬰兒配方奶之外的飲品，無法提供他們所有需要的營養素。在生命的頭 12 個月裡，唯一安全且營養充足的奶類，就是母奶與市售嬰兒配方奶。

◇ 食物過敏

如果在寶寶的家族中，有任何人具有過敏史，請向營養師、護理師、醫生或診所諮詢關於母奶之外食物的引介資訊。發展出過敏的潛在可能，是種遺傳特徵。不過，對於特定食物有反應的傾向，倒是跟遺傳無關。小兒科醫生和過敏專家能夠提供個人化的指導。

過早引介固體食物（尤其是在寶寶 3 個月大或更早的時候）已經被認為與食物過敏的發展有關；這就是專家建議要等到寶寶 4 ～ 6 個月大時，再開始食用固體食物的主要原因。在寶寶 6 個月大之前，避免餵食含有麩質的食物，或許能減少寶寶罹患乳糜瀉的風險。不過，研究發現，在 6 個月之後要提供寶寶含有麩質和小麥的食物，才能夠**減少**罹患乳糜瀉的風險。哺乳似乎在減少對麩質或潛在食物過敏原的反應上，扮演了保護性的角色。哺乳還可以支持免疫系統和腸道成熟，使它們得以更有效地發揮保護作用。

對於所有寶寶來說，尤其是那些具有家族過敏史的寶寶，明智的做法是一次引介一種食物，並等待至少 3 ～ 4 天，看看是否有任何反應，然後再引介另一種新食物。在個別成分都食用過而且沒有過敏反應之後，才能引介混合食物。食物過敏的跡象，可能會出現在皮膚（發紅或發癢，可能是濕疹或蕁麻疹）、呼吸道（鼻塞、喘鳴或流眼淚），或者胃腸道（持續的腸絞痛、經常性吐奶或者腹瀉）。在極端的情況下，寶寶的嘴唇、臉部、眼睛或耳朵可能會腫起來，而且可能會呼吸困難。這是醫療緊急狀況的信號，如果這類情況發生，請立刻帶寶寶去急診。

在過去，醫學界會建議父母延遲引介高過敏的食物，不過現在這樣的建議已經受到質疑。不必要的飲食限制可能會造成問題，導致完全沒有必要的營養短缺。請遵循醫生的建議。

然而，我們將分享關於較有可能引起過敏的食物資訊，如此一來，當你引介這些食物時，就會對這些潛在的問題有較高的警惕。這些食物包括了魚類、貝類、蛋、牛奶、花生、木本堅果、大豆、小麥、芝麻及亞硫酸鹽（例如存在於果乾中）。而通常被認為不太可能引起過敏反應的食物，則包括了蘋果（煮熟的）、杏桃、酪梨、香蕉、大麥、甜菜、藍莓、綠花椰菜、胡蘿蔔、白花椰菜、四季豆、羽衣甘藍、小米、燕麥、防風草根、桃子、西洋梨、李子、馬鈴薯、加州蜜棗、米、藜麥、南瓜、地瓜、木薯和山藥。

請注意，會對生的特定食物產生過敏反應的孩子，有時候煮熟了再吃就不會引起過敏。

成長中的兒童可以採用生食純素飲食嗎？

科學研究尚未證明，生食純素飲食對於成長中的兒童是否足夠。事實上，極度限制性及高纖的飲食（例如水果飲食），在熱量、蛋白質以及某些維生素與礦物質的含量上可能會過低，與嚴重營養不良甚至嬰兒的死亡有關。我們不建議嬰兒和兒童採用生食純素飲食；不過，在飲食中包含一些生食會很棒！

◈ 引介固體食物

在幾十年前，田納西州的「農場」也是另一項研究的重點；這次要探討的，是在當地出生及成長的 288 名純素食兒童成長與發育的情形。這些孩子食用營養的純素食物，包括了全脂的營養強化豆漿。研究人員發現，在「農場」出生的嬰兒具有正常的出生體重，而他們的成長跟主要以母奶餵養的兒童並無二致。他們的平均身高和體重都在正常範圍內，落在 25 ～ 75% 之間。因此如果善意的親友質疑用純素飲食養育孩子的安全性，你就能向他們表示這是有可靠的醫療科學根據。

大概在頭 6 個月之內，嬰兒通常只需要母奶或配方奶，但之後情況就開始改變了。寶寶的腸道會逐漸發展成熟，降低對食物過敏反應的可能性。

此外，寶寶在妊娠期間儲備的鐵供應量，也開始出現不足的狀況。在某些情況下，這種狀況最早會在 4 個月時就發生。到了 6 個月大時，哺乳的寶寶應該要接受副食品，來提供每天每公斤體重約 1 mg 的鐵。

如果富含鐵質的固體食物攝取不足，建議可以服用補充劑。在大多數情況下，配方奶餵養的寶寶不需要鐵補充劑，因為配方奶已經用鐵強化過了。通常會建議父母為母奶餵養的早產兒提供鐵補充劑；而對於配方奶餵養的早產兒，則是會建議提供富含鐵的特殊配方奶，因為這些寶寶具有很低的鐵儲備量。然而，不當補充鐵質可能會導致鐵質超過負荷，因此這些嬰兒應該要由醫生進行詳細的監督。

在適當的階段開始引介固體食物具有許多好處，其中也包括了幫助兒童避免在之後的人生中遭遇體重問題。舉例來說，哺餵配方奶長大的寶寶，如果在 4 個月大之前就被餵食固體食物，3 歲時體型肥胖的可能性會增為 6 倍。

當寶寶可以坐著，把頭抬高，將食物用舌頭從口腔前端移到後端時，就代表他們已經準備好接受固體食物了。另一個跡象，則是他們對家人所吃的食物表示出興趣。當寶寶到達這個階段，不要拖太久才引介固體食物。如果你錯過這段對新口味和新口感著迷的時間，孩子可能會變得很挑食。不過在 1 歲之前，請確保寶寶飲食的主要成分還是母奶或配方奶，有時甚至還會到 2 歲以上。

請從充分搗爛或打成泥的食物開始餵食。隨著寶寶的成長超越這個階段，確保他們獲得足夠的熱量是很重要的。請使用全脂大豆製品，例如豆腐與大豆優格。其他熱量與營養素密集的來源，還包括了酪梨、堅果與種子醬，以及豆類抹醬。在全穀類之外，你可能會希望也包含一些精製穀物產品（例如義大利麵）。

仰賴煮熟的食物，像是濃湯和燉菜，因為烹調通常會讓食物更好消化。假如你是使用健康的食材來製作，餅乾、瑪芬蛋糕、布丁和奶昔也可以是高營養的食物。

提升寶寶的鐵儲備量

由於寶寶的鐵儲備往往在 6 個月大時就開始不足，因此請務必在首次引介固體食物時，就加入富含鐵的選項。市售的鐵質強化嬰兒麥片，通常是引介固體食物時不錯的首選；2 大匙（30 ml）乾燥的鐵質強化燕麥片，就能提供一天所需的鐵質。時常變換所吃的穀類。煮爛、搗成泥的全穀類（像是燕麥、大麥或藜麥）都是優質的選擇，不過所提供的鐵比強化穀麥片要少。

在過去，很多人建議不要太早給嬰兒吃小麥。然而，近期的研究顯示，將小麥作為哺乳寶寶的初始食物，可能會降低他們罹患乳糜瀉的風險以及對小麥的敏感性。你可以把穀麥片或穀類跟一些母奶或配方奶混合在一起。

富含鐵的初始食物，包括了充分煮爛與搗碎的豆類（包含許多種類）、四季豆、豌豆、扁豆、豆腐、大豆優格，以及麥糊（cream of wheat）；每天提供 2 次這些食物給寶寶。羽衣甘藍、綠花椰菜、煮熟的蔬菜和水果，可以稍微多增加一點鐵質。把食物切成手指大小的條狀，讓寶寶容易拿取；要避免會造成窒息的大塊食物。黑棗汁是鐵的優質來源，而柑橘類水果或少量柑橘類果汁則會增加膳食中鐵的吸收。

拓展菜單

當寶寶 8 ～ 9 個月大時，會開始享受用手抓食物吃。試著給寶寶一小塊皮塔口袋餅或墨西哥薄餅、牙餅、不同形狀的義大利麵、無糖穀麥片、一小塊麵包或鬆餅、無鹽薄脆餅乾、蒸豆腐塊，以及軟質的水果（酪梨、香蕉、奇異果、芒果、甜瓜或木瓜等）。

到了 9 ～ 12 個月，大多數的寶寶都準備好跟全家人一起用餐，可以開始跟大家一起吃一樣的東西：什錦菜餚、燉菜、磨碎的胡蘿蔔和蘋果，以及植物肉。在每種新食物看起來都被接受後，就可以規律地加進餐點中。很快地，全家人就可以一起分享普羅旺斯燉菜（ratatouille）、炒菜料理、扁豆咖哩、墨西哥辣湯、義大利麵、純素披薩、燉飯、烤蔬菜等料理。只需要在給寶寶的部分去掉鹽和鹹的調味料，例如布拉格胺基酸醬油、溜醬油或醬油。

◇ 給寶寶的餐點

表 11-4 概述了適合 6 ～ 18 個月大寶寶的餐點計畫範例。寶寶在一天的餐點中，需要 3 ～ 4 杯（750 ～ 1000 ml）的母奶或嬰兒配方奶。這個份量在 12 ～ 18 個月時自然會減少。儘管強化豆漿在 12 個月大之後是可以接受的母奶替代品，但一直到 2 歲之前，鐵質強化的嬰兒配方奶還是較好的選擇。在 6 個月大之後，或者當寶寶開始吃較多的固體食物後，可以在飲食中加一點飲水，特別是在天氣暖和的時候。

從出生到 18 個月大的補充劑與食物來源

菜單範例滿足了所有營養素的建議攝取量，除了維生素 B_{12} 和維生素 D 之外，這兩者可以從強化食品和補充劑中取得。在引介固體食物後，在充足的母奶或配方奶之餘，飲食中應該規律地包含煮到軟爛的綠花椰菜和傳統豆腐來獲取鈣，酪梨和種子醬來獲取維生素 E，以及大量的蔬果來獲取鉀。

維生素 D 1 歲以下的母奶寶寶，每天需要補充 10 μg（400 IU）的維生素 D。如果寶寶主要的食物來源是強化過的配方奶，就會有足夠的維生素 D。對於 1 ～ 3 歲的兒童，維生素 D 的建議攝取量為 15 μg（600 IU）。[13]

維生素 B_{12} 如前所述，哺餵母奶的媽媽需要獲得充足的維生素 B_{12}，如此一來，母奶才能提供足夠的這種必需營養素。嬰兒配方奶已經用維生素 B_{12} 強化過了，因此是可靠的來源。當寶寶喝奶量減少，以及離乳之後，請提供寶寶每天 3 次維生素 B_{12} 強化的食品或配方奶，或者給予補充劑。[14] 在 6 ～ 12 個月大時，維生素 B_{12} 的每日建議攝取量為 0.5 μg，1 ～ 3 歲則是 0.9 μg。[15]

Omega-3 脂肪酸 對於 6 ～ 12 個月大嬰兒，α-次亞麻油酸（ALA）的每日建議攝取量為 0.5 g，而 1 ～ 3 歲則為 0.7 g（如果沒有提供 DHA，則應該加倍至 1.4 g）。哺乳的媽媽需要獲取足夠的 omega-3 脂肪酸，因為這些脂肪酸會經由母奶傳遞給寶寶。如果使用配方奶，請選擇有添加 DHA 的品項。假如使用不含 DHA 的配方奶，要提供足夠 α-次亞麻油酸的一個簡單方法，就是給予 6 ～ 12 個月大的寶寶 1/4 小匙（約 1 ml）富含 omega-3 的均衡油品，而 1 ～ 3 歲的孩子則為 1/2 小匙（2.5

13審訂注：台灣衛福部「國人膳食營養素參考攝取量」第八版（民國 109 年）：關於維生素 D 的每日建議攝取量，0 ～ 50 歲為 10 μg（400 IU）。

14審訂注：寶寶是否要服用補充劑，建議需查閱配方奶標示，或向營養師或醫師詢問。

15審訂注：台灣衛福部「國人膳食營養素參考攝取量」第八版（民國 109 年）：關於嬰幼兒的維生素 B_{12} 之每日建議攝取量，0 ～ 6 個月大為 0.4 μg，7 ～ 12 個月大 0.6 μg，1 ～ 3 歲 0.9 μg。

表 11-4 適合 6 ～ 18 個月大寶寶的餐點計畫範例

一天中的時間	6～9 個月	9～12 個月	12～18 個月
清晨	• 母奶或配方奶	• 母奶或配方奶	• 繼續睡！（或希望你可以繼續睡）
早餐	• 將 1/4 ～ 1/2 杯（60 ～ 125 ml）嬰兒麥片，與母奶、配方奶或水混合 • 1 ～ 4 大匙（15 ～ 60 ml）小塊的軟質水果	• 將 1/4 ～ 1/2 杯（60 ～ 125 ml）嬰兒麥片，與母奶、配方奶或水混合 • 小塊的全穀類吐司 • 小塊的軟質水果 • 母奶或杯裝的配方奶	• 1 個小型鬆餅／1 片吐司搭配中東芝麻醬／1/2 杯（125 ml）燕麥粥，以上擇一 • 1/2 根香蕉或 1/2 杯（125 ml）蘋果醬 • 母奶或 3/4 杯（185 ml）配方奶
早上的點心	• 母奶或配方奶	• 母奶或配方奶 • 小塊的軟質水果	• 小型全麥餐包，或 2 ～ 3 片塗抹 2 大匙（30 ml）鷹嘴豆泥醬的薄脆餅乾 • 母奶或 1/2 杯（125 ml）配方奶
午餐	• 1 ～ 4 大匙（15 ～ 60 ml）軟質蔬菜或蔬菜泥 • 1 ～ 6 大匙（15 ～ 90 ml）煮爛並打成泥的豆類、豌豆或扁豆／蒸豆腐或天貝／大豆優格，以上擇一 • 小塊的軟質水果 • 母奶或配方奶	• 2 ～ 4 大匙（30 ～ 60 ml）軟質蔬菜或蔬果泥 • 2 ～ 6 大匙（30 ～ 90 ml）煮軟的豆類、豌豆或扁豆／蒸豆腐或天貝／素食漢堡或大豆優格，以上擇一 • 母奶或杯裝的配方奶	• 1/2 ～ 3/4 杯（125 ～ 185 ml）扁豆湯 • 1/2 個素食漢堡或三明治 • 1/2 杯（125 ml）莓果或其他水果，例如煮熟去皮的西洋梨 • 母奶或 1/2 杯（125 ml）杯裝配方奶
下午的點心	• 母奶或配方奶	• 母奶或配方奶 • 小塊的軟質蔬菜或水果	• 1/2 杯（125 ml）大豆優格加水果 • 杯裝水
晚餐	• 1 ～ 4 大匙（15 ～ 60 ml）軟質蔬菜或蔬菜泥 • 1 ～ 6 大匙（15 ～ 90 ml）煮熟並打成泥的豆類、豌豆或扁豆 • 1 ～ 4 大匙（15 ～ 60 ml）小塊的軟質水果 • 母奶或配方奶	• 2 ～ 6 大匙（30 ～ 90 ml）煮熟的馬鈴薯或義大利麵 • 2 ～ 6 大匙（30 ～ 90 ml）煮熟並打成泥的豆類、豌豆或扁豆／蒸豆腐或天貝／大豆優格，以上擇一 • 小塊的軟質蔬果 • 母奶或杯裝配方奶	• 1/4 杯（60 ml）煮熟的豆類、豌豆或扁豆，搭配 1/2 杯（125 ml）米飯、馬鈴薯或義大利麵，以及 1/3（85 ml）炒蔬菜／1 ～ 1 又 1/2 杯（250 ～ 375 ml）家庭餐點的主菜，以上擇一 • 母奶或 1/2 杯（125 ml）杯裝配方奶
晚上的點心	• 母奶或配方奶 • 1/4 ～ 1/2 杯（60-125 ml）嬰兒麥片混和配方奶、母奶或水	• 母奶或配方奶 • 手抓食物，例如一些冷凍水果塊、煮熟的地瓜、吐司、純素牙餅、乾的早餐即食穀片	• 母奶或 1/2 杯（125 ml）配方奶 • 寶寶喜歡的健康零食

資料來源詳列於：布蘭達．戴維斯與薇珊托．梅麗娜的《全植物飲食．營養全書》（漫遊者文化，2020）。

營養分析（針對「6 ～ 9 個月」一欄；在有範圍的部分以較大的份量為準，而在有選擇的情況下，則是基於第一項）：熱量：1,170 kcal（大卡）；蛋白質：32 g（佔熱量的 11%）；脂肪：64 g（佔熱量的 48%）；碳水化合物：126 g（佔熱量的 41%）；膳食纖維：11 g；鈣：1,260 mg；鐵：18 mg；鎂：170 mg；磷：547 mg；鉀：1,531 mg；硒：43 μg；鈉：201 mg；鋅：5 mg；維生素 B_1（硫胺）：1.1 mg；維生素 B_2（核黃素）：1.4 mg；菸鹼酸：23.1 mg；維生素 B_6：0.7 mg；葉酸：200 μg；泛酸（維生素 B_5）：3.9 mg；維生素 B_{12}：0.52 μg；維生素 A：702 μg RE；維生素 C：99 mg；維生素 D：1 μg；維生素 E：5 mg；維生素 K：60 μg；omega-6 脂肪酸：9 g；omega-3 脂肪酸：1.3 g。

不論你是否哺餵母奶，你的飲食都很重要——不僅僅是為了你自己的健康而已。孩子會學習爸媽的一舉一動，因此你的習慣，可以為孩子終生的生活模式打下基礎。習慣（例如吃很多蔬菜）往往都始於生命的早期。

ml）。更多關於 omega-3 脂肪酸的資訊，詳見第 4 章。

◈ 幼兒與學齡前兒童的飲食

當寶寶可以自己用雙腳站立，準備好要向世界出發，遠離了媽媽的乳房或奶瓶時（至少在某些時候），他們的營養需求也會再次產生變化。隨著寶寶自行進食的能力增加，你可能會有一段美好的時光，跟他們一起探索食物的口感和口味。然而，這段期間是生長爆發期，同時孩子會發現說「不」的力量，因此在營養上可能很容易受到影響。成功的關鍵，就是心中要有良好的飲食計畫，同時具有彈性，能夠隨著你和孩子的喜好進行調整。

在本節所包含的「幼兒純素飲食指南」，說明了每個食物類別每天所需的份量，並提供份量的指導原則。基本上，每一餐應該包含所列出的 3～5 種食物類別的食物，而點心時間則應該包含至少 2 種食物類別。不必把某些食物限定為早餐或晚餐的品項。請考慮各種可能性，例如早餐用墨西哥捲餅或湯來開始孩子的一天，或者在一天中隨時提供米飯和葡萄乾布丁。經常提供富含鐵的食物，例如鐵質強化穀麥片，以及豆科植物（豆類、豌豆、扁豆和豆腐）。

孩子的胃容量很小。為了確保他們獲得良好的營養，請每隔 2～3 個小時就提供餐點或點心。在飢餓感來襲時，隨時準備好營養的食物：或許是大豆優格、一盤切碎的蔬菜搭配酪梨或豆類沾醬、一杯加了火麻籽[16]的水果果昔，或者是可以快速解凍的冷凍瑪芬蛋糕。

雖然孩子看起來可能很挑食，但在仔細檢驗後，通常都證明了他們的飲食狀況良好，甚至越來越茁壯成長。留意他們的食物攝取量、能量與生長狀況。他們在吃正餐時可能會拒吃很多東西，不過卻準備好要吃點心了。如果是這樣，提供高營養的點心就特別重要。例如，在一天的餐點中，如果孩子的體重介於 11.5～15 kg 之間，飲用 3 杯（750 ml）營養強化豆漿、2 個花生醬三明治、2 片香蕉，以及 1/2 杯

---

16 審訂注：在台灣可購買營養價值相近的亞麻仁籽或奇亞籽來替代。

（125 ml）豌豆，就能獲得足夠的熱量，以及 3 倍的建議蛋白質攝取量。

幼兒純素飲食指南

奶品與配方奶：總量為 2 又 1/2 ～ 3 杯（600 ～ 750 ml）

約 3 份 3/4 ～ 1 杯（180 ～ 240 ml）的母奶、市售嬰兒配方奶、全脂營養強化豆漿，或者以上的組合。

麵包與穀麥片：幼兒份量 4 ～ 6 份

1 份幼兒份量為：

- 1/2 片麵包，或者類似大小的墨西哥薄餅或皮塔口袋餅
- 1/4 杯（60 ml）煮熟的穀類或義大利麵
- 1/2 杯（125 ml）即食麥片
- 1/4 杯（60 ml）煮熟的麥片粥

蔬菜：幼兒份量 2 ～ 3 份

1 份幼兒份量為：

- 1/2 杯（125 ml）沙拉或生蔬菜
- 1/4 杯（60 ml）煮熟的蔬菜
- 1/3 杯（85 ml）蔬菜汁

水果：幼兒份量 2 ～ 3 份

1 份幼兒份量為：

- 1/2 ～ 1 個新鮮水果
- 1/4 杯（60 ml）煮熟的水果
- 1/4 杯（60 ml）果汁；每天要限制在 1/2 杯（125 ml）以內

豆類與純素肉類替代品：幼兒份量 2 份

1 份幼兒份量為：

- 1/4 杯（60 ml）煮熟的豆類、豌豆或扁豆
- 60 g 豆腐
- 15 ～ 30 g 植物肉
- 1 又 1/2 大匙（22 ml）堅果或種子醬
- 2 大匙（30 ml）大豆優格

營養成分說明

在網路上、天然食品商店或藥局裡尋找高品質的純素食兒童綜合維生素—礦物質補充劑，其中包含適量的維生素 B_{12}、維生素 D、碘，以及鈣、鐵和鋅。這可以讓你高枕無憂，尤其是在孩子很挑食的情況下。（請確保將所有補充劑安全存放在兒童無法取得的地方。）

維生素 B_{12}　在 1 ～ 3 歲間，建議攝取量為每日 0.9 μg[17]——這是 2 又 1/4 杯（550 ml）嬰兒配方奶或強化豆漿中的量。（請檢查營養成分標示。）有些專家建議每天或每週服用補充劑，來提供額外的維生素 B_{12}。

維生素 D　從 1 歲到成年，建議攝取量為 15 μg（600 IU）。[18] 嬰兒配方奶或營養強化豆漿可能會提供維生素 D；請檢視營養成分標示來確定含量。想要從曬太陽獲得足夠的維生素 D，兒童需要在上午 10 點至下午 2 點間，讓臉部和前臂在太陽底下曝曬；膚色淺的兒童要曬 10 ～ 15 分鐘，膚色深的兒童則需要 20 分鐘。在北緯 37 度以上地區，由於冬季月分陽光照射不足，無法採用上述方式，因此可能需要用補充劑來獲取維生素 D。要避免過度曝曬陽光，每天維生素 D 補充劑的攝取量也不應超過 63 μg（2,520 IU）[19]；過量的維生素 D 可能會有毒。

Omega-3 脂肪酸　在 1 ～ 3 歲間，如果孩子仍然以母奶哺餵或喝配方奶，α-次亞麻油酸的建議攝取量為 0.7 g；否則就應該服用 1.4 g 的 α-次亞麻油酸補充劑，或者 0.7 g 的 α-次亞麻油酸加上 70 mg 的 DHA。

碘　1 ～ 8 歲，建議攝取量為 90 μg。[20] 這可以從補充劑、加碘鹽[21]（每天不超過 1/4 小匙或 1 ml）以及其他富含碘的食物中取得，或者上述品項的組合。（詳見 P.135 ～ 136。）

---

17 審訂注：台灣衛福部「國人膳食營養素參考攝取量」第八版（民國 109 年）：關於嬰幼兒的維生素 B_{12} 之每日建議攝取量，0 ～ 6 個月大為 0.4 μg，7 ～ 12 個月大 0.6 μg，1 ～ 3 歲 0.9 μg。

18 審訂注：台灣衛福部「國人膳食營養素參考攝取量」第八版（民國 109 年）：關於維生素 D 的每日建議攝取量，0 ～ 50 歲為 10 μg（400 IU）。

19 審訂注：台灣衛福部「國人膳食營養素參考攝取量」第八版（民國 109 年）：關於維生素 D 的每日上限攝取量，0 ～ 12 個月為 25 μg（1,000 IU），1 歲以上 50 μg（2,000 IU）。

20 審訂注：台灣衛福部「國人膳食營養素參考攝取量」第八版（民國 109 年）：關於兒童的碘每日建議攝取量，1 ～ 3 歲為 65 μg，4 ～ 6 歲 90 μg。

21 審訂注：不同品牌的加碘鹽可提供的碘含量會有不同，請致電製造商詢問。

為孩子準備健康的甜點

雖然孩子會吵著要吃不健康的食物和飲料，但你不一定要買；最好的方法，是提供更營養的選擇。例如，你可以使用氣泡水和鮮榨柳橙汁或其他純果汁來製作汽水。你還可以將水果、果汁或非乳製優格的混合物放進冰棒模型裡，自己製作冰棒。盡情使用新鮮莓果，或製作健康的水果奶昔。

◈ 12 歲以下兒童的飲食

快速成長的兒童所需要的營養，跟成年人截然不同。在 2 歲左右，幼兒的身高體重差不多是 86 cm 和 12 kg。3 年後，同樣的孩子體重可能會增加 50%、抽高 23 cm。為了達成如此驚人的身體建構過程，孩子的飲食必須富含蛋白質、礦物質、必需脂肪酸，以及許多其他營養素。在青春期之前的幾年，成長的速度會稍微緩和；而進入青春期初期時，這股力量會重新復甦。

在接下來的章節裡，我們提供了一些餐點的點子，可以幫助確保孩子獲得足夠的營養，同時也可以把原本是日常負擔的飲食計畫和備餐工作，轉變為有成就感的分享過程。

早餐

吃早餐能夠幫助孩子提高注意力、專注力與記憶力，在學業上表現得更好。儘管廣告具有煽動性，但請跳過含糖的穀麥片，自己製作充滿吸引力與營養滿分的早餐。想要改變一下口味，可以嘗試炒豆腐，或者加了火麻籽[22]、葵花籽或其他類型營養補給的果昔。很多小孩喜歡類似於沙拉吧的「早餐吧」；準備幾種不同的原味燕麥片[23]（muesli）、純素格蘭諾拉麥片（granola）或者其他健康的即食穀麥片，將這些穀麥片擺在餐桌附近，搭配上幾罐種子、堅果與椰肉絲。這樣的布置也很適合點心時間。在早餐中，還可以加上煮熟的麥片粥、新鮮水果與強化植物奶等品項。

即使家裡的每個人都必須要早早出門，提前規劃也有助於確保一天有個美好的開始。對於那些在上學前或去托兒所前睏到無法進食的孩子，可以準備一些方便攜帶的早餐（例如營養的自製瑪芬蛋糕或堅果醬三明治），讓他們在車上或上午的休息時間食用。

如果有時間悠閒地度過一天（或許在週末），跟孩子一起做鬆餅，然後再放上

22審訂注：在台灣可購買營養價值相近的亞麻仁籽或奇亞籽來替代。
23編注：一種將穀物壓扁的原味麥片，通常會加入堅果及果乾，但不另外添加其他材料。

水果或果醬，會充滿樂趣。這些活動可以啟發孩子，在往後的生活中成為烹調能手。想要享用快速的特別早餐，可以把純素的冷凍格子鬆餅放進烤麵包機裡，幾乎馬上就可以吃了。

打包午餐

裝便當或打包午餐袋可以變成一項愉快的分工任務，或許可以在前一天晚上就完成。有些孩子偏好每天都吃他最喜歡且熟悉口味的三明治；而對有些孩子來說，經常變換菜色會讓午餐更具吸引力。

午餐應該要包括富含蛋白質的食物與全穀類，以支持整個下午所需的能量。三明治看起來可能不適合純素食，因為不包含肉和乳酪。幸好，事實並非如此。純素飲食具有很多的可能性，可以輕鬆滿足任何人的喜好。

我們可以從穀類產品開始，像是法式硬麵包或硬皮麵包捲、全穀類麵包、皮塔口袋餅、米餅或墨西哥薄餅。在上面塗一些純素食奶油抹醬、芥末醬、番茄醬、墨西哥酪梨醬、橄欖醬、酸黃瓜醬，或者大豆美乃滋。再加上一些蛋白質，例如豆腐抹醬或調味過的切片豆腐、非乳製乳酪、炸鷹嘴豆泥餅、鷹嘴豆泥醬、堅果或種子醬、素火腿片、素食漢堡肉，或者墨西哥豆泥。還要包含一層蔬菜，例如芽菜、萵苣、德國酸菜、刨絲的胡蘿蔔，或者切片的酪梨、黃瓜、甜椒、紫洋蔥、橄欖或番茄等。

如果孩子的午餐袋有保冷功能，其他受歡迎的選擇，還包括了非乳製優格，以及豆類、馬鈴薯、義大利麵或穀類製成的豐盛沙拉。吃剩的披薩和義大利麵也是很好的選項，還可以包含無麩質的選擇。

晚餐

如果孩子不喜歡自製的湯、煮熟的蔬菜或者快炒菜餚，讓他們一起幫忙準備食物，有助於讓孩子對蔬菜的接受度變高。他們可以幫忙從花園摘一些萵苣、清洗胡蘿蔔，或者如果有能力安全使用刀具，也可以幫忙切菜。大多數人會反覆吃自己最喜歡的 6 ～ 10 種餐點。歷經時間的考驗仍然受到兒童喜愛的西式餐點，包括了披薩、燉辣椒料理、素食漢堡、炸鷹嘴豆泥餅、塔可餅、墨西哥捲餅，以及包含了煮熟紅扁豆義大利麵醬的義大利麵。這些餐點如果使用正確的食材，就可以達到營養均衡，而吃不完的菜通常也很適合打包成午餐。

點心

在烹煮穀類、義大利麵和主菜時，可以稍微多煮一些，這樣就可以用剩菜來當作點

心。儘管很多孩子不介意吃冷的穀物或義大利麵，還是可以加一點番茄醬汁或花生醬汁之後加熱再吃。在流理台上放一碗新鮮水果和幾罐椰棗乾、杏桃乾、無花果乾或其他果乾，來滿足喜歡甜食的孩子。（孩子吃完這些甜食後要刷牙！）

好食物日

表 11-5（P.248）列出了一些菜單範例，這些菜單符合了兒童三種不同體重與成長階段的營養需求。活動量大的兒童所消耗的熱量，可能會比這些菜單所提供的還要多；在這種情況下，你可以直接增加份量，或者在這些菜單中添加額外的食物。所有這些菜單都能輕易符合與超出蛋白質的建議量。你可能會注意到，滿足所有營養素建議攝取量的菜單中，幾乎沒有容納垃圾食品的空間。

營養成分說明

飲食情況大致上良好的兒童，不需要每日服用補充劑，但維生素 B_{12} 和 D 可能是例外。然而，在食物攝取量不足的日子裡，請務必考慮服用補充劑。補充劑中維生素與礦物質的含量，會比強化食品的含量要更可靠，因此結合兩者一起使用可能是明智的選擇。關於建議攝取量，詳見 P.302 ～ 303。

維生素 B_{12} 除了補充劑之外，強化植物奶提供了維生素 B_{12}，而一些強化素食漢堡肉和早餐穀麥片也有同樣的效果。

維生素 D 強化植物奶也提供了維生素 D，但目前這些飲品不足以滿足近期修改過的建議攝取量，不應單獨仰賴這類飲品。兒童應該每天讓臉部和前臂曬太陽 10 ～ 15 分鐘（不擦防曬乳），來補足他們的維生素 D。在那之後，如果還要在戶外待更久的時間，請確保他們使用防曬乳。對於居住在北緯 37 度以上的兒童，冬季的陽光不足以使人體製造出足量的維生素 D，因此在 10、11 月到 3、4 月之間，補充劑對他們會很重要。

碘 充足的碘可以從補充劑、加碘鹽（每天不超過 1/4 小匙／約 1 ml）、其他富含碘的食物，或者以上各項的組合來獲取。（詳見 P.151 ～ 153。）

在外的飲食

有些人預期，純素飲食會使孩子與眾不同，可能讓生活變得困難。幸好，許多父母都發現，這並非很難克服的重大障礙。

要確保在外的飲食都很營養，提前規劃是必要的工作。在旅行時，可以事先利

用 happycow.net 或 vegdining.com，或者在網路上搜尋純素食友善的餐廳。早餐可以簡單到用燕麥粥、穀麥片、水果、吐司、果醬、花生醬和果汁來解決。穀麥片可以直接乾吃，也可以搭配植物奶或果汁食用。有時候，從家裡帶一、兩樣東西，可以讓你的家人在不影響飲食選擇的情況下，享用學校或餐廳的餐點。關於午餐或晚餐，許多餐廳都包含了純素食的選擇，如果不是主菜，也屬於配菜，例如米飯、烤馬鈴薯、義大利麵、蔬菜或沙拉，你可以將之組合成一餐。不論是餐廳或超市的沙拉吧，通常都是很好的選擇，因為其中都包含了高蛋白的品項，例如豌豆、鷹嘴豆、豆類，可能還會有豆腐。在許多情況下，民族風味的餐廳也是不錯的選擇，尤其是中式、印度、中東、日式或泰式餐廳。

　　有些孩子天生喜歡嘗試，有些則會在外出時想要吃熟悉的食物。對於比較不喜歡冒險的孩子，請帶著他最喜歡的餅乾、個別包裝的植物奶、小份的花生醬、最喜歡的三明治，或者什錦果乾。如果是開車旅行的話，可以帶一大瓶水，來清洗路途中所購買的莓果、小番茄，或者帶萊豌豆；帶把刀子用來切新鮮蔬果會很方便。

表 11-5 給兒童的三種菜單

給體重 20 kg 的兒童	蛋白質 (g)	給體重 28 kg 的兒童	蛋白質 (g)	給體重 36 kg 的兒童	蛋白質 (g)
早餐	9 g		16 g		18 g
1 份強化穀麥片加上 2 大匙（30 ml）火麻籽	7 g	1 杯（250 ml）燕麥粥加上 1 大匙（15 ml）磨碎的亞麻仁籽	8 g	1 個英式瑪芬蛋糕加上 1 大匙（15 ml）杏仁醬	9 g
1 杯（250 ml）強化植物奶	1 g	1 杯（250 ml）營養強化豆漿	7 g	用 1/2 杯（125 ml）藍莓、1 根香蕉與 1 杯（250 ml）強化豆漿製成的果昔	9 g
1/2 杯（125 ml）鈣質強化果汁	1 g	1 根香蕉	1 g	—	—
午餐	9 g		17 g		17 g
3/4 杯（185 ml）黑豆湯	5 g	1 杯（250 ml）義大利蔬菜濃湯	7 g	用 2 片全穀類麵包、2 大匙（30 ml）花生醬與 1 又 1/2 大匙（22 ml）果醬製成的三明治	15 g
3 片全麥餅乾	2 g	4 片黑麥餅乾	1 g	1 根胡蘿蔔	1 g
1/4 杯（60 ml）墨西哥酪梨醬	1 g	1 顆柳橙或其他水果	1 g	3/4 杯（185 ml）柳橙汁或葡萄汁	1 g

給體重 20 kg 的兒童	蛋白質 (g)	給體重 28 kg 的兒童	蛋白質 (g)	給體重 36 kg 的兒童	蛋白質 (g)
1/2 杯（125 ml）生的蔬菜條	I g	1 杯（250 ml）營養強化豆漿	7 g	—	—
—	—	2 根無花果能量棒	I g	—	—
晚餐	**13 g**		**18 g**		**22 g**
3/4 杯（185 ml）義大利麵	6 g	I 片墨西哥薄餅	1–3 g	I 個素食漢堡肉	8–18 g
1/4 杯（60 ml）純素青醬或義式番茄醬汁佐 2 大匙（30 ml）煮熟的扁豆	3 g	3/4 杯（185 ml）墨西哥豆泥	10 g	I 個漢堡包	4 g
1/4 杯（60 ml）綠豌豆	2 g	1/3 顆酪梨	I g	1/4 杯（60 ml）萵苣、2 片紫洋蔥、2 片番茄，以及 I 大匙（15 ml）番茄醬或酸黃瓜醬	I g
I 杯（250 ml）營養強化植物奶	I g	1/4 杯（60 ml）切塊的番茄，1/4 杯（60 ml）切碎的萵苣，以及 I 大匙（15 ml）莎莎醬	I g	1/2 杯（125 ml）烤薯條或山藥條	2 g
I 杯（250 ml）覆盆子	I g	3/4 杯（180ml）營養強化巧克力豆漿或草莓大豆優格	5 g	I 杯（250 ml）營養強化豆漿	7 g
點心	**3 g**		**8 g**		**11 g**
I 杯（250 ml）營養強化植物奶	I g	1/4 杯（60 ml）葡萄乾或醋栗	I g	1/4 杯（60 ml）核桃	4 g
I 根香蕉	I g	I 片吐司塗上 I 大匙（15 ml）中東芝麻醬與 I 小匙（5 ml）黑糖蜜	6 g	I 杯（250 ml）營養強化豆漿	7 g
1/4 杯（60 ml）杏桃乾或 2 片餅乾	I g	1/2 杯（125 ml）果汁	I g	水	—
水	—	水	—	水	—
蛋白質總量	**34 g**	**蛋白質總量**	**59 g**	**蛋白質總量**	**68 g**

資料來源詳列於：布蘭達・戴維斯與薇珊托・梅麗娜的《全植物飲食・營養全書》（漫遊者文化，2020）。

如果你希望對當地學校飲食做出正面的改變，重要的第一步，可能是集結一些盟友，例如對素食主義友善的老師、學校供餐人員，以及其他家長。如果你能夠用正面的態度接觸學校供餐人員，給予他們鼓勵，讚美他們的付出，並給予有用的想法和建議，就會更容易成功。無論你最初的建議受到歡迎或遭到拒絕，都將會對改善學校飲食健康的運動做出貢獻，其中也包括了為想要的人提供完全素食的選擇。請造訪素食者資源組織（Vegetarian Resource Group）的網站（vrg.org），並查看在「青少年、家庭與兒童」（Teens, Family, and Kids）和「食物服務」（Food Service）分類下的資訊。另一個有用的資源，是美國責任醫療醫師委員會（Physicians Committee for Responsible Medicine）的網站（pcrm.org），請在他們的網站，搜尋「學校午餐」（school lunch）。

青少年

素食的青少年所獲得的營養，往往會比非素食的青少年明顯要好很多。研究比較了復臨學校（Adventist schools，主要為素食者）的青少年與公立學校的孩子之後發現，素食者的 BMI 比較低，尤其是女孩子。此外，素食的女孩以及食用較多大豆製品的女孩，月經開始的時間平均比非素食的女孩要晚 7 個月。月經較晚開始，與長壽和較低的乳癌風險有關。一項針對澳洲青少年的研究也發現，素食者比較苗條，也具有較理想的膽固醇濃度。而兩個族群之間的身高、血紅蛋白濃度與活動程度都很相似。

以素食為主的族群值得注意的一項缺點，是維生素 B_{12} 的濃度較低，不過只要服用補充劑就很容易能獲得改善。

青少年時期可能會充滿了挑戰；在這個時期，孩子會維護自己的獨立性，靠自己做出更多的選擇。跟營養有關的問題，可能會變成衝突的場域；但也可能成為整個家庭一起學習的契機。

有些非純素食家庭中的青少年，會成為純素食者。如果青少年願意採取營養充足的純素飲食，父母就可能會加以支持。而如果這類的青少年願意準備主菜來補充其他家人所吃的餐點，會更有幫助。通常所需要的品項，是富含蛋白質的豆類、豌豆、扁豆和植物肉。

相反的，在一些純素食家庭裡的青少年，會決定嘗試轉為葷食者。重要的是，要讓青少年自己做決定，並且在整個過程中照看他們、關愛他們。對於父母而言，這是學習關於界限和放手的時候。

以下是在青春期與食物相關的一些常見憂慮。我們將會在本章剩下的部分仔細探討其中的一些問題：

- 在主要的發育爆發期間，再增加營養素上的需求
- 違反家庭飲食準則
- 對料理興趣缺缺或缺乏參與
- 沒有以優質營養為優先
- 有關皮膚問題、經前症候群和體重的困擾
- 產生飲食失調症
- 注重運動

滋養健康的皮膚

就如同對外表的許多方面，皮膚健康是青少年主要關心的問題。性激素的激增，會擴大並刺激皮膚中的油脂腺，特別是鼻子周圍以及脖子、胸部與背部。有些人分泌的油脂比其他人的更多，而某些人則是皮膚清除廢棄細胞的效率比較低；這些情況，都可能導致青春痘與粉刺。重要的是，要用清水與溫和的肥皂規律且輕柔地清潔皮膚，避免油性化妝品，並保持肌膚乾燥。有些青少年發現，某些食物會造成皮膚反應，例如甜食、加工食品、人工調味飲品，以及油炸食品。

不論在體內或者體外，水都是重要的清潔劑，可以帶走毒素，並經由腎臟排出。每天喝 6 ～ 8 杯（1.5 ～ 2 公升）的水，對於促進皮膚健康的效果不容小覷。蔬菜和水果也有助於保持皮膚的清潔和健康，部分原因是由於蔬果有 80 ～ 95% 的重量是水分，也因為蔬果提供了能夠直接滋養皮膚的維生素與植化素。富含類胡蘿蔔素的黃、橘、紅與綠色蔬果還可以帶給皮膚溫暖與健康的光澤。所有這些資訊，可能有助於說服為皮膚問題所苦的青少年多喝一點水，多吃點蔬菜；這些舉動，在很多方面都能促進健康。

經前症候群（PMS）

有些女孩在月經期來臨時，會經歷劇烈的疼痛與其他不適的症狀。以下是一些與飲食相關的祕訣，可能會對緩解這些症狀有所幫助：

- **採取低脂高纖的純素飲食。** 包含全穀類、豆類、蔬菜和水果的飲食，搭配維生素 B_{12} 補充劑，可以減少經前症候群、經痛、水腫，以及每個月的體重增加。這些好處可能跟飲食對荷爾蒙濃度的影響有關。
- **食用富含維生素 B 群的植物性食物。** 研究顯示，維生素 B_1 與 B_2 可以有效減輕疼痛，並改善情緒，而且最好是從食物而非補充劑取得這些維生素 B 群。幸好，這些維生素在全穀類、強化穀麥片、營養酵母、豆科植物、大豆製品、

種子與堅果中都很豐富。

- **包含優質油品**。整體而言，預防經前症候群的飲食中，應該要適當降低脂肪的含量。然而，在飲食中包含 omega-3 脂肪酸對減輕症狀會有幫助，例如每天食用 2 大匙（30 ml）磨碎的亞麻仁籽，或者 1/4 杯（60 ml）火麻籽或核桃。一項研究顯示，儘管琉璃苣油與月見草油宣稱能緩解經前症候群的症狀，但實際上並沒有效果。

- **獲得足夠的維生素 D**。一項針對大學年齡的女性所做的研究顯示，飲食中的維生素 D 攝取量較高的女性，經前症候群的發生率較低。這可能與改善鈣質吸收與保存有關，也可能是這種維生素對荷爾蒙或神經傳導物質造成了影響。曬太陽也可能會有幫助。

- **避免酒精與糖**。根據一項研究，具有經前症候群的人，往往攝取了相對較多的酒精和糖。然而，這項研究並沒有指出，究竟是經前症候群造成了攝取的模式，還是攝取的模式造成了經前症候群。任何有經前症候群困擾的人，可以在一、兩次月經週期內試著避免酒精和糖，看看是否會有任何影響。

鈣質、維生素 D 與骨骼建構

青少年時期是骨礦化（bone mineralization）與達到健康骨骼密度的關鍵時期，對於幫助預防老年的骨質疏鬆症非常重要。遺憾的是，純素飲食可能會缺乏鈣。鈣的優質來源，包括了強化果汁和非乳製飲品、低草酸鹽的綠色蔬菜（寬葉羽衣甘藍、羽衣甘藍和大白菜等）、豆類、黑糖蜜和無花果。墨西哥玉米薄餅也含有豐富的鈣。

而戶外活動至少也會在兩方面提供好處。首先，負重運動能幫助骨骼建構。其次，陽光能幫助人體產生維生素 D，進而促進鈣質的吸收。在參加高衝擊運動的 9 ～ 15 歲女孩中，較高的維生素 D 濃度跟較少的壓力性骨折有關。

一起吃飯

用餐時間提供了青少年一個特別的場合，讓他們可以跟家人分享一天的生活。有些青少年大部分的時間都窩在自己房間裡聽音樂、看電視、用電腦或者講電話，他們只會在非常餓的時候出現，然後可能會把東西拿回房間吃。賦予青少年責任，讓他們和家人保持互動是很重要的，例如幫忙擺碗筷、洗碗、烘焙，或者準備午餐便當。大致上尊重青少年對於獨處時間的需求，同時要求他們在晚餐時跟家人共度半小時，這是有可能並行不悖的。此外，研究顯示，固定跟家人一起吃飯的青少年，比沒有這樣做的青少年，攝取的蔬果量會更多。

●　　●　　●

　　孕婦、哺乳媽媽、嬰兒、幼兒和兒童都有特殊的營養需求，而完善規劃的全食物純素飲食可以滿足、甚至超越這些要求。65 歲以上的人則是另一組具有獨特飲食顧慮和需求的族群。稍微了解老化對於營養需求的影響，並將飲食略為調整之後，純素食的年長者就可以健康地度過黃金歲月。

第 12 章

人生主場：
年長者的純素食營養

超過 65 歲的美國人中，有將近一半的人每週至少吃 1 餐素食。每 100 人中約有 3 人從來不曾吃過動物的肉，而每 100 人中就有 1 名純素食者。無論是什麼原因導致他們飲食的轉變，也無論這樣的轉變是發生在人生早期或近期，他們明白，營養的植物性飲食對於任何年齡的任何人，都是明智的選擇。

年長者需要的熱量較少，不過對於某些營養素（例如蛋白質、鈣質、維生素 D 和維生素 B_6）的需求會增加。換句話說，他們必須從營養中獲取最大的效益；他們所吃的東西都必須確實提供營養。

幸好，純素飲食提供了他們所需的營養。針對年長的素食者（包含純素食者）的研究指出，他們在許多礦物質與維生素的攝取量上，跟非素食者很類似，甚至是更好。此外，他們的體重更有可能落在最佳範圍內，也可能會活得更久。

◇ 隨年齡增長而來的變化

隨著年齡增長，我們的瘦體組織往往會萎縮，而體脂肪的百分比通常會增加。到了 60 歲，女性平均會比 20 歲的時候少了 1.6 kg 的肌肉。男性則損失得更多，在 60 歲時少掉的肌肉是 3.2 kg。從肌肉到脂肪的轉變，發生的原因有很多，包括了荷爾蒙或代謝率的改變，而最重要的，就是體能活動的減少。肌肉量與肌力的損失，可能會造成一系列的健康後果，包括了疾病惡化、肢體障礙增加、營養不良，甚至會導致死亡。

從 19 歲開始，我們整個生命週期的能量消耗會漸漸減少。每 10 年，男性每天消耗的能量會減少 100 大卡，而女性則會減少 70 大卡。如果不調整飲食來減少一些熱量，很多成人每年會增加大約 450 g 左右的體重。在更年期前後，女性通常會增加 4.5 kg，並流失更多的肌肉量。所有這些因素的最終結果，會導致 65 歲以上的成人中，有 1/3 屬於肥胖狀態。

現代人的平均壽命

每 8 名美國人裡，就有 1 人超過 60 歲。從 1900 年以來，65 歲以上的人口百分比已經成長為 3 倍。在 65 歲的人之中，有 39% 健康狀態極佳，而且平均預期壽命還有 18.8 年。活到 85 歲的男性，預期可以再多活 5.7 年；而 85 歲的女性，則還可以多活 6.8 年。在 2001 年，美國有 4 萬 8 千人超過 100 歲；8 年後，這個數字已經增加到超過 6 萬 4 千人。

這種從肌肉到脂肪的滑坡現象，以及體重超重，並不是我們唯一的選擇。我們可以透過純素飲食、每 10 年就減少一點食量、主要攝取蛋白質含量較高的營養食物，以及多運動，來抵銷這種現象。增加體能活動有許多好處，包括讓我們可以多吃一點美味的純素食物，也不會發胖。

◈ 運動以維持健康體適能

隨著年齡增長，缺乏運動是我們需要較少熱量的主要原因。只有不到 5% 的成年人每天進行 30 分鐘的體能活動，而且還會隨著年齡的增長而下降。保持強健跟避免攝取過多熱量對健康同樣重要。規律運動能夠提升身心的健康，改善睡眠品質，還能降低年長者失能與罹患各種慢性疾病（包括了冠心病、第二型糖尿病、代謝症候群、中風、高血壓、認知功能喪失、憂鬱症，以及大腸癌、乳癌、子宮內膜癌與肺癌）的風險。規律的體能活動能夠保持肌肉與骨骼強健、增加代謝速率、控制體重，也有助於防止跌倒。德州一項針對平均年齡為 70 歲的成年人所進行的研究顯示，只要每天在跑步機上運動 45 分鐘，就能改善血液循環，並建構肌肉。

當然，慢慢增加運動內容是很重要的。隨著時間，年長者每天應該要以進行 1 小時體能活動為目標，並包含一些負重訓練，以維持強壯的骨骼，例如散步、慢跑、跳舞、網球與爬山。若要維持心臟強健，可以再加上游泳、水中有氧、騎自行車與划獨木舟。想要增進肌力，可以包含舉重、爬樓梯，或者像是提採買的東西或園藝活動等每天進行的活動。要維持柔軟度和平衡感，則可以包含瑜伽、太極拳、伸展運動與皮拉提斯。

一些小事也會有幫助。鍛鍊自己的平衡感，有助於維持認知功能，並預防跌倒；例如，在排隊等結帳、等公車或洗碗時，你可以試著單腳站立。邀請朋友跟你一起騎自行車、散步和爬山，讓運動成為一項有趣的社交活動。跟小孫子一起跑來跑去、跟小狗玩，也都是很好的運動。可以多方嘗試，來建立適合自己的運動計畫。

維持健康也可以幫你省錢。美國加州一項針對 424 名具有行動障礙及失去安全獨立行走能力的風險的老人所進行的研究估計，8 個月到 1 年的體能活動計畫只花費了台幣 38,400 元，但所避免的失能相關年度費用，卻高達了台幣 827,400 元。研究中所提到的計畫，包含了每天在健身房或在家進行 30 分鐘的運動，也包含了伸展運動。

◈ 獲得足夠的營養

當我們隨著年齡增長，理想地減少攝取熱量並且多運動之後，還需確保我們仍然獲得所需的蛋白質、礦物質、維生素和膳食纖維。在以下章節中，我們將提供如何達成目標的建議。

蛋白質

不論是否為純素食者，很多年長者都沒有達到他們的蛋白質需求，因此必須特別注意這種營養素的攝取。年長者對於蛋白質的需求至少要跟年輕人一樣多，或許還稍微高一些。目前並沒有為年長者另外建立的膳食營養素參考攝取量，不過很多專家建議以每天每公斤體重 1 ～ 1.1 g 蛋白質為目標。[1] 這對於一個 61 kg 的人來說，大概是每天 61 g；而對於一個 75 kg 的人則是 75 g，等於每餐需要包含 15 ～ 20 g 蛋白質，加上一些蛋白質的點心。

純素蛋白質已被證明在維持年長者的肌肉量上綽綽有餘，即使純素食者所獲得的蛋白質會比非素食者略少一些。一項針對從事阻力訓練的 60 ～ 70 歲男性所進行的研究發現，富含大豆的飲食在增進肌肉強度與力量上，跟富含牛肉的飲食一樣有效，而且不會有食用牛肉相關的膽固醇問題。

純素飲食可能具有更大的優勢，因為過多來自於肉類、禽類和魚類的蛋白質，可能會讓一些腎臟功能已經衰退的年長者情況更加惡化。在果昔中添加以大豆、豌豆、南瓜籽或米製成的蛋白粉，是種增加蛋白質攝取的簡單方法。（更多關於純素食的蛋白質來源，詳見第 3 章及 P.225 的表 11-3。）

鐵

不論採取何種飲食，缺鐵性貧血在年長者中很常見。鐵濃度過低可能是由於多種情況所引起的，包括了胃腸道的慢性出血、牙齒問題、味覺與嗅覺減弱、食欲不振、

---

1 審訂注：台灣衛福部「國人膳食營養素參考攝取量」第八版（民國 109 年）：關於蛋白質之建議攝取量，71 歲以上成人，為每日每公斤體重至少攝取 1.2 g 的蛋白質。

進食困難或無法自己下廚，或者與貧窮有關。慢性發炎、慢性腎臟病，或者飲食中的鐵量不足，也都會造成貧血。老年人貧血的併發症，包括了更高的死亡風險、心血管疾病、認知功能障礙、跌倒、骨折、延長住院時間，以及骨密度降低。

年長者不需要比年輕人更多的鐵。實際上，年長的女性需要的鐵反而比育齡女性少，因為後者會在經期失去鐵。年長的女性與男性純素食者的鐵質建議攝取量皆為每日 14.4 mg[2]，這個量並不難達成，因為許多植物性食物都富含鐵。事實上，素食者與純素食者往往都比非素食者具有更高的鐵攝取量；而他們從蔬果中獲得較高的維生素 C 攝取量，更促進了鐵的吸收。

富含鐵的食物，往往也是蛋白質和鋅的絕佳來源。這些食物，包括了大豆製品、鷹嘴豆泥醬、豌豆、扁豆、豆類、強化早餐穀麥片、植物肉以及全穀類。杏桃乾、葡萄乾、黑巧克力和黑糖蜜也是鐵質的優質來源。（更多關於鐵的資訊，詳見 P.148。）

鋅

對老年人而言，鋅不足可能會導致傷口不易癒合、免疫功能降低與皮膚炎。缺乏鋅也會影響味覺，因而破壞食欲。吸收不良、身體壓力、外傷、肌肉萎縮或服用某些藥物，都可能造成鋅的缺乏。幸好，一旦獲得足夠的鋅，鋅缺乏所造成的問題似乎就能夠得到解決：味覺恢復，皮膚炎改善，傷口也會比較快癒合。鋅的補充劑也有助於改善缺乏症狀，不過補充劑會干擾其他礦物質的吸收，因此從富含鋅的食物或綜合維生素—礦物質補充劑來獲得鋅，是比較好的選擇。

富含鋅的食物，包括了燕麥、全穀類產品、強化早餐穀麥片、腰果、豆類、豌豆、扁豆、強化植物肉、大豆製品、種子與種子醬。松子、胡桃、小麥胚芽、新鮮番茄和日曬番茄乾，也都是鋅的優質來源。（更多關於鋅的資訊，詳見 P.150。）[3]

鈣與維生素 D

要維持骨骼強健，我們需要結合多種營養素，特別是鈣、維生素 D 和蛋白質；而且隨著年齡的增長，我們需要的量會更多。

對於超過 50 歲的人，鈣質的建議攝取量會從每日 1,000 mg 增加為 1,200 mg。[4]

---

2 審訂注：台灣衛福部「國人膳食營養素參考攝取量」第八版（民國 109 年）：關於鐵之每日建議攝取量，51 歲以上男女鐵的建議攝取量為 10 mg。

3 審訂注：台灣衛福部「國人膳食營養素參考攝取量」第八版（民國 109 年）：關於鋅之每日建議攝取量，51 歲以上之女性為 12 mg，男性 15 mg。

4 審訂注：台灣衛福部「國人膳食營養素參考攝取量」第八版（民國 109 年）：關於鈣之每日建議攝取量，51 歲以上男女為 1,000 mg。

因為身體吸收鈣質的能力，會隨著年齡的增長而下降，因此一些專家建議，65 歲以後更應該增加到每日 1,500 mg。只靠食物要獲取這麼多的鈣質，對許多成人而言，可能會是項挑戰。在這種情況下，多吃鈣質強化食品以及選擇性服用補充劑，可能會有所幫助。

　　維生素 D 是吸收鈣質所需要的，並且會在調節骨量方面發揮作用。這種維生素在免疫功能和牙齒健康上，也扮演了必要的角色。此外，維生素 D 濃度過低，還會造成 65 歲以上女性體重過度增加。

　　對於 70 歲以上的人，維生素 D 的建議攝取量從 15 μg（600 IU）增加為 20 μg（800 IU）[5]；然而，很多專家建議更高的量。年長者每天攝取約 20 μg（800 IU）的維生素 D，搭配服用 1,000 ～ 1,200 mg 的鈣補充劑，會比攝取量較少的人具有較低的骨折與跌倒風險。維持充足的維生素 D 濃度，甚至可能會幫助你活得更長久。

　　隨著年齡的增長，皮膚、肝臟與腎臟對維生素 D 的生產效率，會變得沒有那麼好。到了 70 歲，身體製造維生素 D 的能力，只剩下 25 歲時的 25%。年長者或許應該要定期檢查他們的維生素 D 濃度，來決定是否應該服用補充劑。

　　其他營養素也會幫助維持骨骼強健。其中一種關鍵營養素，是存在於綠色葉菜中的維生素 K。每天只需要在果昔中加入 2 大匙（30 ml）羽衣甘藍，或者吃 1 杯（250 ml）羅曼萵苣、2 杯（500 ml）高麗菜或 1/2 杯（125 ml）綠花椰菜，就能幫助維持骨骼中複雜的蛋白質與礦物質結構。

　　P.297 的 1,600 大卡菜單，提供了將近 2,000 mg 的鈣（取決於所選擇的高鈣豆腐）；而 P.298 的 2,000 大卡菜單，則提供了約 1,300 mg 的鈣。（更多關於骨質疏鬆症與骨骼健康的資訊，詳見 P.42 的「骨質疏鬆症」。）

維生素 B$_{12}$

維生素 B$_{12}$ 可以讓神經的修復維持良好狀態，並幫助消除體內新陳代謝所產生的，一種稱為同半胱胺酸的麻煩副產物。血液中的同半胱胺酸濃度升高，會增加憂鬱、心臟病發作和中風的可能性，以及失智症的風險。健康的神經系統需要維生素 B$_{12}$；若有混亂、迷失方向和記憶喪失的症狀，可能都與缺乏這種維生素有關。在這些情況下，如果確認了缺乏狀態並及時逆轉，通常這些症狀也會隨之消失。

　　其他缺乏的徵兆，還包括了疲勞、憂鬱、易怒、情緒波動、躁動、對生活提不起勁、失眠，或許還可能有聽力減退的情形。維生素 B$_{12}$ 不足與巨球性貧血有關，也會造成 DNA 受損，讓人更容易罹患癌症。對於維生素 B$_{12}$ 濃度低於正常值的素

5　審訂注：台灣衛福部「國人膳食營養素參考攝取量」第八版（民國 109 年）：關於維生素 D 之每日建議攝取量，51 歲以上為 15 μg（600 IU）。

食者，維生素 B$_{12}$ 的補充劑已被證明能夠改善動脈功能，降低動脈粥狀硬化的風險。

由於胃酸的減少以及其他的因素，身體吸收 B$_{12}$ 的能力通常會隨著年齡增長而減少。還有腸道手術、甲狀腺問題、手術時使用笑氣，或者使用瀉藥、制酸劑和酒精，都可能造成維生素 B$_{12}$ 的缺乏。

維生素 B$_{12}$ 的每日建議攝取量為 2.4 µg，不過有些專家建議額外增加 100 µg 的 B$_{12}$ 補充劑。你可能會認為年長的純素食者特別有缺乏的風險，但由於大多數的純素食者都習慣服用補充劑和 B$_{12}$ 強化的食品，年紀大了之後也會持續這麼做，因此可能會更具優勢。即使是胃酸減少的年長者，也很容易就能吸收強化食品中的維生素 B$_{12}$ 形式。（更多關於維生素 B$_{12}$ 的資訊，詳見 P.113。）

抗氧化成分

維生素 A、C 和 E 以及礦物質硒提供了強而有力的保護，來對抗自由基損害。抗氧化成分能夠降低心臟病、白內障、黃斑部病變以及各種形式癌症的風險，甚至也能減少皺紋的產生。

蔬果中高濃度的抗氧化成分，為純素食者提供了相當大的優勢。素食者藉由攝取大量富含類胡蘿蔔素的黃色、橘色、紅色與綠色植物性食物，能明顯降低白內障的風險；而純素食者的降幅更大。在一項研究中，非素食者將飲食改變成低脂純素飲食 14 或 22 週後，顯著提高了他們的維生素 A 和 C（以及葉酸、鎂、鉀和膳食纖維）的攝取量。而他們的維生素 E 攝取量也比採取非素食的人要好，雖然仍舊偏低，不過因為採取的是低脂飲食，所以這種情況是在預料之中。在飲食中包含一些高脂食物，例如酪梨、種子、堅果、橄欖或橄欖油，可以幫助提升維生素 E 的攝取，並增進維生素 E 和類胡蘿蔔素的吸收。

年紀較大的人牙齒可能會有問題，造成他們不想吃新鮮的蔬果。不過，軟質煮過的水果、煮過的蔬菜，以及鮮榨或瓶裝果汁，都可以取代較難咀嚼的食物，同時依然提供大量的保護性營養素。烤地瓜與烤冬南瓜，還有新鮮或冷凍的芒果與木瓜都是很容易入口的，且富含維生素 A。你可能會認為維生素 C 主要跟柳橙汁和柑橘類水果有關，但你可以從 1 杯（250 ml）煮熟的馬鈴薯，加上 1/2 杯（125 ml）煮熟的綠花椰菜中，獲得一天的建議攝取量。而在硒的方面，你可以藉由每隔一天食用 1 顆大型的巴西堅果，來獲得足夠的量。（更多關於維生素 A、C 和 E 的資訊，詳見第 6 章。更多關於硒的資訊，詳見 P.155。）

維生素 B$_6$（吡哆醇）

隨著年齡增長需求量也會略增的一種維生素，就是維生素 B$_6$。很多水果都富含這種

令人興奮的生食純素世界，可以提供年長者很多好處，特別是綜合蔬菜湯。請參見戴維斯與梅麗娜所合著的《邁向生食主義》（圖書出版公司，2010），或者雪莉‧索利亞（Cherie Soria）、戴維斯與梅麗娜所合著的《革命性生食飲食》（*The Raw Food Revolution Diet*，圖書出版公司，2008），告訴你如何將蔬菜、種子和堅果打成泥之後，製成許多美味又營養的湯品、醬料和餡餅。

維生素，而這種維生素跟胺基酸代謝與建構血紅蛋白有關。這只是應該確保每天吃 4 份水果（如第 14 章中所建議）的幾個充分理由之一。維生素 B_6 還有許多其他純素的來源，包括了酪梨、強化早餐穀麥片、豆科植物、營養酵母、堅果、種子、菠菜和全穀類。（更多關於維生素 B_6 的資訊，詳見 P.130。）

膳食纖維、液體和腸道健康

膳食纖維來自於植物性食物，因此純素飲食是預防便祕與維持規律排便的得力助手。在豆科植物、全穀物[6]、蔬菜與水果中的膳食纖維，能夠讓體內的廢物與毒素持續通過和排出腸道，並有助於維持良好的腸道細菌組合和穩定血糖濃度。由於純素食者往往都會攝取大量的膳食纖維，一般會建議他們避免在食物中添加麥麩，因為麥麩會妨礙礦物質的吸收。而體弱與食慾不振的老年人，可以在飲食中包含一些精製穀物來增加熱量的攝取，這跟未經加工的植物性全食物一樣有益健康。

很多老年人容易有脫水的問題。當我們年老時，口渴的感覺可能會變得比較遲鈍，而感染及某些藥物也會影響補水。此外，年齡增長也會讓腎臟濃縮尿液的功能減退，導致上廁所的次數更為頻繁。遺憾的是，對於失禁的恐懼，會導致某些老年人減少水和其他液體的飲用。然而，在手邊隨時準備飲料經常喝一口是很重要的，尤其是無熱量或低糖分的飲料，例如水、強化植物奶和各式茶飲。另一種增加補水的方法，是多吃蔬菜和水果；很多蔬果都含有 90% 以上的水分。

◇ 年長者的飲食規劃

為老年生活規劃餐點與菜單時，「純素餐盤」（P.292）是很實用的指南。對許多人而言，每種食物類別的最小份量，就能提供足夠的熱量。一般而言，應該要強調豆

---

6 審訂注：全穀物是指如糙米、燕麥粒、紅薏仁等這種完整無去除麩皮的穀類。

年長者如果能從食物中攝取較高的抗氧化成分，就比較不會發生認知功能下降和退化性的疾病。除了食用富含抗氧化成分的食物之外，獲取足夠的 omega-3 脂肪酸、鍛鍊身心，以及服用維生素 B_{12} 與 DHA（二十二碳六烯酸）的補充劑，也有助於保護大腦功能。（更多關於 omega-3 脂肪酸的資訊，詳見第 4 章。）

科植物與蔬菜的重要性，因為這些食物富含蛋白質以及多種維生素與礦物質。水果的重要性則是因為含有鉀。年長者通常會發現，3 份穀類就很足夠，而這種方法，對於想要減重的人也很理想。堅果、種子及其所製成的醬提供了重要的礦物質，而所含的脂肪則促進了保護性植化素、礦物質和脂溶性維生素的吸收。

儘管年長者需要高度營養的飲食，但某些實際因素卻會成為干擾。咀嚼、吞嚥和消化食物的功能，以及吸收營養素的能力，可能會因為各種原因而受損。口腔健康不佳、掉牙、不合適的假牙和其他牙齒問題，都可能造成咀嚼困難。而胃壁與腸壁狀況的改變，也會影響食物消化與營養的吸收。幸好，純素飲食對於這些方面都有優勢。

即使沒有打算成為純素食者，一些老年人也會主動把肉類換成豆腐，因為豆腐更容易咀嚼和吞嚥。豆腐很適合加進果昔中，可提供美味且容易攝取的蛋白質、鐵、鋅、鈣和許多其他營養素的來源。如果果昔的材料中還包含芒果、柳橙汁或草莓，也能成為維生素 A 和 C 的絕佳來源。調味或醃製過的豆腐，還能成為午餐及晚餐菜單上的主角。

正如之前提過的，不論全穀類有多健康，以精製穀物製成的產品（例如營養添加的白麵包、北非小米和白米）因為比較容易咀嚼，對於某些年長者來說，可能是很好的選擇。此外，大多數純素飲食從蔬菜、水果、豆科植物、堅果和種子中已經提供了豐富的膳食纖維，因此使用一些精製產品在營養上是可以接受的，尤其是對於年長者而言。不過也有些全穀類很容易咀嚼和吞嚥，像是藜麥和燕麥粥。

到了 70 歲，味蕾數量就只剩下年輕時的 30% 了。鋅能幫助維持味覺，因此年長者應該確保攝取富含鋅的食物，例如腰果、種子、堅果與種子醬、豆科植物、大豆製品，以及全穀類。

味覺與嗅覺喪失的一個大問題，就是人們可能會使用過量的鹽來調味，讓食物更有味道。然而，過量的鈉會增加罹患高血壓的風險，並導致心臟病、中風與腎臟疾病。如果味覺退化是個問題，應該要用香草、辛香料、檸檬汁及其他低鈉的調味

料來調味食物。

年長者自行備餐的營養祕訣

失去食欲可能與味覺喪失、健康狀況不佳、認知狀態衰退或社交孤立有關。當你能夠去採買有趣的食材，或者能夠為其他人下廚時，你可能會享受料理的樂趣；然而當你必須常常待在家裡，或者變成獨自用餐之後，就會對這些活動失去興趣。身體失能、失去行動能力或交通不便，都可能讓準備一頓飯成為挑戰。視力不佳會導致閱讀包裝標示的困難，而有限的手力與協調性，則會讓打開食物包裝這件事變成挑戰。為了幫助解決這些困難，以下這些餐點的點子和下廚祕訣，可以幫助你做出簡單、容易咀嚼、經濟實惠、吸引人又營養豐富的餐點。

早餐

- 在貝果、吐司或者軟麵包塗上堅果醬、中東芝麻醬或黑糖蜜，並搭配新鮮水果。
- 熱的麥片粥或強化即食穀麥片，搭配水果、堅果、種子和營養強化植物奶。
- 碎豆腐加上洋蔥、大蒜、菠菜、菇類、甜椒或其他蔬菜一起炒，用營養酵母、薑黃或其他調味料來調味，並搭配黑麥吐司，以及新鮮水果或果汁。
- 用新鮮或冷凍的藍莓、香蕉、火麻籽和豆腐或蛋白粉製成果昔。

午餐與晚餐

- 烤馬鈴薯搭配蒸綠花椰菜與鷹嘴豆，淋上液態黃金醬汁（P.117），並撒上烤過的葵花籽或南瓜籽。
- 烤山藥搭配黑豆和蒸羽衣甘藍。
- 烤豆腐搭配烤肉醬、綠色蔬菜沙拉與蒸山藥。
- 低鈉罐頭湯搭配豆子、豌豆或扁豆，並添加你喜歡的切碎綠色蔬菜。
- 烤地瓜淋上低鈉罐頭烤豆子或燉辣椒料理，搭配菠菜沙拉。
- 素食漢堡搭配烤馬鈴薯塊和四季豆。
- 純素披薩與綠色蔬菜沙拉。
- 用軟質墨西哥薄餅、墨西哥豆泥、酪梨、萵苣、莎莎醬製成的塔可餅。
- 鷹嘴豆泥醬、薄脆餅乾與生蔬菜。
- 調味過的米飯加上蔬菜、豌豆、豆類或毛豆。
- 湯品搭配沾醬與生鮮蔬菜棒或薄脆餅乾。
- 醃製的三種豆類沙拉與湯品。
- 義大利麵搭配預先準備好的醬料與扁豆。

- 義大利麵搭配預先準備好的醬料、綠色蔬菜與鷹嘴豆。
- 花生醬或堅果醬香蕉三明治。
- 藜麥搭配蔬菜丁與皇帝豆。
- 蔬菜炒調味豆腐或烤豆腐，鋪在糙米飯上。
- 以酪梨、番茄片與植物肉（可不加）放在全穀類麵包上製成的三明治。

料理小祕訣

- 想使蔬菜湯的質地濃稠，就加入腰果用食物調理機打勻。（攪打後的腰果會在加熱時使湯汁變得濃稠。）
- 在湯裡加入豆腐塊，可以提升營養；如果想要湯品更加濃稠，可以把豆腐放進湯裡攪打。
- 一次烘烤多種根莖類蔬菜，例如馬鈴薯和山藥。同時，你也可以用烤肉醬、花生醬或其他醬料來烤豆腐。然後，你就可以在接下來的幾天裡，利用這些食材很快地做出美味的餐點。
- 將碎豆腐和純素美乃滋以及你最喜愛的調味料混合，可以作為三明治內餡。
- 乾燥的豆類很經濟實惠；在烹調前先浸泡幾個小時，然後將浸泡的水倒掉，可以減少脹氣。一次煮大量的豆類，然後按照每次要食用的份量分裝冷凍起來。如果使用罐頭豆類，記得在使用前充分清洗，以去除一些鈉，或者直接購買低鈉的種類。
- 食用熟透的軟質水果，像是木瓜、桃子、油桃、芒果、西洋梨、香蕉、甜瓜、奇異果與莓果。
- 烘烤或燉煮水果。
- 將較硬的水果（例如蘋果）磨碎加進沙拉裡。
- 在各種菜餚中，可以試著用藜麥取代米飯或其他全穀類。藜麥的蛋白質與礦物質含量比其他穀類要高，烹調時間也只需要 15 分鐘；烹調前請沖洗乾淨。
- 花點錢買個好的慢磨機。新鮮果汁是可以提供容易吸收營養的絕佳方式。
- 要避免麵包壞掉，可以冷凍保存，使用時一次拿 1 或 2 片出來烘烤或製作三明治。
- 隨時備有罐頭蔬果，作為簡單的點心和配菜，或者在料理中使用。
- 製作大量豐盛的湯品或燉菜，並分裝成小份量冷凍起來。
- 在烹調扁豆或豆類時，不辣的咖哩醬能增添絕佳的風味。
- 在訂購像是蔬菜、豆腐或米飯等中式餐點時，可以一次多訂一些，以便下一餐食用。

- 紅扁豆是鐵、蛋白質與鋅的絕佳來源，烹調時間只需要 15 ～ 20 分鐘，可以加在番茄醬汁、其他醬料以及湯品中。
- 參考第 14 章的 1,600、2,000 和 2,500 大卡菜單，並根據你的喜好來調整。
- 將羽衣甘藍切成細絲，或者用食物料理機切碎，然後加進沙拉裡。
- 煮到軟爛的蔬菜可能比較容易食用：試試看煮軟的南瓜、山藥、地瓜、櫛瓜、茄子、馬鈴薯，以及其他的蔬菜。

◇ 阻礙營養吸收的其他因素

健康狀況變差及其他與年齡增長相關的挑戰，可能會影響老年人的營養狀況。其中一個問題，就是會影響營養狀態的藥物。例如，用於治療消化性潰瘍與胃食道逆流疾病的氫離子幫浦阻斷劑（proton pump inhibitor），跟鈣質與其他營養素的缺乏有關，也會引起某些感染併發症。

罹患消化困難、吞嚥問題、高血壓與其他疾病，都可能會需要進行飲食調整。遺憾的是，這些問題已經超過本書的討論範圍。不過，我們可以推薦一些相關資源。對於糖尿病或代謝症候群的患者，可參考布蘭達・戴維斯與醫學博士湯姆・伯納德（Tom Barnard, MD）合著的《戰勝糖尿病》（*Defeating Diabetes*，圖書出版公司，2003）。

由於超過 65 歲的人口中，有 52% 都具有某些形式的關節炎，或許你會有興趣知道，生食純素飲食已被證明對某些罹患類風溼性關節炎及患有纖維肌痛症的人有幫助。（更多關於類風溼性關節炎的資訊，詳見 P.49。）你可能也會對加州真北健康中心（TrueNorth Health Center）廚藝高明的主廚拉姆西斯・布萊沃（Ramses Bravo）所著的《Bravo！來自真北廚房的促進健康飲食》（*Bravo: Health-Promoting Meals from the TrueNorth Kitchen*，圖書出版公司，2012）有興趣，這家診所使用了斷食及無糖、無油與無鹽的純素飲食，對第二型糖尿病、高血壓及類風溼性關節炎提供了高度有效的治療。

而關於健康、美味又簡單的食譜，請參閱本書的姊妹作，梅麗娜與約瑟夫・佛瑞斯特所合著的《純素煮義》（圖書出版公司，2012）。

◇ 年長者的照護資源

雖然本書的重點是營養，但規律的運動、維持充滿愛的關係、正面積極的態度，以及富有幽默感等其他生活型態因素，對於老年歲月的健康也很關鍵。儘管這些主題

屬於營養範圍之外，我們還是想在此分享一些建議。

素食社團

在美國越來越多的社群都有活躍的素食社團，其中的成員包括了從新生兒到 90 幾歲還充滿活力的人，當然也歡迎身障人士的加入。如果你對網路很熟悉，只要輸入你所在的城鎮、縣市或地區，再加上「素食」或「純素食」的關鍵字，就可以透過網路搜尋到當地的社團。如果你不熟悉電腦或需要一些協助，可以尋求在地圖書館的協助。

素食社團通常會固定舉辦一人一菜餐會、會議和餐廳聚會，有時也會舉辦食品展覽會或年度節慶。你可能會發現，這些活動是認識志同道合人士的好機會，能夠幫助你結交新朋友，了解烹飪課程，並參與志工服務。素食社團通常很容易接納新的想法，包括了建立年長者的支持團體或在地社交網絡等。

對於那些在家感到比較自在的人，可以用電腦瀏覽「Meetups」交友網站（meetup.com），這個網站是以興趣（例如純素飲食或動物權利）來分組，因此你可以看看是否想要跟某個人或某個團體見面。網路約會也是認識可能的伴侶或朋友的一種方式。用「純素食線上約會」（vegan online dating）的關鍵字搜尋，就能迅速找到一堆純素食友善的網站來瀏覽。

旅行實用小祕訣

不論你要去巴黎、布拉格、波特蘭還是珀斯（Perth），有兩個網站能夠幫助你找到絕佳的純素食選擇：happycow.net 和 vegdining.com。點選你計畫前往的大陸，並縮小搜尋範圍到城市，然後列印出符合你心目中需求的餐廳名單。Happycow 也提供手機應用程式下載。

社區支持[7]

如果你無法離開住家，或者在移動和準備餐點上有困難，許多超級市場和一些天然食品店都有提供送貨到府的服務，其中也包含了熟食區的美味純素料理品項。其他像是「送餐到府」（Meals on Wheels）等外送食物的計畫，通常都有素食餐點，但沒有純素選項；不過在美國，提供植物性餐點的新服務已經逐漸嶄露頭角。素食者資源組織（vrg.org）已經專門為「送餐到府」設計了 4 週輪替的菜單，這些菜單都是素食與純素食的。請鼓勵你當地的「送餐到府」服務加入這個計畫。

---

7 編注：台灣各縣市政府社會局亦有老人共餐與失能長者送餐服務，雖然不是所有共餐據點都有提供素食餐點，但建議可選擇喜好的各式青菜或豆腐料理。詳情請洽各縣市政府社會局。

在美國，老年人農夫市場營養計畫（Senior Farmers' Market Nutrition Program）透過州立與部落機構，提供低收入的年長者（超過 60 歲）食物券，可以在農夫市場、路邊小攤與社區支持的農業計畫中，兌換符合條件的蔬菜、水果與新鮮香草。而透過「美國老人法」（Older Americans Act）、美國農業部的營養補充援助計畫（SNAP Program）以及其他計畫，美國衛生及公共服務部老人行政管理局（US Department of Health and Human Services Administration on Aging）提供資金，來資助營養教育，以及為低收入老人提供送餐到府的服務。這些可能包括了純素食的品項。在一些地區，也有提供其他的餐飲計畫，讓老年人能夠在一個集中的地點共聚一堂，與其他人一起用餐，通常也有提供前往該地點的交通接駁。

大約有 29% 的老年人處於獨居狀態，其中有些人會希望享有更多的社交氛圍，但同時繼續住在自己家裡。能夠成功解決孤獨問題，同時維持獨立居住最佳面向的一種方法，就是合作住宅（cohousing）。合作住宅是種互助合作形式的住宅區，居民會積極參與鄰里區域的設計與營運。在更多素食者與純素食者加入社區後，成員通常會在共餐中分享無肉的餐點。關於這個主題的書籍，可以參考查克‧杜雷特（Chuck Durrett）所著的《銀髮族合作住宅：一種實現獨立生活的社區方式》（*Senior Cohousing: A Community Approach to Independent Living*，新社會出版社〔New Society Publishers〕，2009）。也可以從 cohousing.org 獲得線上資訊。

照護機構的飲食

在美國，不論你是為自己或所愛的人尋找適合純素食者或素食者的安養院，都可以考慮了解一下由基督復臨安息日會營運的安養院。這些注重健康的人士非常專業，能夠提供營養美味又多元的素食餐點。當地的基督復臨安息日會或許可以幫助你找到適合的機構。

如果是尋求短期照護，請留意基督復臨安息日會醫院的餐廳提供了素食與純素食餐點。而在美國奧勒岡州的波特蘭市則有重大的進展，建立了完全純素食的醫院餐廳——樂活餐廳（Living Well Bistro）。

你可能會很驚喜地發現，安養院與輔助生活住宅（assisted-living facility）都很樂意且有能力接納年長的純素食者或素食者，特別是你如果能幫助忙碌的工作人員找出可行的解決方案，來克服在主菜菜單中提供適合純素食主菜的挑戰。關於照護機構中烹調大份量菜餚的資源，可以參考南西‧柏爾科夫（Nancy Berkoff）所著的《大份量的純素食：適用於任何場合的大份量純素食食譜》（*Vegan in Volume: Vegan Quantity Recipes for Every Occasion*，素食者資源組織，2000）。

素食與純素飲食專家

美國、加拿大、英國、歐洲與澳洲的飲食協會，都有列出素食與純素飲食以及營養方面疾病專門的營養師顧問，可以透過個別協會網站跟他們聯繫。美國營養與飲食學會擁有一個強大的素食飲食實踐團體（vegetariannutrition.net），上面有「搜尋註冊營養師」（Find an RD）的連結，以及大量的線上資源。

● ● ●

不論在任何年齡，保持健康都具有非常高的價值。無論你是長跑運動員、耐力運動員，或者只是喜歡每週上幾次健身房的人，純素飲食都可以支持你充滿活力的生活方式。想要了解詳情，請見第 13 章。

強健的純素食者

運動會產生能量和活力,並改善大腦功能、提振情緒、減少壓力、強健骨骼、促進新陳代謝以及荷爾蒙產生、支持免疫功能,同時降低諸如糖尿病、心臟病和癌症等慢性疾病的風險。

強健的純素食者是純素生活方式最具說服力的代表。他們不需要用言語,就能告訴全世界,沒有必要靠吃雞肉、豬肉或牛肉來使自己變得更健康──跑得更快、跳得更高,或者變得更強壯。他們的貢獻是無法估量的,因為如果沒有他們的保證,很多人就不會認真考慮採取純素的生活方式。強健的純素食者基本上會讓唱反調的人啞口無言。

你不需要成為頂尖運動員來成為模範,只要將運動列為日常生活的優先事項就可以了。只要你有運動到,選擇哪種類型的運動並不是那麼重要。隨著你的體適能程度提升,你的健康也會改善。而在你身邊的人會注意到這種改變。

在本章中,我們將會探討從久坐不動的人到優秀具競爭力的運動員,每個人運動的全部細節。我們將檢視運動的好處,回顧有關純素食者體適能的研究,為非運動員提供指導原則,然後深入競技運動的世界,以及純素食運動員如何盡可能提升他們的運動表現。

◈ 運動說不盡的好處

健康的身體可以讓我們盡情地生活。運動能夠顯著改善健康狀況,給予我們追求所有目標的自由。

運動不是一種奢侈或自我放縱,而是必需品,就跟吃飯、睡覺和呼吸一樣重要。人體就是設計來活動的。如果你想要達到最佳的健康狀態,運動不是一種選擇,而是當務之急。如果你完全抱持著懷疑的態度,請考慮運動的十大好處:

1. **運動能減少生病和死亡的風險。** 近期的研究把不運動跟吸菸與肥胖同列為主要死因之一。不運動會增加生病的天數、看病頻率、住院時間與藥物的使用。即使是和緩的體能活動,也可以大幅降低心臟病、中風、高血壓、第二型糖尿病、代

謝症候群、骨質疏鬆症、幾種形式的癌症，以及其他許多病症的風險。運動會增加胰島素敏感性、減少壞膽固醇（LDL）、提升好膽固醇（HDL）、降低血壓，還可以改善胃腸道功能、平衡感、協調性，以及肺部功能。

2. **運動能提升免疫力。**規律運動的人，不會像不運動的人那樣經常生病。（不過，高強度的運動會增加感染的風險。理論是，身體忙著修復極度運動所造成的組織損傷，以致沒有餘力防禦攻擊。）

3. **運動會抑制發炎。**慢性長期發炎會增加胰島素阻抗、動脈粥狀硬化、神經病變，以及腫瘤的生長。規律且適度的運動可以減少發炎。雖然不知道確切需要多少體能活動來達成這個任務，但運動的確增加了體內抗炎化合物的濃度，也減少了內臟脂肪（重要器官內及周圍的脂肪），進而減少促進發炎物質的釋放。

4. **運動讓頭腦清晰。**體能活動（尤其是有氧運動）可能是大腦與神經系統最強大的保護之一。運動會增加大腦組織的氧合作用與血流量，提升並改善跟認知能力有關的化學物質，並且促進負責神經細胞生成與保存的生長因子。運動還可以增強年長者的認知功能，減少罹患失智症與阿茲海默症的風險。

5. **運動會增加幸福感。**體能活動會促進腦內啡（endorphin）的釋放。腦內啡是一種大腦化學物質，可以作為天然抗憂鬱與止痛藥物，讓人們產生著名的「跑者的愉悅感」（runner's high）。腦內啡與其他有益的大腦化學物質的濃度，會在運動後的幾天內維持升高的狀態，進而增加幸福感，並減少壓力。運動也可能是種治療憂鬱症的有效方法。

6. **運動能改善性生活。**規律的體能活動能刺激血液流動，降低勃起功能障礙的風險，改善持久力，並且提升能量。運動還會刺激荷爾蒙的變化，進而增加性欲，促進放鬆，並減少對於表現的焦慮。更不用說，保持健康也會增強自信心和性吸引力。

7. **運動有助於控制體重。**運動會燃燒熱量、提升新陳代謝，並促進能量平衡。當然，效果會隨著體能活動的時間與強度而異。即使沒有運動訓練計畫，你仍然可以藉由用走樓梯取代搭電梯、加快走路速度，或者更努力做一些簡單的家務，來增加體能活動的程度。

8. **運動能改善睡眠。**運動能幫助你比較快進入夢鄉，也能讓你睡得更沉。這有可能是由於運動很累人的緣故，不過多活動也能提振情緒、減少焦慮，並增加血

清素（serotonin）的分泌；這些都能促進良好的睡眠。特別提醒：對於某些人而言，在深夜或接近睡前運動可能太過刺激，反而會干擾睡眠。

9. **運動會提升活力和耐力。**體能活動能增強肌肉、建構骨骼、讓心臟運作更有效率、提升肺活量，並增進平衡感與協調性。運動能確保足夠的氧氣和營養被輸送到全身的細胞。身體健康會讓諸如逛街購物、打掃家裡、打理園藝、跟孩子或孫子一起玩，以及跟朋友或鄰居一起散步等一切活動，都變得更容易。

10. **運動能改善外表與安適感。**不管一個人的年齡、性別和體能如何，運動都能鍛鍊肌肉、減少橘皮組織，並增進氣色與皮膚的健康。運動還能改善姿勢、肌力、活力和自尊心。強健的體格能夠大幅提升你的自信。健身也能減輕焦慮，讓生活更加愉快。

◈ 變得健康並保持健康

既然運動有這麼多明顯的好處，據估計居然還有 60% 的美國人都不運動，似乎就很奇怪了。儘管很容易將這個現象歸因於懶惰，但不運動更可能是因為錯失了機會、缺乏社會支持系統、時間不夠、不方便、害怕與沒有安全感所致。如果你沒有規律運動的習慣，現在是時候將它切實化為優先事項了。無論你年紀多大、肢體有多不協調或者有多忙，都有可能變得健康。在接下來的章節裡，我們將提供你所需要的入門資訊。

運動類型

你可能會想知道，哪種類型的運動最好。答案很簡單：就是你會持續去做的那一種。選擇你可以接受並且樂在其中的活動。你會希望運動成為你會期待去做的事情。如果你有家庭的話，請選擇一些全家人可以一起從事的活動。

雖然所有形式的運動都能對健康帶來好處，不過還是可以分為三種主要類型：有氧運動、阻力訓練與柔軟度運動。同時具有這三種類型的全面運動計畫，是達成最佳健康狀態的理想選擇。

有氧運動　有氧運動（aerobic activity 或 cardio activity）是運用大肌群，讓心肺運作得比不運動時更加賣力的任何活動。這種類型的運動，對於耐力、血液循環和心臟健康尤其重要。有氧運動的例子，包括了慢跑、快走、騎自行車、游泳、溜冰、爬樓梯、越野滑雪和跳繩。

阻力訓練 阻力或肌力訓練是指建構、增強、緊實與鍛鍊肌肉的任何體能活動。這種類型的運動有助於改善骨密度、平衡感和協調性。阻力訓練的例子，包括了伏地挺身、弓箭步、引體向上，以及使用自由重量訓練或機械式器材的任何運動。

柔軟度運動 柔軟度運動是指擴大活動範圍與伸展肌肉的活動，有助於減少僵硬和疼痛。柔軟度運動的例子，包括了瑜伽、皮拉提斯，以及常規的伸展運動。

要做多少運動

任何程度的運動都比不運動好。然而，要享受到運動最大的好處，每天需要運動30 ～ 60 分鐘。以下的運動指南，是摘錄自美國政府的「美國人體能活動指南」（Physical Activity Guidelines for Americans）。

兒童與青少年：兒童與青少年每天需要進行 1 小時以上的運動。每週至少進行3 天的劇烈運動，而至少有 3 天應該包含肌力訓練。

成人（18 ～ 64 歲）：成人每週應該進行 2.5 ～ 5 小時中等強度的運動，或者75 分鐘～ 2.5 小時的劇烈運動。至少有 2 天應該包含針對所有肌群的肌力訓練。

年長者（65 歲以上）：可能的話，請遵循上述的成人指南；如果無法達成，請在你能力允許範圍內盡可能活動。包含能夠維持或改善平衡感的運動，並且做些輕量的阻力訓練。

身障者：身障者應該在身障允許的範圍內，遵循適合的年齡組別指南。

懷孕與產後：之前沒有做過劇烈運動的健康孕婦，每週應該至少進行 2.5 小時的中度有氧運動。懷孕之前就有規律進行劇烈有氧運動的女性，在醫療人員的許可下，可以繼續從事相同的運動。

建立運動計畫

要維持高度的健康狀態，最好每天（或者幾乎每天）運動。如果你無法想像每天空出 30 ～ 60 分鐘的運動時間，請從花 10 分鐘運動開始，然後以此為基礎建立運動習慣。如果你能夠逐漸增加運動時間、頻率和強度，健身目標就會看起來更容易實現，還可以減少受傷的機會。表 13-1 提供了一週運動計畫的範例，符合對於健康成年人的指導原則。當然，你可以用自己選擇的活動來取代。

表 13-1 一週運動計畫範例

星期	活動	時間長度	運動類型
星期一	慢跑或快走 伸展	30～60 分鐘 10 分鐘	有氧 柔軟度
星期二	騎自行車 自由重量訓練 伸展	30 分鐘 20 分鐘 10 分鐘	有氧 阻力 柔軟度
星期三	瑜伽	60 分鐘	阻力與柔軟度
星期四	游泳 自由重量訓練 伸展	30 分鐘 20 分鐘 10 分鐘	有氧 阻力 柔軟度
星期五	瑜伽	60 分鐘	阻力與柔軟度
星期六	慢跑或快走 伸展	30～60 分鐘 10 分鐘	有氧 柔軟度
星期日	休息日	—	—

該什麼時候運動

該什麼時候運動，完全取決於你的生理時鐘、你的日程表，以及你的個人喜好。並沒有普遍通用的「最佳」時間。如果你起床時就精神煥發，精力充沛，可能會享受在早上運動；但如果你不是個早起的人，或許最好在傍晚時運動。一些證據指出，耐力和肌力會在傍晚時達到高峰，因為在這時體溫較高，肌肉比較溫暖，因此在這個時候運動，可以降低受傷的風險。

　　如果你因為工作、家庭或其他日程安排上的因素，無法在最想要的時間運動，要知道生理時鐘是可以調整的，因此你可能會慢慢適應不同的時間。如果你每天的行程都很滿，忙到沒有辦法空出 30～60 分鐘的時間來運動，那麼或許可以想辦法每天進行 2 或 3 次 10～20 分鐘的短時間運動。

◇ 純素食運動員

不論你是志在成為世界級選手的專業運動員，或是以增進運動表現為目標的業餘運動員，都可以放心地採用純素飲食，因為多樣化且規劃完善的純素飲食，能夠提供符合運動表現目標所需的所有營養。

有些人堅持純素飲食具有競爭優勢，特別是在耐力運動上；而有些人則認為純素飲食會讓運動員處於劣勢，尤其是在力量方面的運動。儘管有這些強烈的意見，但研究顯示植物性飲食對於運動表現並沒有特別的好處或壞處。當然，完善規劃的純素飲食與減少慢性疾病的風險有關，而這點可能在長期上會對健康有益。

重要的是，純素飲食如果經過完善的設計，的確能夠支持運動員的最佳表現。以下僅列出一小部分世界頂尖的純素食運動員：

- 派崔克‧巴博米安（Patrik Baboumian）。大力士；歐洲健力冠軍，曾經在 125 ～ 140 kg 組創下三項世界紀錄。德國金屬圓木槓鈴推舉錦標賽冠軍；直臂平舉與金屬桶推舉紀錄保持者。

- 布蘭登‧布瑞澤（Brendan Brazier）。職業鐵人三項運動員；在 2003 和 2006 年獲得加拿大 50 km 超級馬拉松冠軍。

- 馬克‧丹齊格（Mac Danzig）。美國綜合格鬥家（MMA），具有美國全國業餘綜合格鬥賽冠軍，格鬥士挑戰賽（Gladiator Challenge）輕量級冠軍、國際格鬥錦標賽（International Fighter Championship）輕量級冠軍、籠中之王（King of the Cage）世界輕量級冠軍，以及終極格鬥（*The Ultimate Fighter*）第六季冠軍等頭銜。

- 史蒂芙‧戴維斯（Steph Davis）。攀岩運動員；徒手攀岩 5.11 級以上的唯一女性；在極限運動電影中演出，攀登美國猶他州的礦物峽谷（Mineral Canyon）；並且登上了 2013 年 3 月的《攀登》（*Climbing*）雜誌封面。

- 露絲‧海德利克（Ruth Heidrich）。鐵人三項冠軍；贏得了 900 多面馬拉松、超級馬拉松、其他賽跑項目，以及鐵人三項的金牌；是她年齡組別中三項世界體適能紀錄的保持者；以 64 歲之齡，名列於 1999 年「北美十大最健康的女性」之一（其他在名單上的女性，都是 20 或 30 多歲）。

- 史考特‧傑瑞克（Scott Jurek）。美國超級馬拉松冠軍；贏得多項頂尖超跑冠軍，包括了美國全路況 24 小時路跑冠軍（一天跑 165.7 哩〔266.7 km〕，等於一天跑完 6.5 次馬拉松）、153 哩 246 km 斯巴達馬拉松（Spartathlon；246 km）、161.7 km100.5 哩的硬石 100 耐力賽（Hardrock 100；161.7 km）、217 km 惡水 135 哩超級馬拉松（135-mile Badwater Ultramarathon；217 km）、米沃克 100K 越野賽（Miwok 100K），以及他連續贏得七次冠軍的美國西部 100 哩（161 km）耐力賽。《華盛頓時報》（Washington Times）稱他為十年來最頂尖的跑者之一，《跑者世界》（Runner's World）將他譽為「跑界英雄」，而《超跑雜誌》（Ultrarunning Magazine）則三度將他評選為「年度超跑者」。

- **喬治・拉拉克（Georges Laraque）。** 退休的加拿大國家冰球聯盟（NHL）職業冰球員；有 190 cm、118 kg，是聯盟中最強悍的球員之一。
- **費歐娜・奧克斯（Fiona Oakes）。** 馬拉松選手與消防員；數項國際馬拉松賽冠軍；個人最佳馬拉松紀錄為 2 小時 28 分鐘。
- **約翰・薩利（John Salley）。** 退休的職業籃球員；是美國 NBA 史上第一位參與過三支不同冠軍隊伍的球員。

◈ 為運動員的巔峰表現提供能量

運動員的表現，是由四項主要因素來決定：遺傳、訓練、飲食與動力。儘管你對遺傳因素無能為力，但其他因素有很大一部分是取決於個人的選擇。可以好好開發每一種變因，來提供競爭的優勢。單單只靠飲食，並不能保證運動員的成功；不過如果將維持體能活動的飲食變得多樣且豐富，就可以提高你的效率。當輸贏只在一瞬間時，這將會是關鍵性的差異。當然，飲食有所不足會破壞運動員的努力，即使是最穩定和最有決心的運動員也不能倖免。要達成巔峰表現的關鍵，就在於滿足能量需求的同時，也能用健康平衡的方式，來攝取所有的必需營養素。

用來燃燒的能量

肌肉有兩種主要的能量來源：碳水化合物和脂肪。這些燃料很容易從血液中取得，可以從所攝取的食物中提供，也可以由身體儲備來供應。葡萄糖（或稱為血糖）會以肝醣的形式儲存，提供了將近 5% 的能量儲備。大部分儲存的燃料是脂肪，大多數人都具有足夠的儲備，能夠維持好幾個小時甚至長達幾天的運動。

　　肌肉所選擇的燃料，取決於運動的類型、強度和持續時間，以及你的體適能程度。在開始運動的頭幾分鐘，身體幾乎都是靠碳水化合物來獲得能量。隨著運動持續進行，就會開始使用越來越多的脂肪。在運動的 20 或 30 分鐘之內，身體使用的燃料，大約一半來自於碳水化合物，一半來自於脂肪。如果你繼續進行低度到中等強度的運動，所使用的燃料主要就會是脂肪；而如果你繼續進行高強度運動，則主要會使用碳水化合物，因為人體代謝脂肪的速率不夠快，所以無法提供較高需求活動中所需的全部能量。

有氧與無氧系統

任何長時間使用大肌群的運動，都屬於有氧運動。有氧運動包括了跑步、游泳、騎自行車、越野滑雪、划船、爬山與划獨木舟。有氧是指訓練心、肺與心血管系統，

更快且更有效率地將氧氣輸送到身體每個部位的運動形式。因此，一個健康的人在有氧運動課程結束後，應該可以更有精神地運動更長的時間，也能更快恢復活力。

當心肺無法為肌肉提供足夠的氧氣來進行有氧活動時，身體就會轉換成無氧代謝來產生能量。在無氧代謝的過程裡，身體只使用肝醣而非脂肪作為燃料。在運動開始的頭 2 ～ 3 分鐘，或者當活動非常激烈，使得人體的氧氣攝取量跟不上能量需求時，無氧系統會佔上風。這發生在競速運動，例如短跑或其他快速跑道比賽、短距離游泳比賽、籃球、曲棍球、排球、美式足球、棒球、袋棍球（lacrosse），以及競速滑冰。無氧運動也發生在力量型運動，包括了突然高強度的移動，例如舉重、健美、田賽項目（投擲和跳躍）與摔角。

滿足高活動量純素食者的能量需求

能量的需求會依體型、體重、身體組成、代謝、性別、年齡，以及所從事的體能活動類型和活動量而有所差異，通常範圍會在每天 2,000 ～ 6,000 大卡之間。對於每週運動幾次的休閒運動愛好者，熱量需求只會稍微增加一點點，甚至根本沒有改變。另一方面，對於像是超級馬拉松選手史考特‧傑瑞克這類的頂尖耐力運動員而言，每天的熱量需求可能會高達 5,000 ～ 8,000 大卡。

獲得足夠的熱量對於最佳體能表現非常重要。熱量攝取是否充足的最佳指標，就是體重與身體組成。吃得比需要的更多會增加體脂肪，讓運動表現和耐力大打折扣，並導致受傷。但如果你沒有攝取足夠的熱量，身體就會用肌肉蛋白作為燃料，導致肌肉量與耐力減低。吃太少也會降低你的代謝率，減少可供給運動的能量，並損害你的營養、免疫與內分泌狀態。這對於女性而言尤其值得擔憂（請參見 P.277 的「女性運動員三聯症」）。對於年輕的運動員來說，能量攝取不足也會妨礙生長發育。

想從純素飲食中獲得很多熱量是完全可能的（有關高熱量的菜單範例，請參見第 14 章）。然而，植物性食物往往都是高纖低熱量，因此對於能量需求增加的純素食運動員來說，在飲食中包含大量熱量密度高的純素選項很重要。你可能會發現，藉由更頻繁的用餐與補充點心，可以更容易滿足自己的能量需求；而在繁重的訓練期間，你可能會需要好好利用每次進食的機會，包括了大份量的睡前點心。絕佳的選擇包括了果昔、三明治、全穀類麥片、穀類和豆類製成的沙拉、快炒料理、健康的烘焙點心、豆子湯與燉菜、調味豆腐、紫菜捲、酪梨、什錦果乾、塗上堅果醬的吐司、純素能量棒、非乳製優格搭配水果與純素格蘭諾拉麥片，以及義大利麵料理等。

如果你發現很難攝取足夠的熱量，加入更多液體形式的熱量來源（例如果昔）

女性運動員三聯症

女性運動員三聯症（female athlete triad）是種綜合症，可能會發生在參與運動且強調纖瘦的女性身上。這種病症的特徵為飲食失調、閉經與骨質疏鬆症，在參與耐力運動（例如長跑）與美感運動（例如舞蹈、體操、游泳與花式滑冰）的運動員身上更為常見。

具有最高風險的，是那些採取熱量限制飲食、限制食用的食物類型、長時間運動，或者採取素食的運動員。素食跟增加風險有關的原因，可能是由於女性通常會選擇素食作為限制熱量的方法。此外，非常高纖低脂的素食，可能會增加糞便中的雌激素排泄，並降低雌激素濃度。

純素食的女性運動員需要確保攝取足夠的熱量、蛋白質、鐵與鋅。非常低熱量的飲食（每天熱量低於 1,500 大卡）會構成最大的風險。在某些情況下，用豆腐取代一些豆科植物，精製穀物取代一些全穀類，以及新鮮果汁取代一些水果和蔬菜，來減少膳食纖維，可能會有所幫助。

以及一些精製食物（例如義大利麵）可能會有所幫助。你可能會需要逐漸引入較高纖的食物（例如豆科植物），以儘量減少腸胃的不適感。此外，你可能會發現降低極度高纖食物的攝取量會有所幫助，因為這些食物有飽足感，可能會減少你可以攝取的食物量。

碳水化合物

正如我們在第 5 章詳細討論過的，碳水化合物提供了經常運動的純素食者與純素食運動員所需的主要燃料。大量攝取碳水化合物，跟改善運動能力與增加肝醣儲備有關。純素食者可能在這點上具有優勢，因為在植物性飲食中，碳水化合物的質與量往往都很高。如果你仰賴植物性全食物（全穀類、蔬菜、水果、豆科植物、堅果與種子）作為碳水化合物的主要來源，這些食物同時也提供了蛋白質、脂肪、維生素、礦物質與植化素的健康補給——以上這些營養素，都有助於達到巔峰的運動表現。

對於運動員的碳水化合物建議攝取量範圍，大約是每天每公斤體重 5 ～ 12 g（g/kg/d）。確切的量取決於訓練的需求。表 13-2 提供了適合所有運動員的指導原則。表 13-3（P.252）則列出能夠提供 50 g 碳水化合物的各種食物或食物組合。包含精製食物的選擇，可能更適合作為賽前餐的一部分（本章稍後將會詳細討論這點）。

脂肪

膳食脂肪除了是一種重要的熱量來源，還提供了必需脂肪酸，並且也是脂溶性維生

表 13-2 運動員所需的碳水化合物量

碳水化合物的建議攝取量（g/kg 體重）	活動程度
每天 5 ～ 7 g/kg	中等長度、低強度訓練（每天 60 ～ 90 分鐘）
每天 7 ～ 12 g/kg	中等到長時間耐力訓練（每天 1 ～ 3 小時）
每天 10 ～ 12 g/kg	極度耐力訓練（每天 4 小時以上）

資料來源：國際奧林匹克委員會，〈國際奧林匹克委員會關於運動營養的共識聲明〉（IOC Consensus Statement on Sports Nutrition 2003（2003 年），https://www.ncbi.nlm.nih.gov/pmc/articles/PMC5794245/。

素（A、D、E 和 K）與保護性植化素的載體。在你滿足了碳水化合物與蛋白質的需求之後，剩餘的熱量就應該要來自於健康的脂肪。對於運動員，這通常代表了有 20 ～ 35% 的熱量是來自於脂肪。

將脂肪攝取量減到低於總熱量的 20%，並不會增進你的運動表現，因此一般不建議運動員這麼做。如果你攝取來自於脂肪的熱量低於 15%，在訓練期間可能就無法擁有足夠的能量。此外，對女性而言，這還可能會導致運動引起的閉經（月經中止）。

另一方面，從脂肪攝取的熱量最好不要超過總熱量的 35%，因為這可能會導致碳水化合物與蛋白質的攝取不足。

表 13-3 能提供 50 g 碳水化合物的純素食物

食物	每份份量
香蕉花生醬三明治	2 片麵包、2 大匙（30 ml）花生醬與 1 根小型香蕉（或 1/2 根大型香蕉）
水果果昔	1 根香蕉、1 杯（250 ml）豆漿、1 匙蛋白粉＊與 1 杯（250 ml）草莓
豌豆、扁豆或豆子湯與麵包	1 又 1/4 杯（310 ml）豌豆、扁豆或豆子湯與 1 大片黑麥或其他種類麵包
穀麥片、藍莓與豆漿	30 g 冷的穀麥片、3/4 杯（185 ml）藍莓與 1 杯（250 ml）豆漿
杏仁植物奶優格搭配蘋果與純素格蘭諾拉麥片	1 杯（250 ml）杏仁奶優格、1 顆蘋果與 1/4 杯（60 ml）純素格蘭諾拉麥片
瑪芬蛋糕抹杏仁醬，搭配柳橙汁	1 個健康瑪芬蛋糕、1 大匙（15 ml）杏仁醬與 1/2 杯（125 ml）新鮮柳橙汁
能量棒	1 根市售純素能量棒＊
皮塔口袋餅與鷹嘴豆泥醬	1 個皮塔口袋餅、1/2 杯（125 ml）鷹嘴豆泥醬＊
糙米飯搭配豆腐與蔬菜	3/4 杯（185 ml）糙米飯加上 2 杯（500 ml）蔬菜與 60 g 豆腐

資料來源：美國農業部農業研究局，《美國農業部國家營養成分標準參考資料庫》，第 25 版（2012），ndb.nal.usda.gov。

＊ 關於特定產品的資訊，請檢視營養標示。

純素食運動員應該仰賴植物性全食物作為主要的脂肪來源，因為這些食物同時也提供了蛋白質、碳水化合物，以及具營養價值的維生素、礦物質與植化素。絕佳的選擇，包括了堅果與種子（以及堅果與種子醬、堅果與種子所製成的奶品等等）、酪梨、橄欖，以及大豆製品。而雖然濃縮油品缺乏許多高脂肪全食物提供的必需營養素，但這些產品可以幫助具有高熱量需求的運動員達到他們的能量需求；不過請務必選擇高品質的油。

蛋白質

運動員、教練與訓練員都有個共同的觀念，就是蛋白質是所有營養素中最重要的，而且多多益善。一些運動員遲疑著不敢改採取純素飲食的原因，就是因為擔心植物無法提供足夠的蛋白質。儘管運動員的確需要更多的蛋白質，但他們能從規劃完善的純素飲食中獲得大量的蛋白質。

大多數活動量大的純素食者，至少會需要 0.9 g/kg/d 的蛋白質[1]；這個量就跟所有的純素食者一樣。耐力型運動員的需求則會更多，特別是在訓練與恢復期間，而力量型運動員也一樣，特別是在訓練的早期階段與建構肌肉的時期。運動營養權威機構建議，耐力型運動員應該攝取 1.2 ～ 1.4 g/kg/d，而力量型運動員則應該攝取 1.2 ～ 1.7 g/kg/d。由於植物性食物會減少蛋白質消化率，因此會建議純素食者提高 10% 的攝取量，即純素食的耐力型運動員應該攝取 1.3 ～ 1.5 g/kg/d，而純素食的力量型運動員則應該攝取 1.3 ～ 1.9 g/kg/d。

在每一餐中都要攝取富含蛋白質的食物，例如豆科植物、豆腐和天貝。在攝取足夠蛋白質方面有困難的純素食者，在果昔中添加純素蛋白粉可能會有所幫助。表13-4 提供了一份食物列表，這些食物每份都能提供約 10 g 的蛋白質。表 13-5（P.281）則提供了如何用高蛋白食物取代低蛋白食物來提升餐點中蛋白質含量的建議。（更多關於如何提升蛋白質的點子，詳見 P.212 的表 10-3，以及 P.225 的表 11-3。）

◈ 純素食運動員的維生素與礦物質需求

毫無意外地，運動員對於維生素與礦物質的需求，通常會比不運動的人所需要的量要多，因為這些微量營養素在身體使用燃料、碳水化合物、脂肪和蛋白質上扮演了關鍵的角色。維生素與礦物質對於免疫功能、製造血紅素、減少對身體的氧化損害，以及合成、維持與修復肌肉與骨骼組織也很重要。此外，礦物質狀態對於運動

---

1 審訂注：台灣衛福部「國人膳食營養素參考攝取量」第八版（民國 109 年）：19 歲以上成人，每日每公斤體重，至少攝取 1.1 g 的蛋白質。

表 13-4 每份能提供 10 g 蛋白質的純素食物

每份能提供 10 g 蛋白質的純素食物	每份份量
杏仁	1/3 杯（80 ml）
黑豆湯	2/3 杯（160 ml）
素肉片＊	3 片
傳統豆腐	120 g
火麻籽	3 大匙（45 ml）
鷹嘴豆泥醬	1/2 杯（125 ml）
花生	1/3 杯（80 ml）
生豌豆仁	1 又 1/4 杯（310 ml）
能量棒＊	1 根
南瓜籽	1/4 杯（60 ml）
素食漢堡肉＊	1/2 ～ 1 個

資料來源：美國農業部農業研究局，《美國農業部國家營養成分標準參考資料庫》，第 25 版（2012），ndb. nal.usda.gov。曼尼托巴豐收公司（Manitoba Harvest），〈營養成分：火麻籽仁〉（Nutrients: Hemp Hearts，2012，http://healing-source.com/about_HempFoods.htm）。
＊ 關於特定產品的資訊，請檢視營養標示。

表現具有深遠的影響。

很多人會認為，運動員需要服用維生素與礦物質補充劑；不過大多數運動員只要能獲得足夠的食物以確保有足夠的能量，就能從飲食來源獲得足夠的維生素和礦物質。這對於純素食運動員而言也一樣，但除了維生素 B_{12} 之外，還有維生素 B_2、維生素 D、鐵、鋅、鈣、鎂和電解質可能會是例外。

雖然綜合維生素—礦物質補充劑對於所有的運動員並非必需品，但可能會很有用，尤其是對那些限制熱量攝取或節食中的人、具有不良規劃飲食或飲食失調的人、孕婦或哺乳媽媽，或者在受傷恢復期的人。在其他情況下，可以用單一營養素的補充劑來解決特定的醫療或營養問題，例如鐵缺乏。（更多關於特定維生素的詳細資訊與食物來源，詳見第 6 章；關於礦物質，詳見第 7 章。）

維生素 B_{12}

由於在植物性全食物中缺乏 B_{12}，所有的純素食者（包含運動員）都必需仰賴強化食品或補充劑，來確保這種營養素足夠的攝取量。

一些運動員會注射 B_{12} 來提高輸送氧氣到組織的能力，以增進運動表現。儘管注射 B_{12} 對於缺乏 B_{12} 的純素食運動員可能相當有效，但沒有證據顯示，具有良好 B_{12} 狀態的運動員能夠從這種做法中獲益。

表 13-5 如何增加餐點中的蛋白質含量

原本的選擇	替代的選擇	增加的蛋白質（約略值）
早餐		
1 又 1/2 杯（375 ml）玉米脆片、1 杯（250 ml）米漿	1 杯（250 ml）純素格蘭諾拉麥片、1 杯（250 ml）豆漿	19 g
3 片鬆餅、2 大匙（30 ml）楓糖漿	3 片鬆餅、3 根純素香腸、1/2 杯（125 ml）煮熟的藍莓	14 g
午餐		
1 又 1/2 杯（375 ml）蔬菜湯、2 片全麥吐司塗上 2 小匙（10 ml）人造奶油	1 又 1/2 杯（375 ml）扁豆湯、2 片全麥吐司塗上 2 大匙（30 ml）花生醬	23 g
3 杯（750 ml）綠色蔬菜沙拉、2 大匙（30 ml）義式沙拉醬、2 片大蒜麵包	3 杯（750 ml）綠色蔬菜沙拉、120 g 炙烤豆腐、2 大匙（30 ml）中東芝麻醬、2 片義式雜糧麵包	13 g
晚餐		
2 杯（500 ml）義大利麵、1 杯（250 ml）義式番茄紅醬	2 杯（500 ml）義大利麵、1 杯（250 ml）義式番茄扁豆紅醬	8 g
3 杯（750 ml）蔬菜咖哩、1 杯（250 ml）糙米飯	3 杯（750 ml）鷹嘴豆與蔬菜咖哩、1 杯（250 ml）藜麥	15 g
點心		
2 杯（500 ml）以香蕉、藍莓、羽衣甘藍與水打成的綠色果昔	2 杯（500 ml）以香蕉、藍莓、羽衣甘藍、火麻籽蛋白粉與水打成的綠色果昔	20 g
60 g 椒鹽捲餅或爆米花	1 根純素能量棒	6-14 g*

資料來源：美國農業部農業研究局，《美國農業部國家營養成分標準參考資料庫》，第 25 版（2012），ndb. nal.usda.gov。曼尼托巴豐收公司，〈營養成分：火麻籽仁〉（Nutrients: Hemp Hearts，2012，http://healing-source.com/about_HempFoods.htm）。
* 關於特定產品的資訊，請檢視營養標示。

維生素 B₂（核黃素）

維生素 B₂ 參與了產生能量的代謝過程，因此人體對於這種營養素的需求，會隨著訓練量的增加而提高。儘管大多數的純素飲食都提供了充足的維生素 B₂，但對於限制熱量攝取的純素食運動員可能還是不足，因此在飲食中納入這種營養素足夠的可靠來源是很重要的，例如營養酵母、杏仁、綠色葉菜、綠花椰菜、蘆筍、菇類和營養強化穀麥片等。

維生素 D

維生素 D 除了在鈣質吸收與骨骼健康上扮演關鍵性的角色，也直接參與了神經系統與骨骼肌的形成與維持。對於純素食運動員來說，如果強化食品攝取不足、在室

內接受訓練，或者住在較偏北的緯度，都可能從維生素 D 補充劑獲益。雖然對於 19 ～ 49 歲之間的成人而言，維生素 D 的建議攝取量只有 15 μg（600 IU），但有越來越多的專家建議，每天至少應該要攝取 25 μg（1,000 IU）才足夠。[2]

鐵

運動員中最常缺乏的礦物質就是鐵，尤其是女性耐力運動員。身體需要鐵來運送與處理氧氣，以及讓酶參與能量產生的過程。高衝擊運動與高強度耐力運動會造成鐵的流失，降低血液攜帶氧氣的能力，進而增加肌肉疲勞[3]，降低運動表現。

耐力運動員的鐵需求量，大約會增加 70%，對於長跑選手尤其如此。因此，純素食運動員和長跑選手應該要以女性每天攝取 32 mg 以上、男性每天攝取 14 mg 以上的鐵為目標。[4] 所有的女性耐力運動員都需要密切注意自己的鐵質狀態。

純素食運動員（尤其是仍有經期的女性與耐力運動員）應該要食用大量富含鐵質的植物性食物與鐵質強化食品，並搭配富含維生素 C 的食物。如果你有缺鐵的問題，或許可以服用補充劑。然而，在服用補充劑之前，了解自己的鐵質狀態很重要，因為過多的鐵會造成危險。

鋅

鋅與能量產生、免疫功能，以及協助受損的肌肉修復有關。缺乏鋅會降低肌肉強度、心肺功能、耐力、代謝率與蛋白質合成，對運動表現造成不良的影響。鋅不足也會導致體重減輕、耐力下降，增加骨質疏鬆症的風險，以及造成厭食症。

高強度的運動會加速鋅的流失。極高碳水、低蛋白與低脂的飲食，也會增加鋅缺乏的可能性，尤其是對於女性運動員與耐力運動員而言。由於純素食者往往具有較低的鋅攝取量以及較少的鋅吸收量，因此缺乏鋅的風險可能會更高。

純素食運動員可能會需要比建議攝取量多 50% 的鋅，來維持足夠的鋅濃度。這代表男性應該攝取 16.5 mg，女性應該攝取 12 mg。鋅的最佳植物性來源，包括了豆科植物、豆腐、堅果、種子、全穀類，以及小麥胚芽。最好避免單一營養素的鋅

---

2 審訂注：台灣國人膳食營養素參考攝取量第 8 版（民國 109 年）對於維生素 D 的每日建議攝取量，成年人為 10 μg（400 IU）；懷孕期、哺乳期婦女 10 μg（400 IU）。

3 審訂注：：此處所指的是在運動的當天會產生的肌肉疲勞，與運動隔天俗稱的「鐵腿」不同。運動過程產生的乳酸約在停止運動 1 ～ 2 小時後就會排出，恢復到正常值；而運動隔天的痠痛、鐵腿等等，不是因為乳酸堆積造成的，而是「延遲性肌肉痠痛」（delayed onset of muscle soreness，簡稱 DOMS）。這是因為肌肉或結締組織在運動過程中，受到些許受損而後產生發炎所造成的疼痛感，通常 1 ～ 2 天內最為明顯，接著就會慢慢轉好。但如果疼痛感超過 4 天可能是拉傷或受傷，請就醫檢查。

4 審訂注：台灣衛福部「國人膳食營養素參考攝取量」第 8 版（民國 109 年）：關於鐵的每日建議攝取量，19 ～ 50 歲男性為 10 mg、女性 15 mg（無懷孕哺乳者）；51 歲以上男女皆為 10 mg。

補充劑，因為這種補充劑通常會超過 40 mg 的上限攝取量，可能會導致營養失衡。如果攝取量很低，綜合維生素—礦物質補充劑所提供額外 5 ～ 10 mg 的鋅，通常就足以確保能達到需求。

鈣

鈣質對於肌肉收縮、神經脈衝傳導以及其他許多身體功能都很關鍵。鈣質也對骨骼健康很重要，不良的鈣質狀態與骨密度降低以及壓力性骨折有關。一些純素食運動員可能會具有較高的缺鈣風險，尤其是沒有攝取足夠熱量、具有飲食失調，以及停經或閉經狀況下的女性運動員。

　　純素食運動員應該達到鈣質的建議攝取量（每天 1,000 ～ 1,300 mg）。具有骨質疏鬆症高風險的女性運動員，則應該將目標放在每日 1,500 mg。要達到這個目標，大多數的純素食者需要在飲食中納入一些營養強化食品（例如非乳製飲品），並且食用大量富含鈣質的植物性食物。如果你無法靠飲食達到建議攝取量，請服用鈣補充劑。

鎂

鎂對於肌肉功能有深遠的影響。證據顯示，即使只是稍微缺乏鎂，都會降低運動表現，也會導致肌肉痙攣。

　　由於鎂會從汗水與尿液中流失，高強度的耐力運動會使鎂的需求量增加 10 ～ 20%。限制熱量攝取的運動員會增加缺鎂的風險。純素食者通常都能從堅果、豆科植物、綠色蔬菜與全穀類攝取足夠的鎂。如果你沒有達到每日建議攝取量（女性 320 mg，男性 420 mg），請在飲食中添加富含鎂的食物。服用鎂補充劑可能會對一些人有益。

電解質

電解質是體液中帶電的礦物質，可以調節水分、神經與肌肉功能、血液酸鹼值、血壓，以及修復受損的組織。電解質包括了鈉、鉀、氯化物、鈣和鎂。

　　運動員對於鉀、鈉與氯化物的需求量變化很大，大部分取決於液體流失的狀態。食用大量水果和豆科植物的純素食者，會獲得大量的鉀。但就跟所有的運動員一樣，在高強度的耐力運動中，鈉與氯化物會迅速耗盡，而這些營養素不足的狀態，會嚴重削弱運動表現。耐力運動員對於鈉與氯化物的需求，通常會比每天的上限攝取量（2,300 mg 的鈉與 3,600 mg 的氯化物）高很多。對於持續 2 小時以上的耐

力賽，建議要使用含鈉與鉀的運動飲料。（更多詳情，請參見本章稍後的章節「比賽中的食物與飲品」。）

◈ 正確的飲食助你表現更卓越

跟一般大眾相比，運動員需要更多熱量來支持他們的運動，也需要更多液體來彌補流汗的損失。最重要的，是根據運動的強度與持續時間，以及運動員的個人需要，來選擇個人所需的主餐、點心與飲料的內容以及攝取時間點。水分的補充尤其重要，因為如果從液體損失超過 2% 的體重，就會對運動表現產生不良的影響，尤其是在溫暖的氣候與高海拔地區。脫水也會導致中暑與熱衰竭。你在比賽或訓練之前、之中與之後所攝取的食物和飲品，都會影響到運動表現的成敗。

比賽前的食物與飲品

賽前餐的目的，是提供足夠維持你整場比賽的燃料。關鍵是要吃得剛剛好，才能盡可能提高運動表現，同時避免胃中殘留未消化的食物。時間點決定了一切。用餐的時間愈接近比賽，餐點的份量就應該愈少。在比賽前 1 小時內，流質的餐點可能會更方便且更容易消化，尤其是如果你在吃了固體食物後，很容易感到噁心、胃痙攣或嘔吐的話。

研究顯示，在比賽前 3 ～ 4 小時攝取 200 ～ 300 g 的碳水化合物，可以提高運動表現（有關能提供 50 g 碳水化合物的食物範例，詳見 P.278 表 13-3）。高碳水化合物的成分能提升能量。餐點也應該要相對低脂與低纖維，有助於快速消化。選擇你可以耐受的食物。如果你容易出現胃食道逆流，請避免咖啡因、巧克力、油膩或油炸食品以及碳酸飲料，因為這些會讓情況變得更糟。如果你經常腹瀉，則可能需要在比賽前 24 ～ 36 小時內減少膳食纖維的攝取量。

一般而言，運動員肌肉中儲存的肝醣，足以應付長達 60 ～ 90 分鐘的賽事。你可以在比賽 24 小時之前，吃一些富含碳水化合物的餐點並減少運動程度，來提升自己的儲備。在超過 90 分鐘的比賽中，當體內的肝醣儲備完全耗盡時，運動員會感到極度的疲勞，進入所謂的「撞牆期」。要避免這種情況，可以在比賽前 36 ～ 48 小時內，開始減少運動量，並食用高碳水飲食，份量大約是 10 g/kg/d。

運動員至少要在訓練或比賽的 4 小時前，喝下 1 又 1/2 ～ 3 杯（375 ～ 750 ml）水或運動飲料（詳見 P.286）。體型較小的人會建議採用範圍中較低的值；而體型較大的人，則應該採用範圍中較高的值。在持續超過 1 小時且幾乎沒有機會補水的賽事中，請在比賽開始前 15 分鐘補充液體。

比賽中的食物與飲品

對於大多數運動的人來說，持續不到 1 小時的運動或訓練，通常不需要特殊的食物或飲品。然而有些證據顯示，提供 6 ～ 8% 碳水化合物（每杯 250 ml 含有 14 ～ 18 g 碳水化合物）的運動飲料，在持續不到 1 小時的激烈耐力比賽中，有益於運動表現。額外的碳水化合物能幫助維持血糖濃度，如果賽事或活動是在清晨空腹時舉行，就會特別有用。碳水化合物含量超過 8% 的飲料（例如汽水）會減緩消化速度，因此並不建議飲用。

對於持續超過 1 小時以上的比賽或活動，大多數的運動員在比賽中應該要每小時攝取約 30 ～ 60 g 的碳水化合物。如果比賽持續 3 小時以上，每小時攝取高達 90 g 的碳水化合物會是個好主意。不要一次吃下所有的食物，最好是每 15 ～ 20 分鐘就攝取一次碳水化合物。對於在賽前沒有進行肝醣超補（carbo-load）、賽前 3 ～ 4 小時未進食，或者限制熱量攝取來減重的運動員，在運動中補充碳水化合物尤其重要。

除了能量補給，運動員也需要維持充足的水分。有時候，運動員會由於出汗率超過胃吸收液體的能力，而產生脫水的現象。脫水的常見症狀，包括了肌肉痙攣與疲勞、低血壓、頭暈與頭痛。雖然大多數脫水的情況，都是由於液體的流失量超過攝取量所引起的，但有些運動員可能會在剛開始比賽時就處於脫水狀態，有可能是因為比賽之間的時間間隔太短來不及補充水分，或者他們正在限制飲食以達到比賽的重量等級。

在耐力競賽中，有兩種方法可以補充碳水化合物、能量與電解質。第一種方法，是喝水和吃固體食物（例如能量棒）。儘管這種方法非常有效，但在比賽中並不總是很方便。第二種方法，是攝取提供液體、能量與電解質的飲料（例如運動飲料）。選擇每杯（250 ml）提供 6 ～ 8% 碳水化合物，以及 125 ～ 175 mg 鈉的飲料。汗流得特別多的人，可能會需要更多的鈉。流汗對於鉀的狀態影響比鈉的狀態要少，因此富含鉀的飲食可能就足以在比賽期間維持體內的濃度。然而，一些權威機構的確建議使用增加鉀的運動飲料，尤其是在耐力賽中特別重要。

比賽後的食物與飲品

在比賽或訓練階段結束後，身體必須要補水、重新儲備肝醣，並且修復瘦體組織。對於食物與飲品的需求，取決於完成的比賽或訓練階段的強度與時間，以及下個比賽的時程。如果你在同一天參加超過一項以上的比賽，比賽間隔的那段時間就非常重要。如果你在一天內只參加單一項比賽，比賽後的程序影響相對就會比較小。

運動飲料真的有像大家說的那麼好嗎？

運動飲料的價值，在科學界與體育界是個熱議話題。不過在各種意見紛呈之中，有一件事很清楚：運動飲料不僅對大多數消費者沒有用，而且還是健康的禍害。普通消費者或業餘運動員最不需要的，就是灌進熱量、糖與鹽。雖然對於重度耐力運動員，使用運動飲料的確很合理，但水和固體食物才是補充能量和水分更營養的選擇。

對於想要在訓練和比賽中避免固體食物的運動員來說，椰子水和果汁是很棒的選擇，而兩者的組合則提供了碳水化合物和電解質的絕佳平衡。椰子水加上果汁的碳水化合物含量，比純椰子水要高出很多。蔬菜汁（例如胡蘿蔔汁、甜菜根汁、綠色蔬菜汁）也是合理的選擇。由於甜菜根汁中含有豐富的硝酸鹽，因此或許可以透過減少運動中所需的氧氣量，來提升運動表現。然而，甜菜根並非唯一富含硝酸鹽的蔬菜。芝麻葉、青江菜、胡蘿蔔、西洋芹、寬葉羽衣甘藍、櫻桃蘿蔔、大黃、菠菜和瑞士甜菜也都提供了大量的硝酸鹽。祝你榨汁愉快！

理想情況下，你應該在一場比賽結束後的 30 分鐘內，開始補充肝醣儲備。一般而言，體重 54 kg 的人，在比賽後應該要立刻攝取 55 ～ 80 g 的碳水化合物，而體重 73 kg 的人則需要 70 ～ 110 g，然後建議在 2.5 小時與 4.5 小時之後各再吃一次，尤其是如果你還要參加另一項比賽的話。如果你在下個比賽或訓練日中間有好幾個休息日，這種重新添加燃料的方法就不是那麼重要。

一些權威機構建議，攝取碳水化合物與蛋白質的比例應為 3：1，以確保有足夠的蛋白質來進行肌肉組織的合成與修復。這意味著 100 g 的碳水化合物應該要搭配 33 g 的蛋白質一起食用。（關於食物中的蛋白質含量，請參見 P.58 的表 3-3。）其他專家則只是建議，在運動或比賽後，在碳水化合物之外，還應該攝取 15 ～ 25 g 的蛋白質。

在比賽或訓練階段後，運動員也需要補充流汗所損失的液體與鈉。一般而言，會建議用 6 杯（1.5 公升）液體來補充每公斤體重流失的汗水。

◇ 符合相同營養需求的食物替換技巧

不論採用何種飲食模式，要達到巔峰表現的關鍵，就是維持良好的水分，以及食用足夠份量各式各樣營養密集的全食物。第 14 章中的資訊和菜單，將會在各種不同程度的熱量攝取上，幫助你做出健康的食物選擇。這些菜單適合經常運動的純素食者，其中也包括了競賽運動員。對於大多數的運動員，2,500 ～ 2,800 大卡或 4,000 大卡的菜單會最適合，而對於需要較少熱量或試著減重的運動員而言，較低熱量的

菜單則能提供充足的蛋白質，在營養上應該也很足夠。

　　表 13-6（P.261）列出了不同程度熱量攝取中，每種食物類別所建議的份數。可以自由改變食物的份數來符合你的飲食型態，只要確保在每個類別中至少獲得第 14 章中建議的最少份數即可。在每個類別中，應該要選取富含鈣的食物，以滿足每天 6 ～ 8 份富含熱量食物的建議攝取量。「其他選擇」指的是添加的油、糖，或者不符合任何食物類別的品項。如果你不想選擇這些食物，可以從其他食物類別挑選更多的份數，以達成與「其他選擇」中指定熱量大致相等的熱量。

實用小技巧

以下是一些實用的技巧，能幫助你在計畫健身飲食時，在每個食物類別中做出最好的選擇。

　　蔬菜　如果你在獲得這個類別的建議份數上有困難，可以試著在午餐與晚餐中加入蔬菜，並混合使用生的和煮熟的蔬菜（烹調會壓縮蔬菜的體積，因此可以吃下更多的量）。可以在手邊隨時備妥切好的即食蔬菜，當成點心享用。將蔬菜榨汁也可以大量減少體積，讓攝取大量的蔬菜變得更容易。可以試著製作脫水蔬菜片，以提升口感，羽衣甘藍、櫛瓜與地瓜的效果特別好。你可以在網路上找到這些食譜。

　　水果　要增加水果的攝取量，可以將水果加進早餐穀麥片、帶幾片水果到學校或辦公室當點心、在果昔中加些水果，也可以用水果製作甜點。鮮榨果汁是另一種選擇。也可以把酪梨加到果昔中。

　　豆科植物　豆類與豆類製品是植物王國的蛋白質發電所，對運動員相當重要。如果你在食用足夠的份數上有困難，可以發揮創意來解決。用白豆泥來製作沾醬或替代法式肉醬裡的肉類、在義大利麵醬裡加入煮熟的紅扁豆，也可以在沙拉中加入發芽的豌豆。多多嘗試不同的民族風味料理，並使用各種不同的豆類製品，像是鷹嘴豆泥醬、豆腐、天貝和植物肉等。

　　穀類　隨著熱量需求增加，建議攝取的穀類份量看起來可能很驚人。不過，1 份就只有 1/2 杯（125 ml）穀物或 1 片麵包而已。在一餐中食用 6 份穀類，對於食量大的人來說是件相對容易的事——舉例來說，2 杯（500 ml）米飯加 1 個全穀物麵包，或者 2 杯（500 ml）義大利麵加 2 片大蒜麵包，就能提供 6 份穀類。同樣的，2 杯（500 ml）燕麥粥配上 2 片吐司，也能提供 6 份的量。如果你想要限制穀類的攝取量，可以在其他食物類別中增加份量。

堅果與種子　堅果、種子以及用它們所製成的醬，都是純素食運動員有營養價值的盟友。在大部分的餐點裡納入堅果與種子，並確保這些綜合搭配中具有 omega-3 的選擇。將堅果與種子撒在沙拉和穀麥片上，以及將薄脆餅乾、吐司、西洋芹和沙拉醬搭配堅果或種子醬。以堅果為基底的乳酪、抹醬、優格，以及其他乳製品的替代品，都是飲食中很棒的點綴。

表 13-6 不同程度熱量攝取之中，每種食物類別所建議的份數

食物類別 （平均熱量＊）	份量	2,000 大卡	2,500 大卡	3,000 大卡	4,000 大卡	5,000 大卡
蔬菜 （30 大卡）	• 1/2 杯（125 ml）生的或煮熟的蔬菜，或者蔬菜汁 • 1 杯（250 ml）生的葉菜	6	8	9	10	12
水果 （60 大卡）	• 1/2 杯（125 ml）水果或果汁 • 1/4 杯（60 ml）果乾 • 1 顆中型水果	4	5	6	7	8
豆科植物 （125 大卡）	• 1/2 杯（125 ml）豆腐、天貝，或者煮熟的豆類、豌豆或扁豆 • 1 杯（250 ml）生豌豆、發芽的扁豆或豌豆 • 1/4 杯（60 ml）花生 • 2 大匙（30 ml）花生醬 • 60 g 植物肉	3	4	5	7	9
穀類 （90 大卡）	• 1/2 杯（125 ml）煮熟的穀麥片、義大利麵或其他全穀物 • 1 片麵包 • 1/2 杯（125 ml）生玉米或發芽的藜麥、蕎麥或其他穀物 • 30 g 即食穀麥片	8	10	12	14	16
堅果與種子 （200 大卡）	• 1/4 杯（60 ml）堅果與種子 • 2 大匙（30 ml）堅果醬或種子醬	2	2	3	4	6
其他選擇 （80 大卡）	• 2 小匙（10 ml）液體油 • 2 大匙（30 ml）楓糖漿 • 15 g 黑巧克力	1	2	3	4	5

資料來源：美國農業部農業研究局，《美國農業部國家營養成分標準參考資料庫》，第 25 版（2012），ndb.nal.usda.gov。

＊ 熱量估算是以幾種選擇的平均為準，個別項目跟這些估計值的差異可能會很大。請留意：
• 澱粉類蔬菜的熱量至少是其他蔬菜的 2 倍。
• 豆科植物所含的熱量差異很大。更精確的熱量數據，請參見表 3-3（P.58）。花生與花生醬每份含有約 200 大卡的熱量（跟堅果與種子類似）。
• 全穀類比麵包要重一些，熱量也稍微高一點。

其他選擇 這個類別中的食物，包含了脂肪與油品、濃縮甜味劑（例如楓糖漿和黑糖蜜）、巧克力[5]，以及其他甜食。雖然沒有需要吃這些食物，不過大多數的人都會吃一些，因此在整體熱量計算中包含這個部分也很重要。此外，如果你具有非常高的能量需求，這些食物有助於提升熱量，而且還能為飲食增添風味和花樣。

• • •

我們的純素食營養之旅即將結束。你已經了解營養豐富且對健康有益的純素飲食，應該要包含哪些食物。現在，你只需要知道如何將所有這些資訊整合在一起，放到專門為你設計的美味菜單中就可以了。來吧，翻開下一頁；瞧！第 14 章的〈純素飲食指南〉正在等著你呢！

5　審訂注：純素飲食或乳製品過敏者，購買前建議詳閱營養成分標示，部分巧克力可能會添加牛奶、奶粉、動物性性鮮奶油等乳製品。

純素飲食指南

你可能會想知道，要如何將本書中的所有資訊，轉變成你與家人每天健康的餐點。別擔心。你可能會發現，身為純素食者，隨著對各種植物性食物越來越熟悉，你的選擇實際上增加了。雖然非素食者也同樣有這些選擇，但我們人類往往都不會把視線放到舒適圈之外。當你將目光轉到新的方向上，整個世界就會向你打開；而在這種情形下，意味著新的料理、新的風味、新的口感、新的香氣，以及新的食物體驗。這怎能不叫人興奮呢？

本章將每一種必需營養素都列入考量，並將所有營養素交織成一個計畫，不僅符合建議攝取量，也把全書其餘部分的資訊都結合在一起，成為一份以最佳健康為目標來攝取每日食物的簡單指南。我們將規劃工具稱為「純素餐盤」。我們提供了幾個菜單範例，每份菜單都包含能提供全天份的美味純素食物。

「純素餐盤」具有 5 個食物類別（列在 P.293 表 14-1 的最左欄中）。下一個欄位提供了每個類別中的食物範例和份量。再下一個欄位，則呈現了每個類別中富含鈣的食物：每份提供了 100 ～ 150 mg 鈣質的食物。請確保每天選擇 6 ～ 8 份這些食物。最右邊的欄位，包含了關於如何將每個食物類別的營養最佳化的註解。在這項資訊後面，則是簡單回顧了一些純素飲食特別需要注意的幾種營養素來源：omega-3 脂肪酸、維生素 B_{12}、維生素 D 和碘。

雖然這可能是你長期的目標，但沒有必要苛求每天都達到每個食物類別的最低攝取量。幾天之中的飲食模式可能有很大的差異，不過平均下來仍然可以達到建議攝取量。

這份指南的用途非常廣泛，適合作為完善規劃的減重菜單，也適用於隨著年齡增長而降低能量需求的人、生食飲食者，以及具有高能量需求的運動員。雖然看起來建議的份量很多，但一餐吃的量會因人而有很大的差異；而且通常在一餐中，我們會在特定食物類別中吃下超過 1 份的量。例如，1 杯（250 ml）豆漿、水果、燕麥粥、義大利麵或米飯，實際上是算成 2 份。

遵循這份指南，代表你大部分的熱量會來自於富含營養的健康食物。雖然你可能偶爾會吃些高糖或高脂的食物放縱一下，但無論是否為純素飲食，在任何滿足營

養素建議攝取量的飲食中，都沒有太多空間可以容納這類的食物。

◈ 純素餐盤

以下所呈現的「純素餐盤」圖示，與 P.293 的表 14-1 相對應。以下是使用這些資訊的方法：在圖中顯示，只佔了 1/4 餐盤的蔬菜，應該要來自於表 14-1 所列出的清單；而佔不到 1/4 餐盤的豆科植物，則應該要來自於表中相應的區塊，依此類推。

◈ 其他必需營養素

對於純素食者而言，有一些很重要的必需營養素：omega-3 脂肪酸、維生素 B_{12} 和 D，以及碘。以下是關於這些營養素的建議。更多關於 omega-3 的資訊，詳見第 4 章；更多關於維生素 B_{12} 和 D 的資訊，詳見第 6 章；更多關於碘的資訊，詳見第 7 章。

Omega-3 脂肪酸　在飲食中，請至少包含下列其中一項食物：

• 2 大匙（30 ml）磨碎的亞麻仁籽或奇亞籽
• 1/4 杯（60 ml）火麻籽

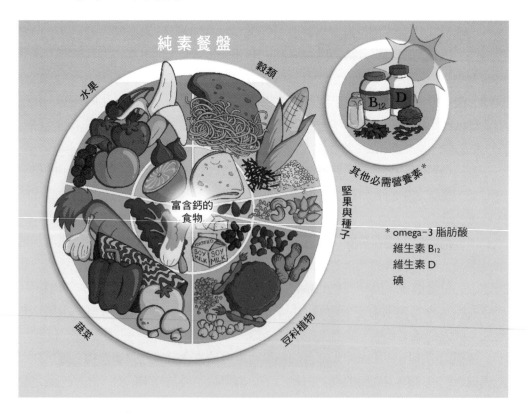

表 14-1 食物類別與份量

食物類別與每日份數	該類別的食物與份量	富含鈣的食物與份量 *	備註
蔬菜：5 份以上	• 1/2 杯（125 ml）生的或煮熟的蔬菜 • 1 杯（250 ml）生的葉菜 • 1/2 杯（125 ml）蔬菜汁	• 1 杯（250 ml）煮熟的青江菜、綠花椰菜、寬葉羽衣甘藍、羽衣甘藍、芥菜、大白菜或秋葵 • 2 杯（500 ml）生的青江菜、綠花椰菜、寬葉羽衣甘藍、羽衣甘藍或大白菜 • 1/2 杯（125 ml）鈣質強化番茄汁或蔬菜汁	每天至少包含 2 份富含鈣質的綠色蔬菜。從整個彩虹的顏色光譜中挑選各色蔬菜：紅色、橙色、黃色、綠色、藍色、紫色與白色。
水果：4 份以上	• 1/2 杯（125 ml）水果或果汁 • 1/4 杯（60 ml）果乾 • 1 顆中型水果	• 1/2 杯（125 ml）鈣質強化果汁 • 1/4 杯（60 ml）無花果乾 • 2 顆柳橙	水果是鉀的絕佳來源。從整個顏色光譜來選擇各色水果，並將水果作為甜點。
豆科植物：3 份以上	• 1/2 杯（125 ml）煮熟的豆類、豌豆、扁豆、豆腐或天貝 • 1 杯（250 ml）生的豌豆或發芽的扁豆或豌豆 • 1/4 杯（60 ml）花生 • 2 大匙（30 ml）花生醬 • 30 g 植物肉	• 1 杯（250 ml）黑豆或白豆 • 1/2 杯（125 ml）強化豆漿或大豆優格 • 1/2 杯（125 ml）高鈣豆腐（在成分表上應該包含鈣）、煮熟的大豆或烘大豆仁	豆科植物是蛋白質、鐵、鋅的絕佳來源，平均每份含有 7 ～ 9 g 的蛋白質。在大部分餐點中納入這個類別的一些品項。
穀類：3 份以上	• 1/2 杯（125 ml）煮熟的穀麥片、義大利麵、藜麥、米飯或其他穀物 • 30 g 麵包 • 1/2 杯（125 ml）生的玉米或發芽的藜麥、蕎麥或其他穀物 • 30 g 冷的穀麥片	• 30 g 鈣質強化穀麥片或麵包 • 1 片鈣質強化墨西哥薄餅	盡可能選擇全穀類。調整穀類的份數，來符合你的能量需求；有些人會需要很多額外的份量。一些營養強化穀麥片和墨西哥薄餅的鈣含量會特別高。
堅果與種子：1 份以上	• 1/4 杯（60 ml）堅果與種子 • 2 大匙（30 ml）堅果醬或種子醬	• 1/4 杯（60 ml）杏仁 • 2 大匙（30 ml）杏仁醬或芝麻醬	種子與堅果提供了銅、硒、其他礦物質、維生素 E 與脂肪；選擇一些富含 omega-3 脂肪酸的品項（見 P.292）。

資料來源詳列於：布蘭達‧戴維斯與薇珊托‧梅麗娜的《全植物飲食‧營養全書》（漫遊者文化，2020）。
* 蔬菜中的鈣濃度會因土壤成分而異。

- 1/3 杯（85 ml）核桃
- 1 又 1/2 小匙（7 ml）亞麻仁籽油
- 1 又 1/2 大匙（22 ml）火麻籽油
- 2 又 1/2 大匙（37 ml）芥花油

每週服用 2 ～ 3 次含有 200 ～ 300 mg DHA 的純素補充劑，可能對某些人（例如孕婦或糖尿病患者）會有所助益。也可以使用將 DHA 與 EPA 結合的補充劑。

維生素 B₁₂ 請至少要做到下列其中一項：
- 每天服用提供至少 25 μg 維生素 B₁₂ 的補充劑。
- 每週 2 次，服用提供至少 1,000 μg 維生素 B₁₂ 的補充劑。
- 每天食用 3 份維生素 B₁₂ 強化的食品，例如植物奶、植物肉或者早餐穀麥片，一天總共至少應有 4 μg 的維生素 B₁₂（營養成分標示上顯示為每日營養素參考值的 2/3）。在這些份量中，你也可以用 2 小匙（10 ml）紅星營養酵母（素食者支持配方）作為其中的 1 份。

維生素 D 請用以下方式獲得維生素 D：
- 將你的臉部與前臂曝露在每天早上 10 點到下午 2 點的溫暖陽光下。如果你的膚色比較淺，請曬 15 分鐘；膚色深的話，請曬 20 分鐘；而年長者則需要 30 分鐘。
- 如果你無法獲得足夠的日曬（例如在冬季，尤其是住在緯度較北的地區），請服用補充劑或食用強化食品。維生素 D 的每日建議攝取量，70 歲以下的成人為 15 μg（600 IU），而 70 歲以上則為 20 μg（800 IU）。[1]每天 100 μg（4,000 IU）以下的維生素 D，被認為是適合成人的安全劑量。[2]

碘 請做到下列其中一項：
- 提供 150 μg 碘的綜合維生素—礦物質補充劑。
- 攝取約 1/3 小匙（約 2 ml）的加碘鹽。[3]請注意，海鹽通常都沒有添加碘；如果有，就會在標示上註明。

---

1 審訂注：台灣衛福部「國人膳食營養素參考攝取量」第八版（民國 109 年）：關於維生素 D 的每日建議攝取量，50 歲以下為 10 mg（400 IU），51 歲以上 15 μg（600 IU）。
2 審訂注：台灣衛福部「國人膳食營養素參考攝取量」第八版（民國 109 年）：關於維生素 D 的每日上限攝取攝取量，1 歲以上為 50 μg（2,000 IU）。
3 審訂注：不同地區生產的商品，其碘含量會有所差異，需詳閱食品標示。

◈ 確保營養與健康的簡易飲食原則

除了上述的建議之外,還有一些簡單的飲食方法,也能幫助確保最佳的營養與健康狀態:

- 從每個食物類別中,攝取各種不同的食物。多元性有助於確保你攝取足夠份量的各種營養素、植化素與膳食纖維,也能讓餐點更加有趣。
- 每餐中用各式蔬果填滿至少半個餐盤。
- 在濃縮脂肪、油品與添加糖的攝取上,要注意適量。這些食物通常都富含熱量,但卻不是營養素的良好來源。過量攝取脂肪和糖,會將能提供珍貴營養素的食物排擠出去。最好使用像是種子、堅果、酪梨和橄欖等全食物,作為脂肪的來源,水果作為糖的來源,來取代提煉出來的油和糖。
- 留意鈉的攝取量。使用即食的加工食品可以讓生活更輕鬆,但過度依賴罐頭、冷凍或其他加工食品,可能會造成鈉的攝取量過多。
- 以每天進行 1 小時體能活動為目標。運動是平衡能量與促進整體健康的核心。運動也有助於維持肌力、骨密度、平衡感與心理健康。
- 飲用足夠的水,來保持水分充足。飲用水、茶與蔬菜汁等液體,有助於維持健康,避免腎結石與尿道感染。讓口渴的感覺成為你的嚮導。

◈ 不同熱量需求的菜單範例

以下是 4 份提供不同熱量需求的菜單範例,每份都是為了特定體型或活動程度而設計。選擇符合你需求的那一種,作為餐點規劃遵循的範例,並每天進行各種變化。

你可以在第 11 章中找到一些其他的菜單範例:

- 給懷孕或哺乳女性的菜單(P.231),採用每天 2,135 大卡與 97 g 蛋白質
- 給不同年齡嬰兒的 3 種菜單(P.241)
- 給不同體重兒童的 3 種菜單(P.248)

也請參見:

- 列出了以增重為目標的每日建議食物份量(P.206)
- 幼兒的純素飲食指南(P.243)
- 年長者易於自行備餐的餐點列表與料理祕訣(P.263)
- 增加餐點中蛋白質含量方法的表格(P.281)
- 從各種食物類別獲得不同熱量攝取的建議份量列表(P.288)

各國風味的菜單與食譜

　　想獲得更多菜單，請參見本書的姊妹作，由薇珊托・梅麗娜與約瑟夫・佛瑞斯特所合著的《純素煮義》（*Cooking Vegan*，圖書出版公司，2012）。該書包含了 12 份菜單，每份菜單都附有美味的食譜。其中的 8 份菜單，是以世界各地的料理為基礎：北美、亞洲複合式、東印度、法式、義式、日式、墨西哥與中東料理。其他的 4 份菜單，則著重於家庭餐點，包括了兒童的最愛、簡易菜餚、生食，以及節慶料理。每份菜單都以三種熱量層級來呈現：1,600 大卡、2,000 大卡和 2,500 大卡。有超過 150 份食譜都包含了營養分析。

　　在這本書中，你還會發現有一章的內容是熟悉新食材，其中包括了健康的油品、甜味劑、增稠劑、植物奶、大豆製品、香草與辛香料，以及烹調穀類與豆科植物的具體指引。你將會學習到如何在食譜中以純素食物代替非純素的品項，也會獲得實用的購物清單與廚房用品清單。如果你對於下廚並不在行，書中所設計的大廚錦囊，會讓你的烹飪體驗更加愉快且富有成效。

　　以下的 4 份菜單，適合每天需要 1,600、2,000、2,500 ～ 2,800 與 4,000 大卡的對象。菜單以下列英文字母來註明其所屬的食物類別：

C = 富含鈣的食物

F = 水果

G = 穀類

L = 豆科植物

N = 堅果與種子

n-3 = omega-3 脂肪酸

V = 蔬菜

　　在每份菜單之後，我們都總結了每個食物類別包含了多少份量，並提供了一天的營養分析。

1,600 大卡的菜單範例

這份高蛋白質的菜單，適合身材嬌小、年長者，或者想要減重的人。想要減少蛋白質份量的話，可以用其他強化非乳製飲品來取代豆漿。

早餐	
1/2 杯（125 ml）煮熟的穀麥片或 30 g 乾麥片	1 G
1/2 杯（125 ml）覆盆子或其他水果	1 F
1/2 杯（125 ml）營養強化豆漿	1 L、1 C

午餐	
湯：1 杯（250 ml）煮熟的扁豆加 1 杯（250 ml）煮熟的蔬菜（洋蔥、胡蘿蔔、西洋芹）	2 L、2 V
4 片黑麥威化餅或仙貝	1 G
2 杯（500 ml）生的蔬菜（甜椒、小番茄、黃瓜、胡蘿蔔）	2 V
1 又 1/2 杯（375 ml）西瓜或其他水果	3 F

晚餐	
炒什錦蔬菜：2 杯（500 ml）綠色蔬菜（綠花椰菜、大白菜）	2 V、1 C
加 1/2 杯（125 ml）切丁的高鈣豆腐	1 L、1 C
與 1 小匙（5 ml）麻油、1 小匙（5 ml）溜醬油	—
1/2 杯（125 ml）煮熟的全穀類，像是糙米飯、小米或藜麥	1 G
1/2 杯（125 ml）營養強化豆漿	1 L、1 C

點心	
巧克力純素奶昔：1 根香蕉、1/2 杯（125 ml）藍莓、	2 F
加 1 杯（250 ml）營養強化巧克力豆漿、1/4 杯（60 ml）火麻籽	2 L、2 C、
	1 N、1 n-3

每個食物類別的總份數：穀類：3 份／蔬菜：6 份／水果：6 份／豆科植物：7 份／堅果與種子：1 份／富含鈣的食物：6 份／ omega-3 脂肪酸：1 份。

維生素 B$_{12}$ 由 3 份營養強化豆漿提供。

維生素 D 由營養強化豆漿提供；輔以曬太陽或補充劑。

營養分析：熱量：1,597 kcal（大卡）／蛋白質：80 g（佔熱量的 19%）／脂肪：43 g（佔熱量的 23%）／碳水化合物：241 g（佔熱量的 58%）／膳食纖維：52 g ／鈣：1,964 mg ／鐵：22 mg ／鎂：680 mg ／磷：1,583 mg ／鉀：4,700 mg ／鈉：826 mg ／鋅：14 mg ／維生素 B$_1$（硫胺）：1.7 mg ／維生素 B$_2$（核黃素）：10.9 mg ／菸鹼酸：23 mg ／維生素 B$_6$：2.2 mg ／葉酸：904 µg ／泛酸：5.3 mg ／維生素 B$_{12}$：5.4 µg ／維生素 A：1,438 µg RE ／維生素 C：283 mg ／維生素 D：10 µg ／維生素 E：13 mg ／ omega-6 脂肪酸：13.8 g ／ omega-3 脂肪酸：9.7 g。

2,000 大卡的菜單範例

這份菜單提供了 76 kg 以下成人（包括業餘運動員）足夠的蛋白質，符合每公斤體重 1 g 蛋白質的需求。杏仁奶是維生素 E 的來源。黑糖蜜與中東芝麻醬是搭配吐司的美味組合，也都是鈣的優質來源。黑巧克力[4]不僅美味，也富含鐵質。

早餐	
2 片吐司（總共 60 g）	2 G
加 2 大匙（30 ml）中東芝麻醬與 1 大匙（15 ml）黑糖蜜	1 N、2 C
1 杯（250 ml）鈣質強化柳橙汁	2 F、2 C

午餐	
墨西哥塔可餅：1 片墨西哥薄餅與 1 杯（250 ml）黑豆、斑豆或墨西哥豆泥	1 G、2 L、1 C
加 1 顆番茄、1 杯（250 ml）萵苣、1/4 顆酪梨與莎莎醬	3 V
1/2 杯（125 ml）營養強化杏仁奶	1 C

晚餐	
1/2 杯（125 ml）煮熟的全穀類，像是糙米飯或藜麥，或者 1 個全穀物麵包（30 g）	1 G
4 杯（1 L）羽衣甘藍、蘿蔓萵苣與大白菜組成的沙拉	4 V
佐 2 大匙（30 ml）液態黃金醬汁（P.117）	1 n-3
1/2 杯（125 ml）天貝丁佐檸檬與薑或烤肉醬	1 L

點心	
1/4 杯（60 ml）無花果乾與 1 顆柳橙	2 F、1 C
1/4 杯（60 ml）南瓜籽	1 N
1/2 杯（125 ml）營養強化杏仁奶	1 C
30 g 黑巧克力	—

每個食物類別的總份數： 穀類：4 份／蔬菜：7 份／水果：4 份／豆科植物：3 份／堅果與種子：2 份／富含鈣的食物：8 份／ omega-3 脂肪酸：1 份。

維生素 B_{12} 由液態黃金醬汁中的營養酵母與強化植物奶提供。

維生素 D 由營養強化果汁與杏仁奶提供；輔以曬太陽或補充劑。

營養分析： 熱量：1,958 kcal（大卡）／蛋白質：76 g（佔熱量的 15%）／脂肪：76 g（佔熱量的 32%）／碳水化合物：268 g（佔熱量的 53%）／膳食纖維：48 g ／鈣：1,294 mg ／鐵：22 mg ／鎂：808 mg ／磷：1,867 mg ／鉀：4,847 mg ／鈉：1,100 mg ／鋅：12 mg ／維生素 B_1（硫胺）：3.2 mg ／維生素 B_2（核黃素）：2.2 mg ／菸鹼酸：23 mg ／維生素 B_6：2.9 mg ／葉酸：826 μg ／泛酸：5 mg ／維生素 B_{12}：5.6 μg ／維生素 A：1,313 μg RE ／維生素 C：294 mg ／維生素 D：5 μg ／維生素 E：15 mg ／ omega-6 脂肪酸：20.9 g ／ omega-3 脂肪酸：5.8 g。

---

4 審訂注：純素飲食或乳製品過敏者，購買前建議詳閱營養成分標示，部分黑巧克力可能會添加牛奶、奶粉、動物性鮮奶油等乳製品。

2,500 ～ 2,800 大卡的菜單範例

這份菜單提供了 2,500 大卡的熱量，並滿足了成人的建議攝取量。要將熱量增加到 2,800 大卡，就需要稍微增加多一點食物，像是多 1 片水果和 2 片餅乾。用維加（Vega One）營養奶昔粉取代種子，能夠將大多數的營養素含量都提升到超過建議攝取量。而一些即食食品，像是植物肉、罐頭烤豆子或罐頭燉辣椒料理，鈉含量可能會很高，因此要檢查營養成分標示，或者乾脆自己煮，鈉含量通常會比較低。

早餐	
1 個貝果配上 2 大匙（30 ml）花生醬；或 1 杯（250 ml）全穀物麥片加堅果	2 G、1 L
果昔：1 匙（35.9 g）維加營養奶昔粉，或者 1/4 杯（60 ml）葵花籽或火麻籽	1 L、4 C
加 1 杯（250 ml）鈣質強化柳橙汁（或植物奶）	2 F、2 C
和 1/2 根香蕉與 1/2 杯（125 ml）草莓	2 F

午餐	
1 又 1/2 個三明治：3 片全穀類麵包（總共 90 g）	3 G
配上 3 片純素火雞肉片	1.5 L
加 1 顆番茄與 1 杯（250 ml）萵苣	2 V
與 1 大匙（15 ml）純素美乃滋	—

晚餐	
1 杯（250 ml）烤豆子或素食燉辣椒料理	2 L
1 杯（250 ml）烤南瓜或地瓜（山藥亦可）	2 V
1 杯（250 ml）蒸綠花椰菜	2 V、1 C
1 顆烤馬鈴薯搭配 2 大匙（30 ml）純素抹醬	1 V

點心	
1 杯（250 ml）什錦果乾：1/3 杯（85ml）核桃、1/3 杯（85 ml）葡萄乾、1/3 杯（85 ml）杏桃乾	1 N、2 F、1 n-3
1 杯（250 ml）鈣質強化植物奶	2 C

每個食物類別的總份數：穀類：5 份／蔬菜：7 份／水果：6 份／豆科植物：5.5 份／堅果與種子：1 份／富含鈣的食物：9 份／omega-3 脂肪酸：1 份。

維生素 B_{12} 由維加營養奶昔粉與強化植物肉提供，或者添加補充劑。

維生素 D 由營養強化果汁、植物奶以及維加營養奶昔粉提供；輔以曬太陽或補充劑。

營養分析：熱量：2,501 kcal（大卡）／蛋白質：97 g（佔熱量的 15%）／脂肪：75 g（佔熱量的 25%）／碳水化合物：395 g（佔熱量的 60%）／膳食纖維：59 g／鈣：1,858 mg／鐵：30 mg／鎂：772 mg／磷：1,793 mg／鉀：6,841 mg／鈉：2,200 mg／鋅：24 mg／維生素 B_1（硫胺）：2.9 mg／維生素 B_2（核黃素）：2.2 mg／菸鹼酸：34 mg／維生素 B_6：4 mg／葉酸：898 µg／泛酸：11 mg／維生素 B_{12}：4.2 µg／維生素 A：988 µg RE／維生素 C：409 mg／維生素 D：55 µg／維生素 E：27 mg／omega-6 脂肪酸：20 g／omega-3 脂肪酸：5.6 g。

4,000 大卡菜單範例

這份菜單在沒有依賴大豆的情況下，包含了大量的蛋白質。其他富含蛋白質的選擇，還有可以作為早餐的炒豆腐，或者大豆製成的素食漢堡肉。

早餐	
2 杯（500 ml）純素格蘭諾拉麥片；或者 4 片美式鬆餅或格子鬆餅搭配楓糖漿	4 G
2 顆柳橙或其他水果	2 F、1 C
2 杯（500 ml）營養強化杏仁奶或其他植物奶	4 C

午餐	
漢堡：2 個全麥漢堡包	4 G
加 2 片營養強化黑豆漢堡肉	1 G、1 L
和番茄片、紫洋蔥、切碎的萵苣與抹醬	2 V
1 又 1/2 杯（375 ml）馬鈴薯沙拉	3 V
1/2 杯（125 ml）芒果，或者 1 顆蘋果或其他水果	1 F

晚餐	
炒什錦：1 杯（250 ml）鷹嘴豆與 1/3 杯（85 ml）腰果	2 L、1.5 N
加 2 杯（500 ml）綠色蔬菜（例如綠花椰菜、秋葵、大白菜）	4 V、2 C
與 1 杯（250 ml）胡蘿蔔或甜椒	2 V
與 1 小匙（5 ml）麻油、1 小匙（5 ml）溜醬油	—
2 杯（500 ml）麵條或米飯	4 G
1 大匙（15 ml）橄欖油	—

點心	
1/2 杯（125 ml）鷹嘴豆泥醬	1 L
8 片薄脆餅乾	1 G
1 顆桃子或其他水果	1 F
1 杯（250 ml）營養強化杏仁奶或其他植物奶（或果汁）	2 C
1/2 杯（125 ml）核桃	1 N、1 n-3
1 根能量棒（68 g）或甜點	—

每個食物類別的總份數：穀類：14 份／蔬菜：11 份／水果：4 份／豆科植物：4 份／堅果與種子：2.5 份／富含鈣的食物：9 份／omega-3 脂肪酸：1 份。

維生素 B_{12} 由營養強化植物奶與素食漢堡肉提供，或者添加補充劑。

維生素 D 由營養強化植物奶提供；輔以曬太陽或補充劑。

營養分析：熱量：4,002 kcal（大卡）／蛋白質：128 g（佔熱量的 13%）／脂肪：152 g（佔熱量的 32%）／碳水化合物：584 g（佔熱量的 55%）／膳食纖維：88 g／鈣：1,826 mg／鐵：37 mg／鎂：910 mg／磷：2,589 mg／鉀：6,258 mg／鈉：2,300 mg／鋅：23 mg／維生素 B_1（硫胺）：7.4 mg／維生素 B_2（核黃素）：2.5 mg／菸鹼酸：38 mg／維生素 B_6：3.9 mg／葉酸：1,646 µg／泛酸：16 mg／維生素 B_{12}：3.8 µg／維生素 A：1,844 µg RE／維生素 C：425 mg／維生素 D：8 µg／維生素 E：52 mg／omega-6 脂肪酸：33 g／omega-3 脂肪酸：6 g。

維生素與礦物質的建議攝取量

「膳食營養素參考攝取量」（DRI）是一組全面性的參考值，提供給健康大眾維生素、礦物質與其他營養素的每日建議攝取量。DRI 是由美國與加拿大科學家透過獨立且非政府機構的美國國家學院（US National Academies）監督的審查程序所制定，反映了當前科學知識狀態所認知的營養需求。DRI 可用於評估與規劃飲食上。

「建議攝取量」（RDA）是足以滿足大多數（97 ～ 98%）健康人口需求的單一營養素平均每日膳食攝取量。這個數字可以作為個人的目標，也很可能會超出同一年齡層或性別族群中大多數人的建議攝取量。在以下的表格中，RDA 會以粗體表示。

「足夠攝取量」（AI）是在沒有足夠數據來決定 RDA 的情況下所建議的攝取量。AI 比較像是對於促進健康所需份量的估計或合理的猜想。在表格中，這些數字是用一般的字體顯示，而非粗體。

這些數據與「上限攝取量」（UL），在美國國家衛生研究院的網站 https://ods.od.nih.gov/HealthInformation/Dietary_Reference_Intakes.aspx 上都能找到。這個網站上也可以找到有時會使用的替代量值（例如國際單位 IU）。關於額外的細節與報告，請參見網站 https://nam.edu/。UL 是單一營養素每日最高的攝取量，在持續攝取的情況下，仍然被認為是安全的；換句話說，對於大多數人而言，這樣的份量不會有造成任何不良健康影響的風險。

更多關於維生素與必需礦物質的詳細資訊，請參見本書的第 6 章與第 7 章，以及下列網站：

lpi.oregonstate.edu/infocenter/vitamins.html

lpi.oregonstate.edu/infocenter/minerals.html

美國農業部 DRIs

★ 審訂注：國人請參考衛生福利部國民健康署之「國人膳食營養素參考攝取量第八版」，請使用具下載 PDF 功能的 APP 掃碼，或在瀏灠器輸入以下網址下載 PDF。
下載網址：
https://www.hpa.gov.tw>pages>ashx>file>file_13970

國人膳食營養素
參考攝取量第八版

表 A-1 美國維生素膳食營養素參考攝取量

年齡／人生階段	維生素A (mcg)	維生素C (mg)	維生素D (mcg)	維生素E (mg)	維生素K (mcg)	硫胺 (mg)	核黃素 (mg)	菸鹼酸 (mg)	維生素B6 (mg)	葉酸 (mcg)	維生素B12 (mcg)	泛酸 (mg)	生物素 (mcg)	膽鹼 (mg)
嬰兒時期														
0～6個月	400	40	10	4	2.0	0.2	0.3	2	0.1	65	0.4	1.7	5	125
7～12個月	500	50	10	5	2.5	0.3	0.4	4	0.3	80	0.5	1.8	6	150
兒童時期														
1～3歲	300	15	15	6	30	0.5	0.5	6	0.5	150	0.9	2	8	200
4～8歲	400	25	15	7	55	0.6	0.6	8	0.6	200	1.2	3	12	250
男性														
9～13歲	600	45	15	11	60	0.9	0.9	12	1.0	300	1.8	4	20	375
14～18歲	900	75	15	15	75	1.2	1.3	16	1.3	400	2.4	5	25	550
19～30歲	900	90	15	15	120	1.2	1.3	16	1.3	400	2.4	5	30	550
31～50歲	900	90	15	15	120	1.2	1.3	16	1.3	400	2.4	5	30	550
51～70歲	900	90	15	15	120	1.2	1.3	16	1.7	400	2.4	5	30	550
>70歲	900	90	20	15	120	1.2	1.3	16	1.7	400	2.4	5	30	550
女性														
9～13歲	600	45	15	11	60	0.9	0.9	12	1.0	300	1.8	4	20	375
14～18歲	700	65	15	15	75	1.0	1.0	14	1.2	400	2.4	5	25	400
19～30歲	700	75	15	15	90	1.1	1.1	14	1.3	400	2.4	5	30	425
31～50歲	700	75	15	15	90	1.1	1.1	14	1.3	400	2.4	5	30	425
51～70歲	700	75	15	15	90	1.1	1.1	14	1.5	400	2.4	5	30	425
>70歲	700	75	20	15	90	1.1	1.1	14	1.5	400	2.4	5	30	425
孕期														
14～18歲	750	80	15	19	75	1.4	1.4	18	1.9	600	2.6	6	30	450
19～30歲	770	85	15	19	90	1.4	1.4	18	1.9	600	2.6	6	30	450
31～50歲	770	85	15	19	90	1.4	1.4	18	1.9	600	2.6	6	30	450
哺乳期														
14～18歲	1,200	115	15	19	75	1.4	1.6	17	2	500	2.8	7	35	550
19～30歲	1,300	120	15	19	90	1.4	1.6	17	2	500	2.8	7	35	550
31～50歲	1,300	120	15	19	90	1.4	1.6	17	2	500	2.8	7	35	550

單位：g＝公克；mcg＝微克；mg＝毫克

表 A–2 美國礦物質膳食營養素參考攝取量

年齡／人生階段	鈣（mg）	鉻（mcg）	銅（mcg）	氟化物（mg）	碘（mcg）	鐵（mg）	鎂（mg）	錳（mg）	鉬（mcg）	磷（mg）	硒（mcg）	鋅（mg）	鉀（g）	鈉（g）	氯化物（g）
嬰兒時期															
0～6個月	200	0.2	200	0.01	110	0.27	30	0.003	2	100	15	2	0.4	0.11	0.18
7～12個月	260	5.5	220	0.5	130	11	75	0.6	3	275	20	3	0.86	0.37	0.57
兒童時期															
1～3歲	700	11	340	0.7	90	7	80	1.2	17	460	20	3	2.0	0.8	1.5
4～8歲	1,000	15	440	1	90	10	130	1.5	22	500	30	5	2.3	1.0	1.9
男性															
9～13歲	1,300	25	700	2	120	8	240	1.9	34	1,250	40	8	2.5	1.2	2.3
14～18歲	1,300	35	890	3	150	11	410	2.2	43	1,250	55	11	3.0	1.5	2.3
19～30歲	1,000	35	900	4	150	8	400	2.3	45	700	55	11	3.4	1.5	2.3
31～50歲	1,000	35	900	4	150	8	420	2.3	45	700	55	11	3.4	1.5	2.3
51～70歲	1,000	30	900	4	150	8	420	2.3	45	700	55	11	3.4	1.5	2.0
>70歲	1,200	30	900	4	150	8	420	2.3	45	700	55	11	3.4	1.5	1.8
女性															
9～13歲	1,300	21	700	2	120	8	240	1.6	34	1,250	40	8	2.3	1.2	2.3
14～18歲	1,300	24	890	3	150	15	360	1.6	43	1,250	55	9	2.3	1.5	2.3
19～30歲	1,000	25	900	3	150	18	310	1.8	45	700	55	8	2.6	1.5	2.3
31～50歲	1,000	25	900	3	150	18	320	1.8	45	700	55	8	2.6	1.5	2.3
51～70歲	1,200	20	900	3	150	8	320	1.8	45	700	55	8	2.6	1.5	2.0
>70歲	1,200	20	900	3	150	8	320	1.8	45	700	55	8	2.6	1.5	1.8
孕期															
14～18歲	1,300	29	1,000	3	220	27	400	2.0	50	1,250	60	13	4.7	1.5	2.3
19～30歲	1,000	30	1,000	3	220	27	350	2.0	50	700	60	11	4.7	1.5	2.3
31～50歲	1,000	30	1,000	3	220	27	360	2.0	50	700	60	11	4.7	1.5	2.3
哺乳期															
14～18歲	1,300	44	1,300	3	290	10	360	2.6	50	1,250	70	14	5.1	1.5	2.3
19～30歲	1,000	45	1,300	3	290	9	310	2.6	50	700	70	12	5.1	1.5	2.3
31～50歲	1,000	45	1,300	3	290	9	320	2.6	50	700	70	12	5.1	1.5	2.3

單位：g＝公克；mcg＝微克；mg＝毫克

參考資源

§ 營養書籍

《全植物飲食・營養全書》，漫遊者文化，2020
（*Becoming Vegan: Comprehensive Edition. The Complete Reference to Plant-Based Nutrition.*）Brenda Davis and Vesanto Melina, Book Publishing Company, 2014.

Becoming Raw. Brenda Davis and Vesanto Melina, Book Publishing Company, 2010.

The Complete Idiot's Guide to Plant-Based Nutrition. Julieanna Hever, Alpha Books, 2011.

Cooking Vegan. Vesanto Melina and Joseph Forest, Book Publishing Company, 2012.（《全植物飲食・營養全書》的姊妹作。在加拿大出版的名稱為 *Cooking Vegetarian.*　Joseph Forest and Vesanto Melina, Harper Collins, 2011）

Defeating Diabetes. Brenda Davis and Tom Barnard, Book Publishing Company, 2000.

The Dietitian's Guide to Vegetarian Diets. Third Edition. Reed Mangels, Virginia Messina, and Mark Messina, Jones and Bartlett Learning, 2011.

The Everything Vegan Pregnancy Book. Reed Mangels, Adams Media, 2011.

Food Allergies: Health and Healing. Jo Stepaniak, Vesanto Melina, and Dina Aronson, Books Alive, 2010.

Food Allergy Survival Guide. Vesanto Melina, Jo Stepaniak, and Dina Aronson, Healthy Living Publications, 2004.

The Plant-Powered Diet. Sharon Palmer, The Experiment, 2012.

Raising Vegetarian Children. Jo Stepaniak and Vesanto Melina, Mgraw-Hill, 2003.

Raw Food Revolution Diet. Cherie Soria, Brenda Davis, and Vesanto Melina, Book Publishing Company, 2008.

Vegan for Her: The Women's Guide to Being Healthy and Fit on a Plant-Based Diet. Ginny Messina and J. L. Fields, Da Capo Lifelong Books, 2013.

Vegan for Life. Jack Norris and Virginia Messina, Da Capo Lifelong Books, 2011.

§ 營養網站

布蘭達・戴維斯 brendadavisrd.com
膳食營養素參考攝取量
美國：nal.usda.gov/fnic/dietary-reference-intakes
台灣：hpa.gov.tw>pages>ashx>file>file_13970

※ 請使用具下載 PDF 功能的 APP 掃碼

萊納斯・鮑林研究所的微量營養素資訊中心
（Linus Pauling Institute's Micronutrient Information Center） lpi.oregonstate.edu/infocenter
食物真相（Nutrition Facts） nutritionfacts.org
美國責任醫療醫師委員會 pcrm.org
美國農業部國家標準參考營養數據庫 ndb.nal.usda.gov
植物性飲食的營養師 plantbaseddietitian.com
純素食者的健康網站 veganhealth.org
純素食註冊營養師 theveganrd.com
美國營養與飲食學會的素食飲食立場書 www.eatrightpro.org/-/media/eatrightpro-files/practice/position-and-practice-papers/position-papers/vegetarian-diet.pdf
美國營養與飲食學會的素食營養膳食實踐團體 vegetariannutrition.net/faq
薇珊托・梅麗娜 nutrispeak.com

§ 純素食與素食網站

美國純素食者協會（American Vegan Society） americanvegan.org
慈悲的廚子（The Compassionate Cook） compassionatecook.com
快樂牛（Happy Cow）　happycow.net
國際素食聯盟（International Vegetarian Union） ivu.org
北美素食協會（North American Vegetarian Society）　navs-online.org
一個綠色星球（One Green Planet） onegreenplanet.org
純素食推廣組織（Vegan Outreach） veganoutreach.org
純素食者協會（Vegan Society） vegansociety.com
素食者全球飲食網（VegDining） vegdining.com
素食者資源組織（Vegetarian Resource Group） vrg.org
夏日素食節（Vegetarian Summerfest） vegetarian-summerfest.org
純素食新聞雜誌（VegNews） vegnews.com
純素食資源（VegSource） vegsource.com

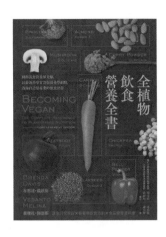

全植物飲食・營養全書

國際蔬食營養界先驅，以最新科學實證與營養學觀點，為你打造最專業的飲食指南

布蘭達・戴維斯
薇珊托・梅麗娜　合著
輔仁大學營養科學系助理教授　邱雪婷
台灣素食學會營養師　　　　　高韻均　審訂
定價 1600 元

★寫給營養醫療專業人士的蔬食營養學聖典

長年以來，吃素一直被指為不均衡、非優質蛋白質來源的飲食方式，尤其認為無法提供成長期與孕期所需的營養；一般民眾對於長期素食是否會造成營養失衡也有相當的疑慮。為了平反因認識不足而對素食產生的指控與誤解，美國素食營養學家暨研究權威——布蘭達・戴維斯與薇珊托・梅麗娜，合著了這本集結數十年的素食飲食科學研究、內容完整全面，且營養資訊豐富實用的重量級鉅作，自出版以來，即被奉為純素飲食標竿而不墜。

本書將植物性飲食的科學實證文獻與素食營養學知識，從五大營養素到各個人生發展階段，結合營養學理論與應用，進行全面系統化的歸納與客觀解析，為醫師、營養師、醫療保健人員的蔬食飲食指南與營養學聖典！

本書特色

◆長年飲食研究實證：集結全球逾數十萬名受試者、甚至長達數十年的數百項飲食研究，以科學實證純素飲食的健康優勢與益處。

◆精闢全面的營養解析：以營養學觀點，說明各營養素之於人體健康的重要性、缺乏症與建議攝取原則，針對素食者更有深入的分析探討與補強方針。

◆人生各階段飲食原則：從兒童期到老年期的人生各階段，以及針對孕期、運動員、減重等特殊族群，提供需格外留意的健康要點與飲食方針。

◆龐大的食品資料庫：提供 200 多種植物性食物的近千筆營養分析，以及不同年齡層菜單規劃，無論作為醫療營養衛教或日常飲食參考，皆為最實用且值得信賴的依據。

◆客觀的資料剖析：附有大量研究數據與 60 餘幅分析圖表，客觀剖析眾多飲食模式的優劣利弊與健康影響，是為最值得專業人士信賴的素食教本。

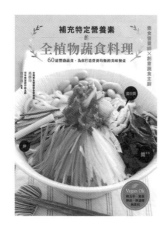

補充特定營養素的
全植物蔬食料理
60 道豐盛蔬食，
為你打造營養均衡的美味餐桌

台灣素食營養學會營養師　高韻均
元禾食堂前行政主廚　　　蕭煜達　合著
林宗億　攝影
定價 450 元

★一日三餐，為你補充所需特定營養素！

在了解豐富全面的蔬食營養觀念之後，你是否也迫不急待，想要為親自下廚料理三餐，來實踐使自己和家人都能更加健康的全植物飲食？本書特由素食營養師與蔬食主廚聯手精心規劃，搭配《全植物飲食‧營養全書》的理論知識，教你在一日三餐中，料理出補充身體所需特定營養素的全植物蔬食料理！

書中 60 道菜式豐富、口感風味絕佳的天然蔬食料理，不僅為你開啟創意與美味兼具的素食新體驗，也達成所有素食朋友既想滿足營養補給、又能兼顧美味的夢想，更讓你在盡享美食的同時，健康零負擔！

本書食譜除了希望能藉天然蔬食補充營養所需，
還有更多坊間難得一見的私房創意料理手法與美味升級祕技，
要與你分享！

◆ 品嘗紅莧菜、紅鳳菜等含鐵量高的蔬菜，搭配泡菜也能提升鐵質吸收率！

◆ 柔嫩的豆包泥加上鷹嘴豆粉拌勻，不用雞蛋，也能煎出營養價值和口感風味都 100 分的御（玉）子燒。

◆ 製作可樂餅時，用高蛋白質的豆泥替換部分馬鈴薯泥，蛋白質瞬間 UP ！

◆ 豆腐加上營養酵母打成泥，就能模擬出 cream cheese 般的香濃口感！

◆ 自製香菇粉，在滿足維生素 D 需求的同時，風味提升，也讓下廚更便利！

漫遊者文化　健康飲食叢書

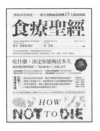

食療聖經
【最新科學實證】
用全食物蔬食
逆轉 15 大致死疾病

麥克・葛雷格醫師＆金・史東　合著／定價550元

★紐約時報暢銷書、
　美國亞馬遜網站百大暢銷書
全球第一本以系統而具體的方式呈現食療
與逆轉疾病的關係。以科學實證的飲食，替
你釐清食物的所有矛盾訊息，並提供每天都
可輕鬆實踐的無病飲食，助你擺脫諸如癌
症、心臟病、糖尿病、腎臟病等十五大致死
病因。

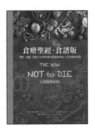

食療聖經・食譜版
預防・阻斷・逆轉 15 大
慢性病的全食物蔬食 ×
天然調味料理

麥克・葛雷格醫師＆金・史東　合著
羅蘋・羅伯森　食譜設計／定價699元

★《食療聖經》料理實踐版
本書遵循葛雷格醫師提倡的「飲食十二清
單」，以科學實證的飲食法，規劃出超過百
道色香味俱全的全食物蔬食料理，讓你在日
常的飲食生活中，就能實踐以蔬食來逆轉疾
病，打造健康又可盡享美食的全新人生。

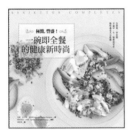

極簡，豐盛！
一鍋搞定
全球經典菜色

莎賓娜・弗德 著／定價 399 元

★風靡全世界的烹飪革命，
　一鍋煮出美味幸福的一餐
本書包含 81 道傳統菜色和原創食譜，蒐羅
世界各國風味佳餚，搭配琳瑯滿目的各種食
材，每一道菜都僅利用一口鍋子，簡單幾個
步驟就能完成，一個人也能隨手煮出美味又
熱騰騰的一餐！

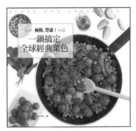

極簡，豐盛！
一碗即全餐的
健康新時尚

安娜・席琳羅・漢普頓 著／定價 399 元

★一個人吃飯的風格生活提案！
全營養、零負擔，以高纖穀物為基底，層層
搭上囊括各大類食物群的食材，口味可清淡
可濃重，不論早、午、晚餐或宵夜，隨時都
能滿足飢餓，只要一碗就能攝取到全營養的
美味。

純素時代來臨！
國際蔬食營養權威，教你成為自己的營養師，打造天然自癒力
BECOMING VEGAN, EXPRESS EDITION: THE EVERYDAY GUIDE TO PLANT-BASED NUTRITION

作 者	布蘭達‧戴維斯（Brenda Davis）	
	薇珊托‧梅麗娜（Vesanto Melina）	
審 訂	邱雪婷‧高韻均	
譯 者	謝宜暉	
封 面 設 計	許紘維	
特 約 編 輯	吳佩芬	
內 頁 排 版	高巧怡	
行 銷 企 劃	劉育秀‧林瑀	
行 銷 統 籌	駱漢琦	
業 務 發 行	邱紹溢	
責 任 編 輯	劉淑蘭	
總 編 輯	李亞南	
出 版	漫遊者文化事業股份有限公司	
地 址	台北市松山區復興北路331號4樓	
電 話	(02) 2715-2022	
傳 真	(02) 2715-2021	
服 務 信 箱	service@azothbooks.com	
網 路 書 店	www.azothbooks.com	
臉 書	www.facebook.com/azothbooks.read	
營 運 統 籌	大雁文化事業股份有限公司	
地 址	台北市松山區復興北路333號11樓之4	
劃 撥 帳 號	50022001	
戶 名	漫遊者文化事業股份有限公司	
初 版 1 刷	2021年3月	
定 價	台幣750元	

ISBN　978-986-489-428-4
版權所有‧翻印必究（Printed in Taiwan）
本書如有缺頁、破損、裝訂錯誤，請寄回本公司更換。

BECOMING VEGAN, EXPRESS EDITION: THE EVERYDAY GUIDE TO PLANT-BASED NUTRITION by BRENDA DAVIS AND VESANTO MELINA
Copyright: © 2013 BRENDA DAVIS AND VESANTO MELINA
This edition arranged with Book Publishing Company through BIG APPLE AGENCY, INC., LABUAN, MALAYSIA.
Traditional Chinese edition copyright:
2021 Azoth Books Co., Ltd.
All rights reserved.

國家圖書館出版品預行編目 (CIP) 資料

純素時代來臨！國際蔬食營養權威，教你成為自己的營養師，打造天然自癒力 / 布蘭達. 戴維斯(Brenda Davis), 薇珊托. 梅麗娜(Vesanto Melina) 著；謝宜暉譯. -- 初版. -- 臺北市 : 漫遊者文化, 2021.03
320 面 ; 17.5X25　公分
譯自：Becoming Vegan, Express Edition: The Everyday Guide to Plant-based Nutrition
ISBN 978-986-489-428-4(平裝)
1. 素食 2. 健康飲食 3. 營養學
411.371　　　　　　　　　　110002198

漫遊，一種新的路上觀察學
www.azothbooks.com
azoth books
漫遊者　🅵 漫遊者文化

大人的素養課，通往自由學習之路
www.ontheroad.today
遍路文化 on the road　🅵 遍路文化‧線上課程